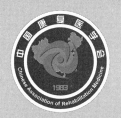

中国康复医学会作业治疗专业委员会作业治疗丛书

总主编　闫彦宁　李奎成　罗　伦

作业治疗评定

Occupational Therapy Evaluation and Assessment

主编　刘晓丹　魏　全

江苏凤凰科学技术出版社·南京

图书在版编目(CIP)数据

作业治疗评定 / 刘晓丹,魏全主编. — 南京:江
苏凤凰科学技术出版社,2023.2
(中国康复医学会作业治疗专业委员会作业治疗丛书)
ISBN 978 - 7 - 5713 - 3254 - 9

Ⅰ. ①作… Ⅱ. ①刘… ②魏… Ⅲ. ①康复评定
Ⅳ. ①R49

中国版本图书馆 CIP 数据核字(2022)第 199884 号

中国康复医学会作业治疗专业委员会作业治疗丛书

作业治疗评定

主　　　编	刘晓丹　魏　全	
策　　　划	傅永红　杨小波	
责 任 编 辑	胡冬冬	
责 任 校 对	仲　敏	
责 任 监 制	刘文洋	

出 版 发 行	江苏凤凰科学技术出版社
出版社地址	南京市湖南路 1 号 A 楼,邮编:210009
出版社网址	http://www.pspress.cn
照　　　排	南京新洲印刷有限公司
印　　　刷	南京新洲印刷有限公司

开　　　本	889 mm×1194 mm　1/16
印　　　张	15.5
字　　　数	450 000
版　　　次	2023 年 2 月第 1 版
印　　　次	2023 年 2 月第 1 次印刷

标 准 书 号	ISBN 978 - 7 - 5713 - 3254 - 9
定　　　价	98.00 元

图书如有印装质量问题,可随时向我社印务部调换。

中国康复医学会作业治疗专业委员会作业治疗丛书
编写委员会

作业治疗评定
编者名单

主　　编　刘晓丹　上海中医药大学
　　　　　魏　全　四川大学华西医院
副 主 编　沈　敏　上海市养志康复医院(上海市阳光康复中心)
　　　　　何爱群　广东省工伤康复医院
　　　　　许梦雅　郑州大学第二附属医院
编　　者　(按姓氏笔画排序)
　　　　　马　力　海口市中医医院
　　　　　王凤怡　四川大学华西医院
　　　　　王芦芦　兰州大学第二医院
　　　　　王金宇　柳州市中医医院(柳州市壮医医院)
　　　　　刘倩雯　美国杜肯大学
　　　　　许冠华　浙江大学医学院附属第一医院
　　　　　李　睿　中山大学孙逸仙纪念医院
　　　　　李文兮　上海中医药大学附属岳阳中西医结合医院
　　　　　杨伟伟　南京中医药大学
　　　　　崔立玲　天津市环湖医院
　　　　　蔡娴颖　上海市养志康复医院(上海市阳光康复中心)
　　　　　薛夏琰　上海中医药大学附属岳阳中西医结合医院

推荐序 Recommended order

世界卫生组织文件中指出"康复是一项有益的投资,因为可以提升人类的能力……任何人都可能在生命中的某一时刻需要康复。"根据 2021 年世界卫生组织发表于《柳叶刀》的研究报告,2019 年全球有 24.1 亿人可从康复中获益。当今,康复的重要性和必要性已成为人们的广泛共识。《"健康中国 2030"规划纲要》更是将康复提升到前所未有的高度,全民健康、健康中国已上升为国家战略。2021 年 6 月,国家卫生健康委、国家发展改革委、教育部等八部委联合发布了《关于加快推进康复医疗工作发展的意见》,指出"以人民健康为中心,以社会需求为导向,健全完善康复医疗服务体系,加强康复医疗专业队伍建设,提高康复医疗服务能力,推进康复医疗领域改革创新,推动康复医疗服务高质量发展。"的总体目标,推出了"加强康复医疗人才教育培养""强化康复医疗专业人员岗位培训",鼓励有条件的院校要"积极设置康复治疗学和康复工程学等紧缺专业,并根据实际设置康复物理治疗学、康复作业治疗学、听力与言语康复学等专业",并且提出"根据医疗机构功能定位和康复医疗临床需求,有计划、分层次地对医疗机构中正在从事和拟从事康复医疗工作的人员开展培训,提升康复医疗服务能力。"

作业治疗作为康复医学的重要组成部分,近年来得到了快速发展。2017年 11 月成立了中国康复医学会作业治疗专业委员会,并于 2018 年 5 月成为世界作业治疗师联盟(World Federation of Occupational Therapists,WFOT)的正式会员,这是我国作业治疗专业发展的一个重要里程碑。自 2020 年开始中国康复医学会作业治疗专业委员会开始承担 WFOT 最低教育标准作业治疗教育项目国际认证的材料审核工作。据不完全统计,目前我国已有 15 所本科院校开设康复作业治疗学专业(其中 7 所已通过 WFOT 认证),另有一些高职院校也开始开设康复治疗技术(作业治疗方向)的培养课程。然而,目前国内还没有一套专门的作业治疗专业教材,也没有系统的作业治疗系列专著。本次由中国康复医学会作业治疗专业委员会组织编写的国内首套"作业治疗丛书",系统化地介绍了作业治疗的基本理论、常用技术以及在各个系统疾病或群体中的实际应用。丛书以临床需求为导向,以岗位胜任力为核心,不仅可以为作业治疗专业人才培养/培训提供系统的参考用书,也可以作为作业治疗临床/教学的重要参考用书,具有非常重要的现实意义。

作为康复医学界的一位老兵和推动者,我从 2011 年就开始组织并推动作业治疗国际化师资培训,至今已举办了十余期,在以往的培训中均缺少系统的培训教材和参考专著。我非常高兴地看到本套丛书得以出版,为此由衷地推荐给广大读者,相信大家一定可以从中获益。同时我也希望各位编委总结经验,尽快出版作业治疗学系列教材,以满足作业治疗教育的需要。

励建安

美国国家医学科学院国际院士

南京医科大学教授

序言 Preface

　　为满足人们日益增长的康复医疗服务需求,2021年6月国家卫生健康委、国家发展改革委等八部门共同发布了《关于加快推进康复医疗工作发展的意见》,提出"力争到2022年,逐步建立一支数量合理、素质优良的康复医疗专业队伍",并对康复从业人员的数量和服务质量提出了具体的要求。

　　作业治疗作为康复医疗的重要手段之一,是促进病(伤、残)者回归家庭、重返社会的重要纽带,在康复医疗工作中发挥着不可替代的作用。近年来,随着我国康复医疗工作的不断推进,许多医院已经将原来的综合康复治疗师专科逐步向物理治疗师、作业治疗师、言语治疗师的专科化方向发展。

　　在我国,现代作业治疗自20世纪80年代随着康复医学引入,经过40余年的发展,从业人员的数量和服务质量都有了很大的提高。2017年12月,中国康复医学会作业治疗专业委员会成立,并于2018年5月成为世界作业治疗师联盟(World Federation of Occupational Therapists, WFOT)正式会员,为我国作业治疗从业者搭建了更高的学术平台,为推动我国作业治疗师队伍走向世界打下了基础。目前,我国已经有近20所高校开设了作业治疗专业(或康复治疗学专业作业治疗方向),其中7所高校的作业治疗本科课程通过了WFOT教育项目的认证。2017年,教育部正式批准部分高校开设"康复作业治疗学"本科专业,标志着我国作业治疗高等教育走向了专科化发展的轨道。可是,目前国内尚无一套系统的作业治疗专业教材,为了促进国内作业治疗的专业化、规范化发展,满足作业治疗从业人员的需求,有必要出版一套系统、全面且符合中国国情的作业治疗丛书。因此,在中国康复医学会的指导下,由中国康复医学会作业治疗专业委员会牵头启动了我国首套作业治疗丛书的编写工作,以期为国内作业治疗、康复治疗、康复医学等相关专业临床及教学工作者提供一套较为全面和系统的参考工具书,同时该套丛书也可作为作业治疗及相关专业学生的教材使用。

　　本套丛书共有14个分册,涵盖了作业治疗理论、作业治疗评定、常用作业治疗技术、临床常见病症的作业治疗、特殊群体的作业治疗以及作业治疗循证研究等模块,包括《作业治疗基本理论》《作业治疗评定》《日常生活活动》《职业康复》《矫形器制作与应用》《辅助技术与环境改造》《神经系统疾病作业治疗》《骨骼肌肉系统疾病作业治疗》《心理社会功能障碍作业治疗》《烧伤作业治疗》

《儿童作业治疗》《老年作业治疗》《社区作业治疗》《循证作业治疗》。

　　参加本套丛书编写的人员多数有在国外或我国台湾、香港、澳门地区学习作业治疗的经历，或具备深厚的作业治疗理论基础和丰富的作业治疗临床或教学实践经验。在编写过程中，本套丛书力图体现作业治疗的专业特色，在专业技术方面做到详细、实用、具体，具有可操作性。

　　丛书编写工作得到了康复领域多位专家的悉心指导，得到了中国康复医学会、江苏凤凰科学技术出版社以及参编人员所在单位的大力支持，同时也离不开所有参编人员的共同努力，在此我们一并表示衷心的感谢。

　　作为本套丛书的总主编，我们深感责任重大。作为国内首套作业治疗丛书，由于可供参考的资料不多，且参编人员较多，写作水平和风格不尽一致，书中难免存在不足或疏漏之处，我们恳请各位同道不吝指正，以便修订时完善。

闫彦宁　李奎成　罗　伦

中国康复医学会作业治疗专业委员会

2022 年 8 月

前言 Foreword

作业治疗作为康复学科中不可或缺的组成部分,旨在帮助人们回归日常生活,提高生活质量,是一门对于日常生活功能和社会适应能力进行综合评定、治疗和研究的学科。作业治疗评定,它贯穿于作业治疗的始终,是作业治疗全过程中不可或缺的重要环节,它帮助作业治疗师认识其服务对象、知晓他们的需求、了解功能障碍的方面与程度、制订合适的作业治疗计划,并且确保计划的有效实施,最终能让服务对象有尊严且有质量地继续自己的生活。相较于物理治疗、言语治疗等其他亚学科评定,作业治疗评定所涵盖的评定内容更为多元化及生活化,我们需要对个体的认知、躯体、情绪、日常生活、社会交往、环境等进行系统性评定,以更为全面地了解患者的作业表现以及受限情况。每个作业治疗师都需要有自己的"评定工具箱",从而根据个体的不同情况选取合适的评定内容和评定方法。

本书邀请国内具有深厚作业治疗理论基础和临床经验的从业者编写,在编写过程中,为了让本书既能与国际作业治疗接轨又能符合我国作业治疗的发展特点,编者团队收集、查阅了国内外大量作业治疗相关专著与文献,以表达作业治疗的专业内涵和科学精神,同时在实践环节尽量做到详细、实用、具体,具有较高的可操作性。适合临床作业治疗从业者、作业治疗以及康复相关专业的学生进行学习、阅读和参考。

在本书即将出版之际,首先感谢中国康复医学会和江苏凤凰科学技术出版社对本套丛书的大力支持,同时要感谢本套丛书的总主编闫彦宁教授、李奎成教授、罗伦教授,以及其他国内外专家对本书的推进与指导,还要感谢本书编委们的辛勤付出与不懈努力。作为我国首本全新框架的作业治疗评定著作,受到作者经验和水平的限制,难免有不足和疏漏之处,恳请各位读者赐教、指正。

刘晓丹　魏　全

2023 年 2 月

目录 Contents

第三部分　作业表现篇

第四部分 作业情景篇

第一部分

作业理论篇

第一节
概 述

一、作业治疗评定的概念

（一）作业治疗评定相关概念

作业治疗评定是作业治疗师搜集服务对象相关资料，选择恰当的评定手段对服务对象的个体因素、作业表现与作业参与及环境因素进行评定，确定服务对象的需求及参与作业的因素，为设定治疗目标、制订治疗计划或总结疗效等目的提供参考的过程。

在作业治疗中，服务对象（client）是作业治疗师评定的对象。服务对象跨越各个年龄段和不同领域，服务对象可能是因有某种疾病而影响作业参与的患者，也可能是在某个社会环境下生活的普通人。服务对象可以是个人，也可以是一个团体（如一个家庭、一个公司的劳工、一个班的学生等）乃至人群，即某个地区生活的具有共同特性的群体，如某地区生活的老年人群。

作业治疗评定作为作业治疗流程中不可缺少的环节，可分为初评、中评与终评。初评（initial evaluation）为作业治疗师在初次见到服务对象时展开的资料收集与分析的过程，在初评过程中，作业治疗师将首次收集服务对象的相关资料，并使用多种评定手段收集并分析服务对象的需求、个体因素、技能、表现及阻碍其参与作业的因素，并在此基础上制定治疗目标与计划。中评（re-evaluation）为作业治疗师在初评干预一段时间后对服务对象的状况再次进行评定，目的为确保治疗目标的达成，

根据干预进展情况，治疗师提出新的目标或修改目前的治疗计划。在中评阶段，治疗师可采用同初评相同的评定手段进行治疗进展的衡量，也可根据整体情况进行考量，如服务对象的个人需求、疾病恢复的程度等进行治疗计划的调整，中评建立在作业治疗师临床推理的技能基础上。终评（final evaluation）一般为治疗结束后作业治疗师给出的疗效总结，并为患者拟定出院计划（discharge plan）提供参考。作业治疗评定贯穿作业治疗的始终，为治疗计划的制订提供参考。作业治疗的一般流程见图1-1-1。

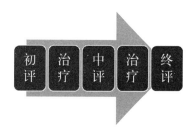

图1-1-1 作业治疗的一般流程

（二）作业治疗评定内容

作业治疗评定的内容可以根据美国作业治疗协会（American occupational therapy association，AOTA）作业治疗实践框架中的作业治疗领域，共分为五部分，分别是作业、服务对象因素、表现技能、表现模式和环境。这些领域是作业治疗师在作业治疗评定中必须考虑的因素。

1. 作业（occupation） 即人参与的一切活动，包括：①日常生活活动；②休息与睡眠；③教育；④工作；⑤休闲与游戏；⑥社会参与。

2. 服务对象因素（client factors） 即服务对象个体的特质、主观思想等可能影响作业参与和作业选择的因素，包括：①服务对象的人生观、价值

观、动机;②身体功能(body function);③身体结构(body structure)。

3. 表现技能(performance skill) 即服务对象在参与有目的性的活动时所展现的能力,包括:①运动技能;②认知技能;③社交技能。

4. 表现模式(performance pattern) 表现模式包括:①习惯;②生活常规;③信仰;④角色。

5. 环境(environment) 环境包括:①文化环境;②物理环境;③社会环境。

更为详细的作业治疗评定领域见表1-1-1。

表1-1-1 作业治疗评定领域

一、作业

活动名称	类型	描 述
1. 基本性日常生活活动	进食与吞咽	包括设置进食环境,保持恰当的进食体位,使用工具完成将食物(包括液体)送入口腔的过程,吞咽食物
	洗澡	包括洗澡前的准备,保持洗澡过程中的体位,转移,使用肥皂、清洗等
	如厕	包括整理衣物、如厕清洁、如厕转移、控制大小便、使用如厕辅具、收集和放置清洁用品等
	穿衣	包括合理根据气候、场合选择衣服,准备所需衣物,以正确的顺序穿上和脱下衣服、裤袜、鞋子,包括假肢、辅具等
	功能性移动	能够自行或使用各种移动工具到达各种地方
2. 工具性日常生活活动	照顾	照顾、护理、看护人或宠物
	使用交流工具	使用各种交流工具(书信、手机、电脑、交流板、盲文系统等)达到收发信息的目的
	交通工具使用与社区移动	使用各式交通工具实现社区范围内的移动,如走路、开车、搭乘公交车、打车、骑自行车等
	经济管理	使用各种方法进行资产管理
	健康管理与维持	培养健康习惯,保持健康生活方式,参与促进健康的活动,保持营养膳食,预防危害健康的因素
	家庭管理与维护	维持与管理家中物产与环境
	饮食准备与清理	准备、制作饮食,并清洗、整理用具
	精神活动	能够主动参与令精神得到愉悦和升华的活动
	安全与紧急事件应对	规避生活中的危险因素(如用电危险、火灾等),面对紧急事件知道如何应对
	购物	包括列出购物清单、选择、购买、运输物品
3. 休息与睡眠	休息	参与放松身体或心灵的休息活动
	睡眠准备	睡前的准备,如洗漱、整理床铺、睡眠环境的安排等
	睡眠	能够保证自我睡眠以及照顾他人睡眠,如照顾小孩睡觉
4. 教育	正规教育参与	参加全日制教育(如高中、大学等),参加教育相关活动(如学校内社团等),参加职业教育(如培训班、继续教育项目等)
	非正规个人教育兴趣探索	自我探索、拓展兴趣并通过各种手段获取信息,如在网络上搜索有关摄影的知识
	非正规个人教育参与	参与与个人兴趣相关的培训、活动等,如自己报名参加摄影活动
5. 工作	职业兴趣与追求	明确自身能力确定职业方向与职业兴趣
	职业追求与获取	准备求职并获取工作
	工作表现	完成工作的要求与所需技能
	退休准备与调整	明确退休后的打算并进行准备
	志愿者兴趣探寻	明确并查找志愿者活动相关信息
	志愿者参与	参与完成志愿者活动
6. 游戏(多指儿童)	游戏探索	寻找感兴趣的游戏及游戏类型
	游戏参与	较好地参与游戏,与他人互动,使用玩具

活动名称	类型	描　　述
7. 休闲娱乐	娱乐探索	明确个人兴趣、技能，以及可参与的娱乐活动
	娱乐参与	策划、参与娱乐活动，平衡娱乐活动同其他作业活动，使用娱乐相关的工具
8. 社会参与	社区	在社区如邻里、组织、单位、学校等进行社交活动
	家庭	与家人进行互动
	同辈、朋友	与同辈、朋友进行互动
二、服务对象因素		
1. 个人意志层面	价值观	价值取向与人生态度，常受文化环境影响，如人应该忠于家庭，对他人诚实
	信仰	对事物的认知程度，如有志者事竟成
	精神	个人品质
2. 身体功能	精神状态	包括觉醒程度、认知、情绪控制等
	感觉	包括浅感觉、深感觉、本体感觉等
	神经运动功能	包括关节活动、肌力、肌张力、肌肉耐力、反射、动作控制、步态
	心肺呼吸、免疫与血液循环功能	包括心肺功能、免疫力、呼吸系统相关功能
	嗓音语言、消化代谢、内分泌、生殖功能	言语、语言组织、消化代谢、内分泌与生殖系统相关功能
	皮肤及相关系统功能	包括皮肤、头发、指甲状态
3. 身体结构	作业治疗师需要了解人体各大系统的作用，以及身体结构如何支持人的健康及活动参与	
三、表现技能		
1. 运动技能	包括拿物、抓握、行走、流畅完成活动等	
2. 认知技能	包括正确选择、使用物品，正确完成任务步骤，具备问题解决的能力	
3. 社交技能	与他人流畅交谈，应对不同场合，保持与他人目光接触、动作接触，合理表达感情，保持礼节等	
四、表现模式		
1. 习惯	个人或人群固有的行为习惯，常受文化、环境的影响	
2. 生活常规	日常生活固定的模式，如在工作日早上起床后洗漱、穿衣、上班、下班	
3. 信仰	具有社交、文化、精神含义的活动，如春节吃年夜饭	
4. 角色	受社会环境、文化等影响而形成的一系列行为，如母亲、老师等社会角色	
五、环境		
1. 文化环境	社会准则、习俗、活动模式、对社会成员的期待等	
2. 物理环境	包括自然、建筑、空间、物品、设备	
3. 社会环境	包括朋友、同事、家人、社区等人际关系	

二、作业治疗评定的意义

（一）了解服务对象需求

作业治疗是一门以服务对象为中心的学科，治疗服务的展开建立在充分了解服务对象需求的基础上。通过面谈、量表等方式，作业治疗师可充分了解服务对象的主观意愿、个人角色、作业参与等情况，并确定服务对象对作业治疗的优先顺序。治疗师通过了解服务对象的需求，确定治疗目标和治疗计划的侧重点。如作业治疗师对一名因脑卒中而偏瘫的男性患者进行初次评定的过程中，采用面谈的方式收集并评定患者的个人需求。经过面谈，治疗师发现其个人的首要需求为重返工作岗位，作业治疗师在拟定治疗计划时将专门针对患者工作能力的恢复展开治疗。表1-1-2列举了不同服务对象可能的作业需求及作业治疗师需要侧重针对的评定领域。

表 1-1-2　不同服务对象的常见作业需求及潜在评定领域

服务对象类型	常见需求	潜在评定领域
患脑瘫、自闭症等疾病的儿童	参与学校活动	学校环境(学校的建筑设施、规章制度、同辈的社会关系),学校活动对个体的要求,个人能力
慢性病患者	参与社区活动	社区环境(社区设施、他人态度、参加治疗的可及性),患者想参与的活动对个体的要求,个人能力
工伤患者	重返工作岗位	职业要求,工作场所环境(建筑设施、同事态度、公司规章制度),保险理赔制度,个人能力
公共交通设施	为所有人群提供公共交通服务	无障碍环境设计
长期照护机构	为老年人提供高质量的服务	环境设计,设施配备,机构中老年人的活动需求、兴趣、能力

（二）明确影响服务对象作业表现的因素

在评定过程中,治疗师通过使用面谈、筛查、量表评定等评定手段对服务对象的个体因素、表现技能及其环境等领域进行数据的收集和分析,确定支持与阻碍患者参与作业的原因。这需要治疗师全面地分析原因,如造成老年人跌倒风险的因素除老年人自身因老龄化导致平衡功能、视觉、反应能力下降外,还与独居、药物服用、跌倒历史等因素有关。

（三）制订和调整治疗目标与活动

在作业治疗干预阶段,作业治疗师需选择有效恰当的治疗活动确保服务对象充分参与,并通过治疗实现恢复个人能力、重建与提高技能的目的,即为其创造"恰到好处的挑战"(just-right challenge)。恰到好处的挑战是针对患者来说的,治疗师给出的治疗活动具有一定难度,患者在参与的过程中需要付出一定努力,并通过完成这一活动获得技能的提高和成就感,但治疗活动又不至于太难导致患者因无法完成而丧失信心,产生挫败感。设置难度适宜的挑战需要作业治疗师通过评定了解服务对象的个体因素、表现技能与模式,同时充分了解服务对象的需求与个人兴趣,设计出能够充分吸引服务对象参与的治疗活动。通过再评定,作业治疗师可了解治疗进展,并对活动的难度进行调整,保证治疗

的顺利进行。

（四）辅具推荐与环境改造建议

通过作业治疗评定,作业治疗师提出辅具推荐与环境改造的建议。作业治疗师根据患者的疾病诊断、功能障碍以及个人技能,并结合个人需求和客观因素如经济情况、后续辅具的维护情况等,为患者提出个性化的推荐并制订辅具使用训练计划。

（五）疗效总结与出院计划的拟定

在作业治疗服务结束后,作业治疗师通过最终评定总结疗效,并拟定出院计划,给予患者下一步治疗的指导,如是否需要社区的干预或家庭康复计划,在社区中是否需要辅具等。

（六）其他

对于有工伤评定、保险理赔评定需求的人员,作业治疗师通过作业治疗评定从功能、活动参与的角度给出评定结果,供相关人员参考。

三、作业治疗评定的临床思维

作业治疗评定的临床思维即作业治疗师展开治疗时所采用的思考流程与模式。在临床思维的指导下,作业治疗师将理论付诸实践。作业治疗的临床思维一般分为两种:自上而下型(top-down approach)与自下而上型(bottom-up approach)。

自上而下型临床思维是作业治疗师从评定对象的基本资料入手,进行个人资料收集、技能与环境的评定,最终确定其可能出现障碍的领域及导致障碍的原因。治疗师也可借助作业治疗模式和框架指导评定思路,对评定对象的情况进行分析,详见本章第三节。自下而上型临床思维则是作业治疗师由评定对象的主要问题入手,探究可能导致该问题的原因。

四、作业治疗师的角色

作业治疗师在评定过程中扮演着执行者、记录者和合作者的角色。

（一）执行者

作业治疗师在评定过程中使用专业知识开展评定并执行相关评定工作。作业治疗师负责评定工具的选择、评定过程的执行。

（二）记录者

作业治疗师有责任记录并分析评定结果。作业治疗师应采用规范的文书记录下评定过程中采集的资料、评定数据和评定结果分析，并将文件归档与保存，以便日后查询。

（三）合作者

在过程中同服务对象、物理治疗师、言语治疗师、医师、护理人员、家属等人员以团队合作的形式共同沟通和探索可能影响服务对象作业表现的原因，并确立治疗目标、制订治疗计划。

五、作业治疗师需具备的技能

（一）理论知识基础

正如上文所述，作业治疗师需对作业治疗的内涵、模式、框架有良好的理解，掌握充分的理论知识以形成作业治疗的临床思维，指导临床评定资料的收集与分析。除需掌握本专业的知识外，作业治疗师还应掌握解剖、生理、病理、人体发育学等基础知识，理解不同疾病的病因、病理，从而在应对不同服务对象、处理不同疾病时能够有的放矢地进行评定。如面对类风湿关节炎患者，作业治疗师应掌握该疾病的病因、流行病学和常见的临床症状，从作业治疗师的角度分析疾病对患者的功能影响，结合患者个人情况选择恰当有效的评定手段展开评定。

（二）作业分析与活动分析

作业分析（occupation-based analysis）是指作业治疗师分析特定的服务对象在真实情境中完成作业活动的情况，包括对服务对象的需求、参与活动所需技能及服务对象对活动赋予的含义。活动分析（activity analysis）仅分析活动相关的因素，不考虑个体差异性，分析的主要内容包括：①活动发生的地点；②参与的人员；③使用工具；④完成活动的要求；⑤活动顺序；⑥需要用到的表现技能、身体结构和生理功能。作业分析和活动分析的技能能帮助作业治疗师分析服务对象的作业表现，明确服务对象参与作业过程中的障碍与支持因素。如在与一名脑卒中后偏瘫的患者面谈后，作业治疗师了解到其无法独立完成做饭这一作业活动。通过作业分析，治疗师将做饭这一活动拆分为具体的步骤，了解患者参与做饭时所需的工具与环境情况，分析

活动所需技能，并了解该作业对患者的意义。治疗师有目的地选择评定工具对患者技能与表现进行评定（如手功能、平衡功能等），将患者的现况同活动需求进行对比，明确影响患者完成该活动的因素。

（三）临床推理与临床决策

临床推理（clinical reasoning）包括：①科学性推理；②叙事性推理；③务实性推理；④伦理性推理；⑤互动性推理。临床推理是治疗师将临床思维贯穿到作业治疗的全过程中，面对具体临床问题时的思维方式，并做出最优的临床决策（clinical decision）。在作业治疗评定阶段，治疗师能够在临床思维的指导下选择最优的评定工具，并得出结论。

（四）循证实践

循证实践（evidence-based practice）即为治疗师结合临床证据、服务对象的个人意愿及治疗经验，选择最恰当的作业治疗手段。在作业治疗评定中选择评定手段尤其是评定量表时，治疗师应结合临床证据了解量表的信度、效度、适用人群等，选择评定的最优方案。

（五）正确操作评定工具

在作业治疗评定中，治疗师需掌握正确操作评定工具的技能，如面谈的技巧，正确无误地操作量表，明确评定工具的适应证与禁忌证等。部分评定量表的操作步骤较为复杂，治疗师需对操作说明仔细进行阅读与操练。某些量表对使用者有认证的要求，治疗师在必要时应参加量表使用的培训。

（六）沟通技巧

作业治疗师需在评定过程中同评定对象进行有效沟通，获得其充分配合，并确保对方能明确治疗师的指令。因此作业治疗师需要掌握良好的沟通技巧以保证评定的实施。作业治疗师还应同康复团队中的其他成员进行有效沟通，分享评定结果，共同分析患者的优势与劣势，并制订适宜的治疗目标与计划。

（七）职业道德

在评定过程中，作业治疗师应抱有"以服务对象为中心"的理念，注重服务对象的个人感受与需求。如在测量关节活动度时，治疗师应将服务对象的关节放于舒适的位置；在同服务对象及其家属面

谈时,应选择私密性较强的场所。治疗师应充分保护服务对象的隐私,未经其允许不得将评定结果泄露或在公共场合讨论。

第二节
作业治疗评定流程

作业治疗评定的一般顺序为:初评—中评—终评。初评包括收集作业资料和分析作业表现,而作业治疗评定文书的书写则贯穿始终。

一、病历回顾与收集作业资料

在医疗场所,病历回顾是作业治疗评定的一个重要组成部分。一般的医院病历包括了评定对象的年龄、性别、既往史、家庭情况与入院诊断等重要信息。通过阅读病历,作业治疗师可通过病历回顾并使用疾病学、神经科学、解剖学等基础知识对评定对象的功能进行预判。比如,一案例因车祸造成脑外伤入院,则作业治疗师可预想评定对象可能存在认知和肢体方面的功能损伤,可能会出现应激行为等脑外伤后表现。因此,作业治疗师可有目的地选用脑外伤相关的评定量表进行后续评定。病历回顾还可以帮助作业治疗师了解禁忌证。如在对骨科术后患者进行评定前,作业治疗师应与临床医师确认评定对象患肢的负重、活动限制,保护术后恢复。

作业资料(occupational profile)为服务对象的个人经历、生活方式、兴趣、价值观与需求的总和。收集作业资料可使作业治疗师了解服务对象的背景情况。以服务对象为中心是作业治疗的指导思想,因此治疗师应了解目前何种作业对服务对象而言是最重要、最有意义的。治疗师可以利用其既往的兴趣与经历去理解服务对象若无法完成该项作业,将产生何种感受。治疗师应充分尊重服务对象的主观想法,确定治疗目标及优先顺序。作业资料的收集形式不拘,治疗师可通过正式的面谈、评定量表的形式收集,也可通过与服务对象的接触、交谈建立对其的印象。收集资料可从以下 8 个方面进行思考。

1. 为什么该服务对象寻求服务,目前他/她对日常生活的参与情况如何? 服务对象参与何种作业活动时感到成功或失败?

2. 如果感到失败,是什么原因导致他/她产生这样的想法?

3. 服务对象认为在参与作业的情境中,何种因素影响其参与,何种因素有助于其参与?

4. 服务对象的作业经历有哪些?

5. 服务对象的价值观与个人兴趣是什么?

6. 服务对象的角色有哪些?

7. 服务对象目前的生活模式有哪些? 从过去到现在是如何改变的?

8. 服务对象对于作业治疗成效的期待与优先顺序是什么? 对于自己未来状态的期待如何?

通过这些问题,作业治疗师搜集服务对象的作业资料,并根据作业资料初步建立工作的重点,并设想影响服务对象的可能障碍因素。

二、作业表现分析

在作业表现分析中,作业治疗师选择具体的评定工具评定作业、服务对象因素、表现技能、表现模式和环境五大要素。评定工具的类型与选择参见第二章。作业表现分析包括:①由作业资料中总结信息,并确定重点关注的某一具体作业活动或环境;②观察服务对象在活动中的特定作业表现,并重点观察其表现技能与表现模式,选择特定的评定工具进行表现技能与表现模式的评定;③选择特定评定工具对可能影响服务对象的表现技能与表现模式的环境、活动要求、服务对象因素进行评定;④综合分析并进一步确定对服务对象作业表现的支持与阻碍因素;⑤治疗目标与治疗计划的初步确立;⑥对未来疗效评定进行衡量工具的选择。

三、中评与终评

进行中评时,作业治疗师可采取与初评相同的评定工具记录治疗进展。如有需要,作业治疗师应对作业资料进行再完善,了解服务对象个人目标、期待、态度的改变,以调整治疗的重心;并基于新的治疗方向选择新的评定工具,进行作业表现的分析。在终评时,作业治疗师同样可采取与初评相同的评定工具进行疗效总结。

四、评定文书的书写

临床文书是治疗师对患者的基本记录、评定结果、治疗计划及病情进展进行定期、规范记录的文件。评定文书是作业治疗师收集并记录服务对象的个人资料、评定结果及分析结果的文件。评定文书的记录与更新贯穿作业治疗初评、中评与终评的整个流程。

（一）临床文书的好处

评定文书的书写十分重要，建立规范的临床文书记录模式的好处有以下几点：①方便治疗师及其团队人员进行交流：康复治疗是一个团队合作，需要医师、治疗师、护士、康复工程师、社工等多种角色参与，进行规范的临床记录有利于团队交流服务对象的病情。如果在治疗期间团队有成员调整，可保证后续治疗的延续性。②供以后的治疗实施：规范的临床文书可为服务对象以后治疗实施提供详细的资料。③反映临床思维与决策：规范的临床文书可反映治疗团队的临床思维与临床决策过程。④提供科研资料：规范的临床文书还可以为相关的科研提供翔实的资料。

（二）临床文书的类型

临床文书的类型有以下几种：①评定报告：包括初评报告和中评报告；②治疗报告：包括治疗计划、进展报告（progress note）和转诊计划；③疗效报告：包括出院总结和治疗终止报告。

（三）临床文书的基本要求

临床文书的基本要求有：①数据完整而准确；②具有及时性；③反映治疗进展；④规范系统。临床文书应该保证记录清晰、简短、客观，避免使用模棱两可的用词或掺杂主观态度。

（四）临床文书的内容

临床文书一般包括以下内容：①患者的基本病史与个人资料：如性别、年龄、诊断、既往病史和现病史等。治疗师可通过查阅患者病历得到相关信息。②转诊信息：记录患者由临床科室的医师转诊寻求治疗的情况，或记录患者由其他治疗场所（如重症监护室、康复中心等）转诊而来的情况。③作业资料：患者的个人经历、生活方式、兴趣、价值观

与需求。治疗师可通过面谈获取信息并记录。④使用的量表及结果：治疗师通过了解患者的个人诉求与主观判断选择相关量表对患者的技能、环境、作业参与等方面进行评定，文书中可包括具体的量表、各项得分与总分以及治疗师的分析。⑤作业表现分析：治疗师综合作业资料与量表结果对患者的作业表现进行分析，明确阻碍和支持患者完成某一作业活动的因素。⑥总结：对患者的评定进行总结并对下一步治疗目标的设定与治疗计划的实施提供参考。⑦再评定报告：与初评格式相同，反映治疗进展，并回顾患者个人想法与期待的改变。⑧出院总结：可与初评格式相同，明确已达到的治疗目标，分析未达到的原因。

五、SOAP 记录

SOAP 记录是常见的临床文件记录方式，包含了以下四个部分。

（一）主观资料

主观资料（subjective, S）是患者或患者家属对疾病或某种功能障碍的主观感受，包括个人对治疗的期待、个人目标、目前的主要问题和个人病史。

（二）客观资料

客观资料（objective, O）是作业治疗师通过使用评定工具收集得到的患者的相关资料。客观资料为可量化、可观察的。在记录客观资料部分时，可细分为三个部分：①评定或治疗的时长、场所、本次评定或治疗的目的。②提供案例问题的简要回顾，用1～2句话简单总结目前案例的主要问题。③对某次评定或治疗中观察到的案例情况的回顾总结，可分为时间性总结与分类性总结两种类型。时间性总结为记录者按照评定或治疗的时间顺序进行记录。分类性总结为通过不同的分类，如作业的类型、患者的个人因素（如关节活动度、肌力、感觉等）、表现技巧（如平衡功能、认知功能等）进行记录。

在记录客观资料时切不可将评定对象的情况如流水账般记录下来，而应使用专业名词，从专业角度精确简洁地描述患者的情况，总结观察的结果，并明确患者需要辅助的程度。记录者可使用简称、缩写等以使文书更加精略。

（三）评定

评定（assessment，A）是指治疗师对评定对象进行分析并设定目标。在该部分，主要记录三个要素：问题（problem）、进展（progress）和潜能（potential）。该部分为SOAP记录的核心，是呈现治疗师临床思路的部分。A部分应与S、O部分的记录保持一致，不可出现S、O部分未记录的信息。

1. 问题　在A部分记录问题时，是从全局观的层面全面分析患者的作业表现、个人因素、表现模式与环境的问题。与A部分不同的是，O部分的总结仅为对观察情况的总结，是对患者表现的梳理与呈现，包括患者能够独立完成与不能独立完成的部分。应加上一句对下面这几点的总结性语句：①服务对象因素：如关节活动度、肌力、肌张力、感觉等，例如患者因上肢关节活动度降低而导致梳头任务无法完成；②表现技能：如平衡能力、协调能力、认知功能、社交技能等，例如患者因平衡能力下降无法维持站位平衡；③表现模式：如习惯、生活常规等，例如患者因不良久坐习惯导致活动量减少；④环境：自然环境、建筑环境、社会环境等，例如因家庭经济困难，患者无法支付治疗费用。

2. 进展　记录通过治疗后患者的进展情况。

3. 潜能　对患者经过一个作业治疗周期后的展望。

（四）治疗计划及其进展

治疗计划（plan，P）及其进展是指治疗师记录治疗时长、频率以及将采用的治疗手段。

SOAP记录的示范如下。

案例信息：患者，男75岁，在一次摔倒后导致左股骨颈骨折，行全髋关节置换术后2周，转诊至作业治疗师处。

主观资料（S）

患者在家中浴室摔倒后送至医院行手术治疗。他目前已退休，此前与妻子生活在家中，家住6层楼，无电梯。在摔倒前，他可完全实现独立生活自理，爱好是与家庭成员或朋友一同出游。患者希望手术后他能尽快恢复行走能力，恢复生活自理。其家中经济条件良好，家属较支持其参加康复。

客观资料（O）

1. 对患者在病房内进行45 min的作业治疗评定，重点对患者的表现与活动参与进行评定。

2. 患者因髋关节术后置换导致功能性转移与步行能力受限。

3. 总结

（1）时间性总结　在评定过程中，患者能够靠自己的能力从床上撑起，在家属的少量换扶下转移至床下，在少量帮助下站起，可在他人监护下使用助行器移动至病房外。患者在病房外走廊上步行100 m左右时感到疲惫，并停下休息了3 min。患者对术后禁忌体位与安全转移知识表现出模棱两可的态度。

（2）分类性总结　①功能性转移：患者由卧位转移至坐位需少量帮助，可在他人监护下使用助行器移动至厕所；②上肢功能与肌力：正常；③认知：认知功能正常，意识清晰；④耐力：患者在步行100 m左右停下休息了3 min；⑤术后安全知识：缺乏。

评定（A）

问题：患者因上肢肌力较弱导致无法完成功能性转移；患者因身体耐力下降导致无法完成长时间步行；因缺乏指导，患者对髋关节术后的禁忌与安全转移要点尚不明确，可能因此出现安全问题。

进展：通过上肢肌力训练与有氧运动，患者可在监护下使用助行器在走廊行走150 m；患者能够明确叙述术后禁忌并成功演示功能性转移技巧。

潜能：患者在出院时实现社区内步行与使用拐杖上下楼梯；家属将为其进行相应家居环境改造。

治疗计划及其进展（P）

患者将继续参加为期4周、每周3次、每次45 min的作业治疗，作业治疗干预手段包括有氧运动、日常生活技能训练和辅具的使用训练。

六、作业治疗评定的基本原则

作业治疗评定的基本原则可总结为：提前准备、恰当选择、规范操作、及时记录。

（一）提前准备

①在评定开始前熟悉量表的操作流程与评分细则：治疗师应提前熟悉并练习量表的使用以避免

因操作不当导致的误差。②与服务对象约定适宜的时间、地点：如评定是针对精神疾病患者，约在其主观感受较为平静或舒适的地点更有利于评定的展开。③提前准备好所需的工具与设备：在评定开始前，治疗师应提前准备好评定所需的表格、工具和设备。

（二）恰当选择

作业治疗师应有所侧重地选择适宜的评定工具对服务对象进行评定。在选择评定工具过程中，应全面考虑评定工具的特性与服务对象的需求。

（三）规范操作

作业治疗师应熟练掌握评定工具的使用流程，规范使用评定工具进行评定。牢记评定工具的适用证与禁忌证，保证操作的安全性。

（四）及时记录

作业治疗师应及时记录评定结果，以便治疗计划的制订与执行。

第三节
作业治疗评定参考框架

一、概述

作业治疗的范例可分为四个层次，它们构成了作业治疗的架构。第一层次是理论，第二层次是实践模式，第三层次是参考框架，第四层次是治疗方案。对患者进行作业治疗评定时，我们可以由下而上进行分析，也可以由上而下进行分析。例如，对一位肩周炎的服务对象进行作业治疗评定时，我们可以从生物力学的角度出发，从肩部肌力障碍、关节活动障碍由下而上分析患者的作业习惯、作业角色是否受影响；而对一位穿衣作业表现不佳的脑卒中服务对象，我们可以从上而下分析其不能穿衣的原因，是否是由于患者患侧忽略及左右失用造成的。

作业治疗师协助不同年龄、不同文化、不同健康状况，以及不同环境中的服务对象参与作业活动。经过专业理论培训的作业治疗师以服务对象潜在的功能障碍为介入基础，基于循证选择合适的实践模式和参考框架，最终为服务对象制订个性化

的治疗方案。作业治疗实践模式可以协助组织治疗师的临床思维，而参考框架则是引导评定和治疗的工具。参考框架告诉我们应该做什么，以及如何评定和治疗服务对象。此外，大量关于参考框架的研究可以作为循证来指导评定和治疗。循证作业治疗评定是指根据最佳的研究结果来选择评定方法和技术。因此，使用参考框架对作业治疗的循证评定具有重要的意义。本节将概述作业治疗评定参考框架及实践模式，并介绍如何将它们应用于评定中。

（一）参考框架的要素

参考框架描述服务对象的改变过程以及服务对象从功能障碍逐渐恢复功能的原则。根据评定和治疗的重点，治疗师可以同时使用数个参考框架，或者随着时间依序使用不同的参考框架。检验理论并将理论应用到实践中的参考框架，是实施循证作业治疗评定最有效率、最实用的方法之一。基于此，参考框架为如何评定和治疗特定服务对象提供了指导原则。

一个参考框架包括群体、功能-功能障碍连续体、有关改变的理论、治疗原则、治疗师的角色以及评定工具等要素（表1-3-1）。

表1-3-1 参考框架的要素

参考框架的要素
群体
功能-功能障碍连续体
有关改变的理论
治疗原则
治疗师的角色
评定工具

1. 群体（population） 参考框架确认出可能从治疗中获益的功能障碍或群体，它同时也描述年龄、疾病类型及需要干预的功能障碍。例如服务对象的肌力和耐力下降，通常会使用生物力学参考框架，该参考框架的研究表明使用重复性运动可以增强肌力。生物力学参考框架已经阐明重复运动、增加负重以及渐进式抗阻，都是增强肌力的技术，因此治疗师不需要再进行增强肌力的相关研究，可以直接利用此参考框架，对患者的肌力和耐力进行评定，

并选择合适的技术对患者进行改善肌力的治疗。

2. 功能-功能障碍连续体(continuum of function and dysfunction) 参考框架依据现有研究定义了功能-功能障碍连续体的特征和行为,治疗师在评定过程中评定这些行为。这些特征和行为依据参考框架不同而大为不同。例如根据生物力学参考框架,功能包括能够实现作业的肌力、耐力和关节活动度;功能障碍则是肌力、关节活动度及耐力在测量中受限。不同于生物力学模式,行为参考框架将功能定义为无异常行为;而功能障碍是指存在妨碍功能的行为。依据行为参考框架,异常行为可能是社会无法接受的行为或者由任何其他团队所定义的妨碍功能的行为。行为参考框架提供了指导原则以确定"典型"功能,治疗师利用现有的研究来评定患者是否需要作业治疗服务。

3. 有关改变的理论(theories regarding change) 参考框架描述有关改变的理论及假设。例如,许多神经学的参考框架(如神经发育理论、感觉统合、运动控制)以大脑可塑性为理论基础,大脑可塑性是指大脑可以改变的现象,通过活动可以增加神经突触、促进轴突生长或开辟新的神经通路。因此,治疗的目的在于促进神经活化并通过重复改善大脑活动。理解参考框架中有关改变的理论对基于循证的治疗很重要。

4. 治疗原则(principles) 参考框架定义了指导评定和治疗的基本原则。这些基本原则以理论为基础,描述了作业治疗师如何协助服务对象逐渐实现从功能障碍恢复到具有一定功能的状态。理解参考框架的指导原则对治疗师利用临床推理来确定参考框架是否有益于服务对象具有重要意义。这些原则是以理论和研究为基础的。作业治疗师需要考虑参考框架的相关研究证据和理论从而确定该参考框架的观点是否成立。参考框架应该能够清楚地描述技术方面的原理,例如肌力增加的原理是肌肉的重复收缩使更多的肌纤维被募集,肌肉因此能承受更大的负荷。治疗师因为了解到肌力增加的原理是募集更多的肌肉纤维而从中受益。

5. 治疗师的角色(role of the practitioner) 治疗师的角色是建立在参考框架的原则及理论之上的。它们为作业治疗师应该如何与服务对象及环境互动提供了指导。这些理论和原则具有循证依据,能够确保治疗师以此为基础选用的评定方法适用于服务对象,采用的治疗技术能够改善服务对象的功能。参考框架描述了治疗师应如何与患者互动,例如治疗师使用行为参考框架奖励积极的行为,忽略消极的行为。行为参考框架让治疗师深入了解可以提供给服务对象的提示有哪些类型。神经发育参考框架需要治疗师在运动中对患者进行手法治疗从而促进患者正常的动作模式。因此,对参考框架的了解及研究为治疗师提供了丰富的临床实践资料。

6. 评定工具(assessment instruments) 参考框架同时为治疗师运用其原则评定服务对象提供了各种工具。例如艾伦认知水平(Allen's cognitive level)评定可以与认知障碍参考框架一起使用来确认服务对象的认知功能程度。感觉统合与运用测验(sensory integration and praxis tests)、米勒学龄前评定(Miller assessment for preschoolers)、成人感觉简况(adult sensory profile)及临床观察皆以感觉统合原则为基础,用来协助治疗师确定服务对象如何从参考框架中获益。作业自我评定、意志量表及人类作业模式审查测验等评定中的常用量表体现了人类作业模式(model of human occupation, MOHO)的理论与实践结合的概念。越来越多与特定参考框架原则相关的工具被开发出来用于评定服务对象的功能。

(二)参考框架的应用

在作业治疗中有许多可以应用的参考框架。为了便于说明,我们利用上述要素来描述以下两种参考框架。

1. 生物力学参考框架 第一种常用的参考框架是生物力学参考框架,此参考框架源于动力学及运动学。

生物力学参考框架常用于分析服务对象功能-功能障碍转变的过程。周围神经、肌肉骨骼、皮肤或心肺功能损伤的服务对象,可能存在姿势及运动障碍、关节活动度和肌力降低、耐力下降等障碍。例如类风湿关节炎、骨性关节炎、骨折、烧烫伤、手外伤、截肢及脊髓损伤等服务对象存在的功能障碍,就可以参照生物力学参考框架进行评定和干预。治疗师通过使用各种评定工具评定服务对象的关节活动度、肌肉力量及耐力，并通过运动锻炼、活动及物理因子疗法来改善服务对象的关节活动度、肌力和耐力。

2. 认知障碍参考框架 另一个常用的参考框架是由克劳迪娅·艾伦（Claudia Allen）提出的认知障碍参考框架。认知障碍参考框架常用于与大脑生物功能相关的神经生物缺陷或损伤导致的精神健康障碍的认知障碍患者。它的理论基础来源于神经科学、认知心理学、信息处理及生物精神医学。认知障碍患者功能-功能障碍转变的过程中，当个体能够处理信息来执行环境所要求的常规任务时，功能存在；当个人处理信息的能力受限则功能障碍出现，在这种情况下患者就不能执行常规的任务。艾伦定义了六个认知水平，第一级表示患者有严重的信息处理障碍，而第六级表示获得和处理信息的能力正常。每一层级的认知水平都代表功能-功能障碍的信息处理行为。作业治疗师常用艾伦认知层级测验（Allen cognitive test）和常规任务目录测验（routine task inventory test）来评定服务对象的认知功能水平。认知障碍参考框架指出，患者认知障碍的改善可以通过改善患者的能力或环境实现。患者能力的改善可能受到医疗干预、精神药物，以及作业治疗（如指导认知 4 级和 5 级的患者执行常规任务）的影响。环境改变可以使服务对象在执行活动时获得更多的成功经验。作业治疗师可以通过调整任务形式、提供适当帮助、给予提示、改变治疗场所等对环境进行干预。

尽管在作业治疗评定中环绕着一个实践模式组织思考是可行的，但针对不同的服务对象可以采用不同的参考框架。依据治疗场所和服务对象的不同，作业治疗师既可以采用某一特定的参考框架，也可以使用多个不同的参考框架。某些情况下，作业治疗师也可以合并使用参考框架。例如联合使用感觉统合及行为参考框架对某些服务对象的评定更全面，治疗效果更明显。但作业治疗师在合并使用参考框架时，需要谨慎观察这样的结合是否有效，并应熟悉每个参考框架背后的原则以确定这样的结合是否恰当。有些参考框架并不适合结合在一起使用，如果一起使用，可能会导致不能实

现设定的治疗目标。当参考框架没有起效时，作业治疗师可以更换参考框架，需要考虑到原则、目标、治疗师的角色及服务对象的动机，更换参考框架能提供适当的动力以促进功能改善。

二、作业治疗理论框架在评定中的应用

（一）国际功能、残疾和健康分类

1. 概述 《国际功能、残疾和健康分类》（*international classification of functioning，disability and health*，ICF），是由世界卫生组织于 2001 年 5 月 22 日在第 54 届世界卫生大会上正式命名的国际通用的功能、残疾和健康分类标准。ICF 分类系统提供了一种统一的标准语言和框架来描述健康以及与健康相关的内容，作为重要的健康指标之一，广泛应用于卫生保健、预防、人口调查、保险、社会安全、劳动、教育、经济、社会政策以及一般法律的制定等方面。

ICF 是由来自 65 个国家的 1 800 名专家共同努力的成果，确保了其在不同文化领域、不同年龄阶层和不同性别人群中的适用性。ICF 为健康和残疾提供了全球通用的语言，并为健康提供了一种国际分类体系。ICF 的关注点是健康和幸福，它们被定义为个体在日常生活中的功能。从作业治疗师的角度来看，它涵盖了作业。ICF 作为一个作业治疗的参考框架，能够帮助理解人们是如何从事每天的活动和分析作业表现的影响因素。ICF 将健康状况概念化为身体功能和结构、活动、参与这三个要素，这三者之间相互影响。这些要素都会影响个体和环境，同时也会被个体和环境因素所影响。

ICF 与通过损伤水平来描述健康的国际残损、残疾和残障分类（international classification of impairments，disabilities and handicaps，ICIDH）有很大的区别。在 ICIDH 分类中，疾病会导致残损（身体功能和结构的异常），进而导致残疾（缺乏执行日常生活活动的能力），残疾最终导致残障（生活角色受限）。这种对疾病的关注与生物医学模式密切相关。生物医学模式局限在生物学的视角，没有认识到社会、心理和行为因素对健康的影响。与 ICIDH 相反，ICF 描述了身体功能和结构、活动、参与各要素之间的动态关系，并提出了一种描述健康和功能

的生物-心理-社会模式，它更加符合作业治疗的思想和理论。

ICF是一种描述和评定功能的分类工具，它为作业治疗评定提供了重要的参考框架。在此框架下，作业治疗师关注个体因素和环境因素与健康的动态关系，而不再仅仅是疾病或残疾本身。因此，它可以作为一种用于评定健康以及分析健康影响因素的模式。利用ICF框架，当个体与环境之间的相互作用出现障碍时，残疾就会出现。这种损害可能发生在身体功能和结构的器官水平上，可能发生在执行活动的个体水平上，也可能发生在情境性因素中的社会参与水平上。因此，ICF是一种更具包容性的方法，有助于对个体健康和功能的整体理解（图1-3-1）。

功能和残疾通过身体功能和结构、活动和参与表现出来，而情境性因素是由环境因素和个体因素来表现的。

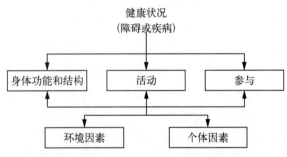

图 1-3-1　国际功能、残疾和健康分类（ICF）

依据世界卫生组织，以下定义适用：①身体功能（代码"b"）：既是生理的也是心理的功能。②身体结构（代码"s"）：身体各部分及其组成部分的解剖结构。③残损（无代码）：身体功能和结构的偏差或问题。④活动（代码"d"）：个体对一项任务或一个行动的执行。⑤参与（代码"d"）：个体在生活中所扮演的角色。⑥环境因素（代码"e"）：人们生活和引导生活的物理、社会和文化环境。⑦个人因素（无代码）：提供了有关个体生活的背景信息，如性别、种族、年龄、生活方式、生活习惯、生活经历、处事方式、社会背景、教育、行为模式和其他个人特征。由于这一类别具有社会和文化多样性，因此没有在ICF分类系统中编写这一代码。

ICF并未呈现身体功能和结构、活动和参与之

间的层次关系。在ICF中，这三个核心要素被认为是一种动态关系，如身体功能和结构影响了活动的执行，活动决定了对身体功能和结构的需求，同时活动又可以影响参与，而参与则以活动的形式呈现。例如，执行购物活动，需要某些身体功能和结构（步行、手的功能、视力、认知能力、积极情绪等），以完成商品购买（列购物清单、阅读商品信息、判断商品质量、从货架上取下商品、和收银员沟通、付款等）。此外，购物等日常生活活动，能够促进作业技能的发展，通过购物等活动实现社会参与。人在购物活动中，可以作为消费者的角色，也可能作为母亲或妻子为子女或丈夫购买商品。参与购物这一有意义作业活动，需要完成列购物清单、挑选商品、与人沟通等活动，以维持购物活动角色和个人经验。

2. ICF在作业治疗评定中的应用　ICF由两大部分组成，第一部分是功能和残疾，包括身体功能和结构、活动和参与；第二部分是情境性因素，主要指环境因素和个体因素。

（1）身体功能和结构：身体功能是指身体系统的生理或心理功能。身体结构是指身体的解剖部分，如系统、器官等。身体功能和结构是两个不同但平行的部分，它们各自的特征是不能相互取代的，如正常的眼球结构使机体具有正常的视觉功能，但正常的视觉功能还有赖于神经系统的支配。身体除了不同的结构外，也包括各种不同的功能，如大脑是身体结构的一部分，它所具有的记忆功能也是身体的一部分。表1-3-2所示为ICF分类中身体功能和结构的第一级分类。

表 1-3-2　ICF分类中身体功能和结构的第一级分类

身体功能	身体结构
b1 精神功能	s1 神经系统结构
b2 感觉功能和疼痛	s2 眼、耳和相关结构
b3 发音和言语功能	s3 发音和言语结构
b4 循环、血液、免疫和呼吸功能	s4 循环、血液、免疫和呼吸结构
b5 消化、代谢和内分泌功能	s5 消化、代谢和内分泌结构
b6 泌尿生殖功能	s6 泌尿生殖系统
b7 神经肌肉骨骼和运动相关功能	s7 神经肌肉骨骼和运动相关系统
b8 皮肤和相关功能	s8 皮肤和相关结构

引自 World Health Organization. How to use the ICF：A practical manual for using the International Classification of Functioning, Disability and Health（ICF）. Exposure draft for comment. Geneva：WHO, 2013.

在身体功能和结构水平上,ICF 关注的重点是影响健康的特定障碍。在此水平上,作业治疗评定主要评定身体结构和功能障碍对作业表现的影响。作业治疗师对作业活动中能够观察到的成分进行评定,这些直观的内容是个体利用身体功能和结构来完成作业的方式。执行作业活动时的作业表现代表了个体的功能水平,并最终呈现出健康状况对作业活动参与的影响。

这个层面的分析包括实现作业表现技能的个体因素或生理功能,如躯体的、认知的及情感的功能和结构;或者可以表述为作业表现组成,如生物力学、感觉运动、认知、心理社会、人际的和人的内在因素、随意运动、心理过程和行为、能力和技巧等。作业治疗师在身体功能和结构水平上评定的内容包括肌力、关节活动度、姿势、移动、协调、平衡、耐力、知觉、排列信息顺序的能力、组织能力、定向力、记忆力、解决问题的能力、疼痛、感觉功能、性格、情绪、感觉和沟通技巧等。

(2) 活动和参与:尽管在 ICF 中,活动和参与被定义为两个独立的内容,但在作为 ICF 分类的一部分使用时,它们是一体的。在 ICF 的活动与参与领域中使用的术语包括自我照料、休息、休闲、生产力和作业角色等。

活动(activity)是指个体从事的活动或任务。美国作业治疗协会将"活动"定义为"目标导向的一类人类行为"。活动需要被赋予一个目的,而不仅仅是执行任务或行动。活动涉及与生活有关的所有行动,是一种综合应用身体功能的能力。这些活动从简单到复杂(走路、进食或从事多项任务),不包括个人对完成活动的态度、潜力和能力。身体功能和基本活动可以在个体活动水平上体现出来,例如安排每天的行程是一项个体水平上的活动。

参与(participation)是指与健康状态、身体功能和结构、活动及相关因素有关的个人生活经历。"participation"一词来源于拉丁语,包含"分享和参与"的含义,是指与个体生活各方面的功能相关的社会状况,包括社会对个体功能水平的反应;这种社会反应可能会促进个体参与社会活动,也可能会阻碍个体参与各种社会活动。参与是个体健康、素质及其所生存的外在因素之间复杂关系的体现。表 1-3-3 表

示 ICF 分类中活动和参与的第一级分类。

表 1-3-3 ICF 分类中活动和参与的第一级分类

d1 学习和应用知识
d2 一般任务与要求
d3 交流
d4 活动
d5 自理
d6 家庭活动
d7 人际交往和联系
d8 主要生活领域
d9 社区、社会和公民生活

引自 World Health Organization. How to use the ICF:A practical manual for using the International Classification of Functioning, Disability and Health. Exposure draft for comment. Geneva:WHO, 2013.

在活动与参与的层面上,作业治疗师重点对活动所需要的特定任务和个体在作业活动中的角色进行评定。评定的范围包括日常生活活动、工作或生产力,以及休闲娱乐等。辅助设备和他人的帮助可以促进活动和参与的实现,也是评定的重要内容。

3. 情境性因素 根据 ICF 的定义,情境是指构成个体生活的物质、社会和文化环境。情境性因素是影响身体功能和结构、活动、参与等各方面的综合性因素,这些因素既可能促进个体功能,也可能阻碍个体功能。表 1-3-4 概述了在 ICF 中的情境性因素分类。

表 1-3-4 ICF 中的情境性因素分类

e1 产品和技术
e2 自然环境和人为环境
e3 支持和关系类
e4 态度
e5 服务、系统和政策

引自 World Health Organization. How to use the ICF:A practical manual for using the International Classification of Functioning, Disability and Health. Exposure draft for comment. Geneva:WHO, 2013.

情境性因素代表了个体生活和生存的全部背景,包括环境因素和个体因素。

(1) 环境因素(environmental factor):是指社会环境、自然环境、家庭及社会支持,它与身体功能和结构、活动、参与之间是相互作用的。

(2) 个体因素(personal factor):是指个体生活和生存的特殊背景,如性别、年龄、生活方式、习惯、教育水平、社会背景、教养、行为方式、心理素质等。

ICF 的重点是使用基于作业的语言和与作业

分析相关的概念。不同的个体对相同的健康状况会有不同的反应,从而表现出不同程度的残疾或功能障碍,同时阐述了个体的情境性因素在支持或限制参与时的重要性。各行各业的从业者都会有残疾的发生,而健康是由包括个体因素和环境因素在内的各种复杂因素相互影响的结果。

ICF反映了整体论的哲学思想,是作业治疗领域的重要参考框架之一,对作业治疗评定具有重要的指导意义。作业治疗师在ICF框架下,从个体的独特视角出发,在器官水平、个体水平和社会水平上分别对服务对象展开评定,同时分析复杂环境中可能影响社会参与和作业表现的多重因素,为功能障碍的诊断和作业治疗方案的制订提供理论依据。

(二)作业模式

1. 作业表现模式 作业表现模式(occupational performance model,OP)于20世纪60年代由美国南加利福尼亚大学作业疗法部的赖莉(Reilly)、莫西(Mosey)等学者提出。1994年美国作业治疗协会在此基础上提出作业治疗统一术语,正式命名为作业治疗实践框架(occupational therapy practice framework,OTPF),即现在的作业表现模式。

在作业表现模式中,作业治疗的根本目标是实现作业表现(occupational performance)。作业表现是指人从事某项作业活动时的表现。作业表现模式明确了作业表现的实施范围,包括日常生活活动、工作与生产性活动和休闲活动。

(1)日常生活活动:包括梳妆、口腔卫生、沐浴、如厕、自助具护理、穿衣、进食、服药、健康保持、人际交往、使用交流器械、身体移动、社区移动、处理紧急事件、性生活等。

(2)工作与生产性活动:包括家务、哺育、学习、职业活动等。

(3)休闲活动:包括休闲活动探索与休闲活动表现。

促进作业表现的因素,可以分为以下三个方面。

(1)感觉运动:感觉运动因素又可分为三个方面的内容:①感觉,包括感觉意识、感觉处理和知觉处理;②神经肌肉骨骼,包括反射、关节活动度、肌力、肌张力、耐力、姿势控制、姿势保持和软组织维持等;③运动,包括粗大运动、跨越中线的运动、单侧运动、双侧整合运动、运动控制、精细运动、视觉运动整合、口腔运动控制等。

(2)认知因素:包括醒觉层次、定向力、分辨力、集中注意力能力、活动开始、活动结束、记忆力、排序能力、分类能力、概念形成、空间操作、解决问题能力、学习能力、泛化等。

(3)心理社会技能:包括三个方面的内容:①心理因素,包括价值观、兴趣和自我的概念;②社会因素,包括人际交往、交往技巧和自我表现;③自我管理,包括处理应激的技能、时间管理、自我控制。

在作业表现模式中,作业表现的背景可以分为时间背景和环境背景两个方面。

(1)时间背景:年龄、发育阶段、生命周期、障碍过程等。

(2)环境背景:物理环境、社会环境、文化环境。

作业表现模式强调作业活动的重要作用,这符合人类不断追求创造性和生产性作业活动的本能。人类在发挥精神与意志作用的同时,通过充满活力的双手进行作业活动,并以此影响自己的健康状况。作业表现模式将作业治疗从医学模式中转变出来,重视服务对象的日常生活情况,发挥服务对象的社会作用,从而促进服务对象适应和参与社会。基于作业表现模式,治疗师重点评定服务对象在不同领域作业活动中的作业表现,结合作业表现的背景,从感觉运动、认知因素、心理社会技能三个方面分析影响作业表现的相关因素。

2. 人类作业模式 美国的凯尔霍夫纳(Kielhofner)教授于1980年9月在美国作业疗法杂志上发表论文,首次提出了人类作业模式(model of human occupation,MOHO)的实践模式。MOHO模式是作业治疗中研究最充分的实践模式,该模式认为人类的作业活动是在人体开放系统与环境的相互作用下实现的,而这一开放系统是由意志次系统、习惯次系统和表现能力次系统构成的。MOHO强调作业的动力或动机,建立常规生活方式的作业模式,控制娴熟作业表现的力量和环境对作业表现的影响。表1-3-5列举了MOHO的关键因素。

表 1-3-5 MOHO 的关键因素

动机	表现模式	环境因素
意志	习惯	环境
个人原因 个人能力和技能	习惯 作业行为的习惯 日常习惯 风格习惯	物质 空间 物体
价值 个人信仰 义务感		社会 社会群体 作业的形式
兴趣 从积极参与的经 验中获得	角色 角色认定 角色扮演	作业场所 以上所有环境因 素的结合

引自 Jane Clifford O'Brien. Introduction to Occupational Therapy, 4th Edition. Mosby, an imprint of Elsevier Inc, 2012.

在人类作业模式中,人是由意志次系统、习惯次系统及表现能力次系统这三个次系统组成的开放系统。

(1)意志次系统:意志是指人的动机、兴趣、价值及对技巧的信念。该系统将人的注意力集中在某一方面,分析、理解接收到的信息,选择合适的作业行为,预期作业行为的结果,并理解作业过程中的感受。总而言之,意志力次系统主导人的作业行为,并影响人们对作业行为的选择、预期和理解。

(2)习惯次系统:是指人的作业习惯及生活角色。作业习惯是指人们在特定的环境与时空下从事作业活动的方式。一旦人具有了某些作业活动的能力后,经过反复练习,就会下意识地运用到日常活动中,并成为一种习惯。这些行为习惯是生活角色的重要组成部分。生活角色的内容还包括一系列的责任和行为模式。这些责任和行为模式很大程度受到文化和社会价值的影响,也会受到所处情景及环境的影响。同时,责任和行为模式常被视为外界对人的要求,变成个体独特的作业角色。

(3)表现能力次系统:表现是指在环境中行动所需的运动、认知和情感等方面的能力,包括人的精神能力和身体能力两部分。精神能力是人类的心理、认知和智能等;身体能力是指身体的基本功能,例如骨骼肌肉系统、神经系统及心肺系统的功能等。

每个次系统可以分为若干要素,在实践中可以充分利用评定工具。评定工具的运用能协助治疗师更全面地理解实践模式。

MOHO 强调两个要点。首先,作业表现是动态的,并因不同的情景而异。人的内部特性和外部环境因素构成了一个影响个人动机、行为和表现的网络。第二,作业活动对自我组织(self-organization)具有重要的意义。通过作业活动的实现,能够促进能力的提高并且产生新的经验从而肯定并重建动机。在作业治疗的过程中,给予患者适当的帮助以促进能力的提高,从而实现患者的自我肯定和角色肯定。MOHO 审查工具(model of human occupational observation, screening tool, MOHOST)、作业自评量表(occupational self-assessment, OAS)、作业表现史面谈 Ⅱ(occupational performance history interview-Ⅱ)等评定工具正是从 MOHO 模式中衍生出来,将 MOHO 实践模式的相关理论与作业实践联系起来。

3. 人、环境与作业模式 人、环境与作业模式(person-environment-occupation model, PEO)是 1994 年由加拿大的 Law 教授等人在加拿大作业治疗学会作业表现模式的基础上提出的,也称为加拿大作业表现模式修订版(Canadian model of occupational performance and engagement, CMOP-E)。这个模式指出,作业表现是人、环境、作业三者交互影响的结果。人类在进化过程中不断适应环境的变化,同时又不断创造环境以满足人类的作业需求,人与环境的这种互动关系通过作业活动实现。这个过程是动态的,不断因情景而改变,三者之间交互影响。加拿大作业表现评定(Canadian occupational performance measure, COPM)便是基于该模式发展出来的,目前在作业治疗领域得到了较为广泛的应用。在 PEO 模式中,强调以患者为中心的实践理念。

如图 1-3-2 所示,人、环境、作业分别由三个不同的圆表示,三个圆相交的部分,代表了作业表现。人的部分包括精神、情感、身体结构和认知能力等四个方面。精神方面是指人们探寻生存的意义及对生命的探索;情感包括人际交往及对人与人特殊关系的渴求;身体结构是指人的躯体功能和精神;认知能力包括对日常生活的控制能力,如沟通、情绪、动机,探寻工作目标等。人在社会环境中是一个不断变化的个体,在生命周期的不同阶段以及不同的社会情景中,人的角色会不断发生变化;即便相同的角色,在不同的人生阶段或情景中,其重要性和意义也会发生变化。环境的范畴很广泛,包括文化环境、社会环境和物理环境。环境可能有利于作业表现,也有可能阻碍作业表现。作业是指所有作业活动的总称,是指人们利用自己的时间所做的一切事情,包括照顾自己、享受生活、参与社区和社会等。作业一般被视为在一个人的生活里有独特意义和目的的活动。

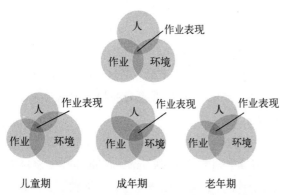

图 1-3-2　PEO 模式及不同年龄阶段 PEO 模式的变化

作业表现会随着人生不同阶段而发生改变,这种改变是人、环境和作业交互作用的结果。PEO模式对作业治疗评定具有重要的指导作用。在这个模式中,人的功能不再被认为是作业表现的主导因素,环境和作业与人的因素具有同等重要的地位。当不能通过提高人的功能实现作业表现时,可以通过改造环境或者调整作业方式来改善作业表现。

使用PEO模式指导作业治疗评定时,要注意人、环境、作业三个元素在人的不同发展阶段的不同变化。对于婴幼儿和学龄儿童来说,环境因素在PEO模式中所占比例最大,他们不断从环境中接受各种信息,通过对环境的探索,身体功能不断得到发展。成年之后,适应能力达到最大,环境因素对人的影响变小,人的能力逐渐扩大,作业表现也充分展现出来。随着年龄的增加,老年人的个人能力逐渐下降,人和作业因素逐渐减少,作业的角色减轻,重要性下降,环境再次成为主导作业能力的因素。

4. 河川模式　21世纪初,岩间博士和一群日本作业治疗师在运用西方作业治疗理论时遇到困难,发现有些理念在日本文化里不存在或难以融合,因此他们创立了河川模式(kawa model)。河川模式是第一个源自东方的作业实践模式,它的理念和思想与儒家、道家和佛教的思想相吻合。

在日本,kawa 的意思是"河流"。在河川模式中,河流是生命的隐喻或象征,正是河流的环境为作业的发生创造了条件。具体而言,物理环境和社会环境对作业的意义和价值有很大的影响。通过分析河流的环境,有助于阐明服务对象的作业现状,分析服务对象的作业表现。生命和河流都是从诞生便开始流动,直到"死亡"才终结。在流动过程中,有许多环境因素能够影响水流,就像人的生命中有不同的因素能够影响作业。

河川模式(图 1-3-3)的主要组成包括形成河

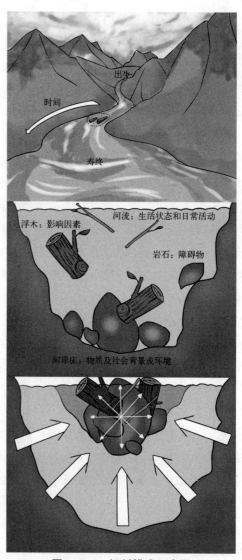

图 1-3-3　河川模式示意图

流的水、河岸床、河流中发现的岩石和浮木,以及河中各障碍物之间的间隙。这些部分都是河流的一部分,并最终确定河流的边界、形状和流量。强大、深沉、畅通无阻的水流代表了健康和幸福的生活状态。水是服务对象的生命流动状态,由于不同的文化赋予水不同的意义,所以这种模式允许服务对象的环境、作业和行为有不同的意义和价值。

河岸床代表服务对象的物理环境和社会环境,在以社区为导向的社会中极其重要。环境可以促进或阻碍流动,从而鼓励或阻碍作业参与。这种模式中的社会关系是影响患者生活流动状态的最基本的力量,包括家庭成员、宠物、同事、朋友等。岩石代表服务对象认为阻碍生命流动、限制生活能力,或导致不能参与作业的事件或环境。无障碍的物理环境提高了参与日常生活的能力,而有障碍的物理环境则限制作业参与并造成残疾。浮木代表了能够影响服务对象参与作业的特性和资源。这些特性和资源包括价值观、个性、人格、特殊技能、非物质资源(如家庭和朋友)、物质资源(如财富、特殊设备)和生活状况(农村或城镇)。浮木具有较为中性的含义,其代表患者的特性和资源,可能有利于参与作业,也可能是作业参与的阻碍。障碍物之间的间隙代表水流能够继续流动的地方,或者除了障碍之外存在生活能量的地方。正是这些间隙构成了作业干预的潜在焦点。通过这些间隙的水经常会移动或侵蚀障碍物,从而增加水流。特定时间点的河流横截面代表了患者不同生命阶段的作业情况。

作业治疗师在运用河川模式对服务对象进行评定时,可以通过面谈的形式,分别从河岸床、岩石、浮木等方面获得相关的资料,通过分析河流横截面的各个因素,发现患者的作业障碍,评定患者的作业能力。

三、作业活动分析

(一)概述

作业活动不仅仅是作业治疗的目标,同时也是治疗的媒介,作业治疗师必须能够理解服务对象作业活动的独特性并且学会将作业活动用于治疗中。作业活动分析(occupational analysis)通过层层剥

离来解释作业的过程以阐述一项活动的复杂程度,同时使用这些信息对服务对象的作业活动进行评定和干预。

作业活动分析作为一项基本技能,贯穿于作业治疗师的整个职业生涯和日常生活中。分析人们每天参与的作业活动是作业治疗师在作业治疗实践中最基本的能力。同时,作业活动分析也是作业治疗评定的一部分,作业治疗师通过作业活动分析可以理解和评定特定作业活动表现所需的技巧和外在因素。

作业活动分析是指作业治疗师分析一项活动的典型需求,分析与活动表现相关的技能范围,以及各种相关联的文化意义的过程。作业活动分析的过程能够帮助治疗师评定参与某一活动对个体的要求。通过深入的作业活动分析,治疗师能够认识工具和设备在作业活动中的重要意义;能够了解活动是在什么地方发生的,是否需要与其他人合作,接下来的步骤是什么,这些步骤的耗时多少;完成活动需要哪些身体功能,表现技巧以及身体结构。因此,作业治疗师不仅要学习如何将活动看作一个整体,还应学会分析活动的成分以及内在和外在情境对活动的影响。

作业活动分析在作业治疗学创立之初就已经存在了。早在1917年,作业治疗师就已经了解活动分析(或动作研究)了。活动分析的指导原则最初由工程师们创造并发表,他们通过这种方法来研究工人们在工作中的活动。随后,作业治疗师们开始运用这些原则去分析服务对象"哪些动作是可能完成的,哪些动作是不可能完成的,哪些动作比较满意,哪些动作还不满意"。然后找到一些包含这些可能和满意动作的作业活动,并用它们对服务对象进行有目的的干预。除了作业治疗外,活动分析在许多其他的专业,如运动疗法、言语疗法以及工程学等领域也有广泛的应用。

作业活动分析可以分为经典的活动分析(activity analysis)(图1-3-4)和复杂的作业分析(occupational-based analysis)。分析的对象可以是个体、小组(如一个家庭或一群学生)以及群体(生活在特定区域的人群或具有相似背景的人群)。作业活动分析是作业实践的基本组成部分,是作业治

疗评定的重要技术和方法。

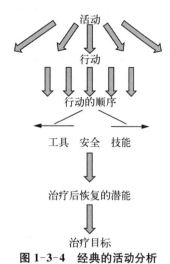

图 1-3-4 经典的活动分析

引自 Lynette Mackenzie, Gjyn O'Toole. 1ˢᵗ Edition, Occupational Analysis in Practice. Blackwell Publishing Ltd, 2011.

（二）活动分析和作业分析

活动分析是指对一项活动经典需求的分析,主要分析参与作业表现的各种技巧,通过将活动分解成详细的步骤并分析其要素以确定完成该活动所需要的功能。通过活动分析,作业治疗师可以迅速地确认执行某一活动所需要的技能并评定其治疗价值。

活动分析有不同的方式,其中一个方法是以使用的参考框架为基础来分析活动,参考框架能确认出需要分析的领域。例如使用生物力学参考框架,治疗师分析完成活动所需要的关节活动度、肌肉收缩类型及肌力。使用发育参考框架,治疗师能分析活动以确定它们是否符合特定年龄的发展目标。

将活动分成若干步骤,并列出活动的顺序或需要的时机,例如刷牙需要注意到顺序(如先把牙膏挤在牙刷上,再刷牙齿)。然后需要分析每一个活动步骤以决定行动需求、身体功能和结构。

日常生活活动的完成需要许多步骤,同时还需要许多动作和思考过程。作业治疗师熟练分析完成日常活动所需要的细节步骤及行动,因此可以协助服务对象重新实现他们生活中的这些作业活动。完成活动分析后,作业治疗师根据患者的实际情况,对活动进行调整和改造,以符合患者的实际功能,并利用活动合成来设计和确定治疗方式。表1-

3-6 是刷牙的活动分析。

表 1-3-6　刷牙的活动分析

活动名称:刷牙
工具:口杯、牙刷、牙膏、洗脸池、水、毛巾
活动步骤:
1. 准备好工具
2. 站或坐在洗脸池前
3. 把牙膏挤到牙刷上
4. 放下牙膏
5. 打开水龙头
6. 在口杯中接满水
7. 把牙刷放进口杯水中
8. 张开嘴将牙刷放进嘴里
9. 来回移动牙刷彻底刷牙(约 2 min)
10. 吐掉牙膏泡沫并漱口
11. 用毛巾擦嘴角残留的泡沫
需要的动作:手眼协调将牙膏挤到牙刷上、将牙刷放进嘴里、来回刷牙,抓握用具,双手协调,站或坐的耐力
认知:安排顺序以按序做事,解决问题(决定挤多少牙膏、口杯放水龙头下面多久、牙刷什么时候移动到嘴巴新的部位)
感觉:牙膏在嘴内的味道,水及牙刷在嘴内的感觉
身体功能:有能力吞、张嘴、闭嘴、抓握、移动手至嘴、姿势控制以坐或站。
情境:浴室
预防:浴室有滑倒风险

作业分析是一种侧重于作业的活动分析,除了分析活动的步骤和所需技能外,还要分析参与活动的个体因素和环境因素。作业分析不仅着眼于一个活动通常是如何完成的,而且还要分析特定的个体是如何完成和经历它的;同时关注服务对象的内部和外部因素对活动表现的影响,以及活动背后的重要意义。对某一特定服务对象进行作业活动分析时,应选择作业分析。根据作业分析的结果,充分考虑服务对象的残存功能、兴趣和需求,结合服务对象的环境因素,对活动进行适当的调整以适应该服务对象的需求。作业治疗师也可以根据作业治疗实践框架来进行作业分析,以此来确定活动通常会发生的情景及活动需求,包括物理空间、设备、工具、材料、时间、成本需求和社会需求等。社会需求也是活动情景的一部分,包括游戏规则、其他参与者的人数和期望以及可能相关的文化期望。

为了进一步理解活动分析和作业活动分析之间的区别,下面以制作花生酱三明治的活动为例进行详述。我们可以通过活动分析确定它的活动步骤和所需要的技能。不过,假设我们去李太太家,分析她是如何为 3 岁的女儿做花生酱三明治的,这就需要作业分析了。作业分析的要求和内容与活

动分析有很大不同。除了分析做花生酱三明治的活动步骤和所需技能外,还要考虑:李太太家的橱柜上有儿童锁,需要用双手才能打开;3 岁的女儿活泼好动,喜欢在厨房跑来跑去,李太太要分心注意女儿的安全;她给女儿用的儿童专用花生酱,质地很稠,所以很难舀出来;花生酱三明治的大小要匹配女儿的抓握。由此,分析制作花生酱三明治需要使用活动分析,而分析李太太提出的为 3 岁女儿制作花生酱三明治的作业活动就需要使用作业分析的方法。

不需要考虑特定个体,仅对活动的需求进行分析时,可以使用活动分析。而如果需要分析某个特定个体的活动,则应进行作业分析。这两种类型的作业活动分析都贯穿于作业治疗的整个过程。

(三)分析步骤

作业活动分析贯穿于作业治疗的整个过程。进行作业活动分析时,一般按照以下步骤进行。

1. 确定要分析的作业活动　作业活动分析的第一步,是要确定需要进行分析的作业活动是什么,该活动属于作业活动的哪个领域;同时要确定应该选择何种分析方法。如果针对特定的服务对象,并分析该服务对象是如何在其特定背景下参与作业活动的,就需要使用作业分析;如果仅分析一项活动通常是如何完成的,则需要用到活动分析。简言之,如果是对特定服务对象进行分析,则使用作业分析,否则就用活动分析。

2. 确定作业活动对服务对象的相关性和重要性　只有在进行作业分析时,此步骤才包括在内。它要求作业治疗师深入了解服务对象对作业活动的理解,明确这些作业活动对服务对象的重要性。这些信息的收集是成功进行作业分析的关键。

3. 确定完成作业活动所需要的步骤　将作业活动分解为特定的步骤,并按时间顺序列出各步骤。通过列出活动所需的步骤,能够进一步分析不同步骤中的活动需求。

4. 确定执行活动所需要的工具、空间以及社会需求　分析活动中各个步骤可能需要的特定工具、用品和设备。通过确定活动所需的工具,作业治疗师能充分考虑服务对象可以借助哪种工具来完成活动,以及如何使用该工具。对工具及其特性

的了解也能帮助作业治疗师更好地理解服务对象的功能障碍。物理环境对作业活动表现的影响很大,一些活动需要特定的空间、照明及噪音控制。物理环境有时也可能成为服务对象作业表现的障碍。因此,了解作业活动发生的物理环境,能帮助作业治疗师更好地理解外在环境因素是如何在作业表现中发挥作用的。社会需求同空间需求一样,都可能对作业表现产生外部影响。某些活动的社会需求是执行该活动的必要部分(如在比赛中选手要遵守比赛规则)。然而,在某些作业活动中,社会需求可能远远超出服务对象的能力(例如,老板总是期望员工每天最好工作 24 h)。

5. 确定所需的身体功能　这是作业活动分析过程中最详细和最广泛的步骤。作业活动分析中对身体功能的理解要比其他专业涉及的身体功能的概念更深入。作业活动分析中,身体功能是指身体系统的生理功能,不仅包括身体功能(肌肉力量、关节活动),还包括感觉、认知和情感功能。确定作业活动所需的身体功能,有助于了解作业活动对服务对象的要求。

6. 确定所需要的身体结构　大多数活动都需要特定的身体结构。身体结构是指身体的解剖部位,如器官、四肢及其组成。在作业活动分析过程中,我们要分析哪种身体结构不仅是维持生命所需的,更是作业活动所必需的。

7. 确定需要的行动和表现技能　表现技能是服务对象展现出的行动。确定所需的特定技能水平,能够使作业治疗师在治疗中更好地预测服务对象的作业表现。

对于作业治疗师而言,作业活动分析是作业治疗过程中的重要组成部分。作业治疗的过程包括评定、干预和成效。无论哪个环节,都离不开作业活动分析的参与。评定过程中,作业治疗师必须明确服务对象的需求或希望做的与他(她)的实际表现之间的差距。作业治疗评定从作业资料开始,主要通过与服务对象的面谈获得。在面谈中,作业治疗师可以得到一幅服务对象作业活动的完整画卷,了解对于特定的服务对象,哪些作业活动是有障碍的,这些作业活动背后的意义是什么,这些作业活动是在何种情景下发生的。作业治疗师可以根据

这些资料列一份作业活动清单,通过对每一项活动的分析,确定这些作业活动的需求。随后,作业治疗师评定服务对象的作业表现,并利用选定的评定方法来鉴别和测量特定服务对象的个体因素、技巧和环境。将作业活动需求与服务对象的表现和环境作比较,从而筛选出服务对象真正需要的作业活动。值得注意的是,活动分析是一种对活动需求的评定,而非对服务对象的评定。

(刘晓丹 杨伟伟)

参考文献

［1］American Occupational Therapy Association. Occupational therapy practice framework: domain & process fourth edition. AJOT, 2020, 72（suppl. 2）, 7412410010.

［2］LAW M, BAUM C, DUNN W. Measuring occupational performance: supporting best practice in occupational therapy. Thorofare, NJ: SLACK Incorporated, 2014.

［3］HINOJOSA J, KRAMER P. Evaluation in occupational therapy: Obtaining and interpreting data. Bethesda, 2020.

［4］陈琼玲. 职能治疗导论. 台北:爱思唯尔,2013.

［5］王宁华. 康复医学概论. 2版,北京:人民卫生出版社,2013.

［6］窦祖林. 作业治疗学. 2版,北京:人民卫生出版社, 2015.

［7］LYNETTE M, Gjyn O T. Occupational analysis in practice. Wiley-Blackwell, 2011.

［8］HEATHER T. Occupation-based activity analysis. 2nd Edition. SLACK Incorporated, 2015.

［9］World Health Organization. International classification of functioning, disability and health: ICF. Geneva: WHO, 2001.

［10］KAREN J, LAELA S. Quick reference dictionary for occupational therapy. SLACK Incorporated, 2015.

［11］JANE C O B. Introduction to occupational therapy, 4th Edition. Mosby, 2012.

［12］JENNY P, JUDI E. Occupational therapy and neurological condition. Wiley-Blackwell, 2016.

［13］World Health Organization. How to use the ICF: A practical manual for using the international classification of functioning, disability and health （ICF）. Exposure draft for comment. Geneva: WHO, 2013.

第二章

作业治疗评定方法

作业治疗评定类型

作业治疗评定方法即作业治疗师用来收集服务对象资料、分析服务对象资料的工具,可分为标准化评定工具(standardized assessment)与非标准化评定工具(non-standardized assessment)两大类。若形象地描述作业治疗评定方法,可称之为"使用眼睛、耳朵、嘴和动作"的过程,即作业治疗师使用眼睛观察,使用语言与倾听进行面谈和资料的收集,使用动作进行评定量表的数据测量与操作。收集的资料可分为量性资料(quantitative data)与质性资料(qualitative data)。量性资料为精确的数据,如等级、分值等;质性资料为描述性的,如人的行为、性格、主观感受、想法等。一般来说标准化评定量表收集量性资料,面谈、观察与非标准化评定工具多收集质性资料。在工作中,作业治疗师应根据服务对象的不同情况,灵活运用多种评定工具,全面、有效地收集并分析资料。

一、标准化评定工具

作业治疗的标准化评定工具是指该评定工具具有标准化的操作流程与评分标准,并有信度效度数据支持的评定量表。标准化评定工具的例子有蒙特利尔认知评定量表(详见第五章),其配有标准化的操作步骤、操作者指令与评分标准,并且已有针对不同区域与不同人群信度效度的相关研究出版。有些标准化量表除配有标准的操作手册外,还配备有专门的使用工具供评定者使用。例如明尼苏达手功能测试工具中配有折叠板、圆盘等配件进行灵巧度评定。标准化评定工具通常在初评与终评时操作一次,以对比服务对象的治疗进展。其优势是可以通过数据量化评定对象的治疗进展,体现治疗的成效。

常用的标准化评定量表一般采用下列两种方法分类:

(一)以参照标准分类

作业治疗中标准化评定工具常见的三种类型为目标参照测验(criterion-referenced assessment)、常模参照测验(norm-referenced assessment)与自比测验(ipsative assessment)。

1. 目标参照测验 具有某一明确标准的测试。此类量表设置临界分数(cut-off score)对测试结果进行分级。例如,考试成绩在 60 分以上为合格,60 分以下为不合格。巴氏指数评定量表(详见第九章)根据评分将日常生活活动(activity of daily living, ADL)能力进行等级的划分,如 60 分以上者为轻度残疾,生活基本自理;40~60 分者为中度残疾,生活需要帮助;20~40 分者为重度残疾,生活需要很大帮助;20 分以下者为完全残疾,生活完全依赖。

2. 常模参照测验 将被测者的评定结果同某一特定群体的表现进行比较,确定其在这一特定群体中的相对水平。例如普渡钉板试验(详见第四章),通过将被测者完成手功能活动后得到的测试结果与同一年龄段的参考值进行比较,以确定其功能水平。

3. 自比测验 将被测者的评定结果同自身的上一次评定结果进行比较,达到自身比较的目的,如加拿大作业表现量表(详见第八章)。

（二）以收集数据的属性分类

作业治疗评定量表还可根据收集数据的不同分为4类：定类量表（nominal scale）、定序量表（ordinal scale）、定距量表（interval scale）、定比量表（ratio scale）。

1. 定类量表　针对定类数据，主要为人和物的归类，如诊断、性别、职业等。可供勾选的表格为定类量表的常见形式之一。

2. 定序量表　对某个现象进行分等级排列。李克特（Likert）量表是最常用的定序量表。如在客户满意度的调查量表中的常见选项有"非常满意""满意""不确定""不满意"和"非常不满意"。

3. 定距量表　与定序量表相似，但定距量表不对数据进行排列，分数之间的距离为相等。如温度、时间。

4. 定比量表　是在定距尺度的基础上进行测量值之间的比较，如 km/h。

作业治疗的标准化评定工具范围极广，作业治疗师在临床评定过程中可进行自由组合和选择，以获得更加具体、精确的数据。标准化评定工具的分类及范例详见表2-1-1。

表2-1-1　作业治疗标准化评定工具的分类及范例

分　类	内　容	范　例
作　业　技　能		
感觉功能	浅感觉、深感觉、复合感觉	单丝测定器
运动功能	关节活动度、肌力、肌张力、平衡功能、协调功能、手功能	量角器测量关节活动度；改良 Ashworth 量表；普渡钉板测试
认知功能	知觉、执行功能、注意力、记忆力、计算能力、定向力、交流能力等	LOTCA 成套认知测试
社会心理功能	自我概念、情绪与情感、压力、角色适应等	汉密尔顿焦虑量表
发育相关	儿童、青少年的发育水平及各项技能等	丹佛发育筛查测试
作　业　参　与　及　表　现		
个人因素相关	角色、动机、生活模式与常规	加拿大作业表现量表
ADL	基础性 ADL、工具性 ADL	巴氏指数
工作与学习	职业能力	林氏就业量表
娱乐与休闲	兴趣、娱乐活动参与	兴趣量表
社会参与和生活质量	社会支持、社会参与、生活质量等	健康状况调查简表（SF-36 量表）
环　　境		
物理环境	居家环境、无障碍出行等	环境安全与功能检查量表（safety assessment of function and the environment for rehabilitation healthy outcome measurement and evaluation, SAFER-HOME）
社会与文化环境		
辅具与辅助设备		

二、非标准化评定工具

非标准化评定工具，即该评定工具不具备标准的操作流程。非标准化评定工具收集的资料多为质性资料，无常模或标准可进行对比与参照。使用非标准化量表能够帮助作业治疗师了解服务对象作为一个"人"的行为活动与其所思所想，将其还原至最接近服务对象熟悉的生活状态中记录其作业表现。标准化与非标准化评定可作为作业治疗评定的相辅相成，帮助作业治疗师全面收集服务对象的资料。由于使用非标准化评定工具不像标准化量表一样有严格的操作程序与评分标准，因此评定者需摒弃个人偏见（personal-related bias）、物品偏见（item bias）与环境偏见（environment bias），即PIE偏见。个人偏见指评定者在观察过程中掺杂个人的想法与期待。物品偏见指在评定服务对象表现的过程中,服务对象使用的物品与其实际生活不符,如日常生活中服务对象常使用马克杯喝水,而作业治疗师令服务对象使用纸杯喝水,因为物品重量、质地、形状的不同,对服务对象的抓握、肌力要求也不同。环境偏见即在评定服务对象表现的过程中,服务对象参与活动的环境与其实际生活不符,如在观察服务对象完成做饭这一任务时,服务对象在治疗室的宽敞环境与在其空间较小的家庭厨房中完成任务,会有不同的结果。

标准化量表同非标准化量表的不同特点比较详见表2-1-2。

表2-1-2 标准化评定工具与非标准化评定工具的比较

	标准化评定工具	非标准化评定工具
是否具有标准步骤	是	否
使用工具	常需特定工具,如量角器、卷尺、计时器、ADL常用工具等	一般无须特定工具
环境	一般在治疗室等医疗场所完成	一般在患者熟悉的环境或模拟熟悉环境中完成
收集资料类型	量性资料	质性资料
结果分析	具有严格的评分标准,常有较为复杂的分数计算	较为简单、直观

(一)面谈

面谈指采用面对面询问收集服务对象信息的方式。面谈过程中,作业治疗师可以针对评定的六大领域向服务对象提问。问题的形式可分为两种:开放式提问(open-ended question)与封闭式提问(close-ended question)。开放式提问是为了引出面谈者更多可供分享的信息,鼓励其分享个人感受。封闭式提问是为了得到面谈者的确定答案,可供选择的答案较局限,如询问面谈者的年龄、性别、"是"与"否"的问题等。作业治疗师运用临床思维尤其是互动性推理与叙事性推理引导面谈,并解读面谈结果,制订治疗计划。

在临床评定工作中,面谈常常是评定的第一步。作业治疗师通过面谈了解服务对象的基本信息,勾勒服务对象的基本形象,明确其功能障碍的领域与可能造成其功能障碍的因素,再进一步进行有目的性地观察与使用量表。

在面谈过程中,作业治疗师应注意面谈技巧的运用。

1. **作业治疗师的态度** 作业治疗师的态度应为客观中立的。当面对被测者叙述自我的经历、态度时,作业治疗师不应随意评判他人,应完全尊重评定对象的个人想法。同时作业治疗师应使用"共情"的技巧,将自己代入评定对象的角色中,想象疾病或个人遭遇给其带来的影响与改变。这一技巧的使用能够帮助作业治疗师更好地体会评定对象对自我的看法与对治疗的期望。同时,作业治疗师应尊重不同文化与传统,充分考虑评定对象的文化背景、地方风俗与家庭环境,因为不同的文化传统将会塑造其不同的角色与对待事物的不同态度。

2. **提问与倾听的"艺术"** 作业治疗师在提问时应注意提出问题的类型和提问的频率。开放性的提问能够鼓励评定对象分享更多信息和自身感受,作业治疗师一般在面谈开始时进行开放性的提问。随着面谈的深入,作业治疗师可多进行封闭性的提问以明确对方的回答。作业治疗师可采用简单的提示引导谈话的进行。除了语言沟通技巧外,肢体语言与表情也是沟通的一部分。在对方叙述时,作业治疗师应认真倾听,身体姿势应为开放的、向评定对象倾斜的,并对评定对象的回答及时给予回应,充分表达自身的友好与善意。

3. **信息的确认** 在面谈中如遇到评定对象表述不清的地方,作业治疗师可进行追问,进一步明确信息。作业治疗师还可通过重述评定对象的话,如"那么你的意思是……"来进一步确认对方的态度。

4. **面谈过程的观察** 在面谈过程中,作业治疗师可观察评定对象的面部表情、姿势与手势,这些会无形中透露其对待事物的态度。作业治疗师可观察评定对象的面部表情(麻木、无助、忧郁等)、言语表达习惯(语速、音量、助词使用、语言语序等)。作业治疗师也可观察当谈及某一话题时评定对象的表情,并记录其对这一事件的态度和反应。如当面谈对象提及自己因上肢肌力不足无法完成穿衣服的动作时会露出沮丧的表情,当提及其家人孩子时会透露出微笑等。

5. **面谈走向的控制** 当遇到较为健谈的评定

对象时,作业治疗师应适当引导,通过提问引导话题的走向。当面谈即将结束时,作业治疗师可对今日面谈的内容进行总结作为结尾。

(二)观察

作业治疗师通过观察评定对象的行为、活动、功能、参与及环境了解其作业表现及造成其作业表现障碍的原因。在观察时,作业治疗师可观察评定对象参与活动的频率、时长、完成情况与完成效率。观察的优点是作业治疗师可通过亲眼看到评定对象完成作业活动来了解其功能水平,这可以排除评定对象对自身水平主观估计的不确定性。作业治疗师的观察可在治疗室中完成,即评定对象在模拟环境中完成任务。作业治疗师也可以在自然环境下完成观察,即作业治疗师深入到评定对象最为熟悉的环境中进行作业活动的观察。如作业治疗师在课堂中观察评定对象上课、与同学互动等。在自然环境下进行观察能够真实还原评定对象在其日常生活中的表现,采集到的数据较为真实。在观察评定对象完成任务时,完成任务的环境越接近其日常生活身处的环境,观察的可靠性越高。常见的观察要素范例如下:

1. 观察评定对象的运动功能 评定对象在完成指定任务时的姿势如何?是否协调?动作流畅度如何?

2. 观察评定对象的认知能力 评定对象的注意力如何?是否可以完成一步、二步及多步指令?评定对象在是否能够意识到在完成任务中存在的不足,并加以纠正?评定对象的安全意识如何?

3. 观察评定对象的社交技能 评定对象与治疗师是否有正常的眼神接触?评定对象与他人的互动如何?

4. 观察评定对象的作业完成情况 何种原因阻碍了评定对象完成作业?完成的情境如何?需要何种协助或指令?

观察可以为非正式、无结构化的形式,即作业治疗师在与服务对象接触的过程中进行观察与分析。观察也可为正式的、结构化的形式,可使用检查表对评定对象的表现进行观察,并记录下观察到的要点。如对一名脑卒中后偏瘫者穿上衣的过程进行观察(表2-1-3)。实行结构化的观察时,作业

治疗师可结合标准化量表同时收集质性与量性的资料,如使用蒙特利尔认知评定量表(the montreal cognitive assessment,MoCA)观察认知功能障碍的患者完成任务时,作业治疗师除使用量表进行评分外,还可观察患者在使用该量表时出现的情绪变化、应对速度、表现质量等。非结构化的观察能够收集的信息量更大,结构化的观察更加有的放矢,在实际工作中,作业治疗师可根据服务对象的情况灵活运用。

表 2-1-3 穿上衣活动观察表

活动成分	是否完成	备 注
准备衣物	√	由健侧手完成
健侧手为患侧手先套袖子	√	完成时间较慢,患者由于肌张力增高,套袖子较为困难
健侧手将衣服拉到健侧	√	
健侧手套上袖子	√	
拉拉链或系纽扣	×	因患侧手无抓握,需辅具协助

第二节
评定方法的选择考量

一、选择正确的评定方法

选择与使用正确有效的评定方法是进行作业治疗评定的重要步骤之一,体现了作业治疗师的临床推理与问题解决能力。作业治疗师需明确要评定什么、如何寻求评定工具、如何进行评定。

(一)一般初评流程

初评时的一般评定流程如图2-2-1所示。在收集评定对象的基本信息(如年龄、性别、诊断等)后,作业治疗师可首先选用非标准化评定的方式对患者进行基础性的筛查。在面谈或观察中,作业治疗师推测评定对象可能会在某个领域出现问题,由此确定进一步评定的重点。例如,作业治疗师在面谈中发现评定对象目前的最大问题是因手功能下降而影响职业能力,并且出现了情绪低落的倾向,作业治疗师可重点选取手功能评定量表、职业能力

量表、社会心理相关问卷、工作环境这四类量表进行进一步评定。作业治疗师在选取标准化评定工具时应遵循选择评定量表的基本原则和以服务对象为中心的原则，并结合工作场所的实际化因素考量做出最优选择。在评定过程中操作要正确，以获得有效精确的数据。在最后的评定结果分析中，作业治疗师应综合评定对象的基本信息、面谈结果、评定数据等信息，做出评定结果的分析和记录。评定结果分析中应包括评定对象目前的主要问题、优势劣势等。并基于此确定治疗的重点，进而制订治疗计划。

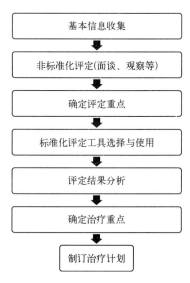

图 2-2-1 初评的一般评定流程

在选择评定工具时，应综合服务对象实际情况与临床实地因素加以考量。在临床中一般以非标准化评定工具开始，采用观察与面谈的形式确定是否使用标准化评定工具，及使用何种标准化评定工具。

（二）评定工具的选择原则

1. **以服务对象为中心** 在选择评定工具时，作业治疗师首先应遵守以服务对象为中心的思想。作业治疗师应充分尊重服务对象的意愿，了解其对作业治疗的期待。在选用评定工具时保证评定工具的相关性，从服务对象个人目标出发选择需评定的作业活动领域。如服务对象最大的意愿为希望返回工作岗位，则作业治疗师应着重选择职业能力方面的相关评定工具和评定内容，如评定服务对象的工作能力、工作环境及其职业表现。即使量表具有较好的信度效度，但若量表的评定内容不符合评

定对象的个人情况，则评定即为无效。如某评定对象的个人期待是能够独立完成准备晚饭的活动，而作业治疗师却使用评定书写能力的量表，量表与评定的最初目的偏离就会导致无效评定。

2. **安全性** 作业治疗师应熟练掌握评定方法与量表，以及受测者的适应证与禁忌证。如某些心肺疾病患者在实际评定过程中可能会出现疲劳、心跳加速、呼吸急促等症状。作业治疗师应对此类对象随时监测体征，确保受测者安全，必要时终止评定。

3. **灵活性** 根据个体情况进行评定工具的选择和执行，评定过程中治疗师应考虑个体情况进行调整。如对于认知障碍的受测者，治疗师可通过与家属面谈的方式收集作业资料。

4. **循证性** 即选择的量表具有较好的临床证据支持，如 Denver Ⅱ 量表主要用于测量儿童发育表现，已有临床证据支持其适用于 1 个月至 6 岁的儿童且已建立常模。作业治疗师在评定该年龄段的儿童发育表现时可考虑选择该量表。

5. **实用性** 指使用该量表是在临床工作中切实可用的，这更多用到临床推理中的应用性推理，作业治疗师考虑选择的量表能否令临床工作的经济效益与工作效率达到最优。在量表选择时符合切实可用的衡量因素可从使用者、被评定者与管理机构三个角度出发。从使用者的角度来说，需考虑以下问题：使用该量表是否需要使用者参加额外的培训与认证；使用该量表的时长，是否能够保证日常工作的顺利进行，如某作业治疗师在某三级医院康复科工作，每日需处理 8～10 个病例，则作业治疗师多考虑使用用时较短的评定量表以保证其工作效率；使用的量表能否满足处理大部分患者的需求。从作业治疗师的角度来看，该量表在评定时所需配合程度、所用时长等可纳入量表实用性的考量。从管理机构的角度出发，会根据该量表的购买价格、管理机构是否能够提供所需的空间和工具等因素进行量表选择的考量。

6. **敏感性与良好的信度效度** 是从统计学的因素衡量量表是否能够可靠、有效地测量出服务对象的功能表现并反映出其功能水平的变化。

二、选择标准化评定工具

（一）标准化评定工具的常见属性

标准化评定工具常配备有专门的操作手册及研究数据报告。常见的属性有以下几种。

1. 目的　选择量表前需确定使用量表的目的，应明确评定目的与想要收集的服务对象资料。

2. 时长　了解量表所需时长，适宜进行操作的时间。

3. 需要工具　使用量表过程中是否需要特定工具、设备等。

4. 环境　量表是否对环境有特定要求。

5. 适用人群　量表适用于何种年龄段、何种疾病诊断、何种环境下的人群。

（二）常见标准化评定量表统计学因素

1. 信度（reliability）　即测量量表的可靠性，是衡量测量结果的稳定性和一致性的指标。信度分为以下几种。

（1）重测信度（test-retest reliability）：即对同一受测者反复使用量表，研究其得出的结果是否具有一致性。例如九孔钉板测试（9-hole pegboard assessment）是临床较为简便的测量手功能的工具，对一个手功能状态稳定者在 1 小时后、1 周后重复使用九孔钉板测试，都能得到同样的评定结果，则证明该测试具有较好的重测信度。较高的重测信度能够反映评定结果的改变是因为服务对象恢复的进展而非其他因素干扰，对于治疗进度与效果的评定具有较大意义。

（2）评分者间信度（inter-rater reliability）：衡量两个或多个评分者使用同一量表所得结果的一致性。例如两名使用者对同一人使用九孔钉板测试，所得结果应该相同。

（3）评分者内信度（intra-rater reliability）：衡量同一评分者使用同一量表在不同时间不同场合下进行多次评定是否具有一致性。

（4）内在一致性（internal consistency）：衡量量表内部各条目间的一致性。如一个测量患者日常生活活动能力的量表，在条目中不应出现测量患者职业能力的内容。常使用 Cronbach's alpha 指数衡量内在一致性。

（5）测量标准误差（standard error of measurement）：使用同一量表对同一对象重复使用时所得分数呈正态分布，其分布标准差的估计值即为测量标准误差。测量标准误差是量表得分的衡量指标，反映使用量表评定后所得分数与真实分数的误差程度。理想的量表信度系数见表 2-2-1。

表 2-2-1　理想的量表信度系数

信度类型	标准系数
重测信度	≥0.90
评分者间信度	≥0.90
评分者内信度	≥0.90
内在一致性	0.70～0.95
测量标准误差	≥0.90

2. 效度（validity）　效度是指衡量量表能否真正测量到使用者想要测量的问题。效度分为以下几种。

（1）内容效度（content validity）：指衡量量表的各条目是否测定研究者希望测量的内容，反映量表条目与评定目标的相符程度。

（2）效标效度（criterion validity）：指量表结果同某一存在的指标具有关联性。效标效度又可分为两种：同时效度（concurrent validity）与预测效度（predictive validity）。同时效度即量表结果同某一既定标准具有关联性。预测效度即量表结果对评定对象未来的疗效或预后具有预测性。如作业治疗师通过评定儿童的发育水平以预测其未来的学业表现；通过格拉斯哥昏迷评分量表（Glasgow coma scale，GCS）对处于昏迷状态的患者进行评定以预测其未来的功能预后。

（3）结构效度（construct validity）：即测量量表结构是否与研究者的理论设想一致，测量结果的内在成分是否与研究者打算测量的领域一致。结构效度又可分为聚合效度（convergent validity）与区分效度（discriminant validity）。聚合效度是一个新的量表结果同另一个结构相同并已建立效度的量表之间结果的关联性，当使用两种不同的量表测量同一对象时，所获的分数高度相关。当某一量表无法获取时，作业治疗师可寻找与其量表具有较高关联性的另一量表进行测量。区分效度即当使用测量不同内容时,两个量表的结果具有较低的相关性。如当作业治疗师想对老年痴呆患者认知功能水平的评定时,使用区分效度较好的量表能够帮助作业治疗师专门针对老年痴呆患者进行认知评定。

(4)表面效度(face validity):指量表使用者或被测者表面上直观感觉量表内容与评定目标之间的相符程度。表面效度具有主观因素,无法测量。

(5)生态效度(ecological validity):是衡量量表是否能够反映被测者在真实生活中表现的指标。当使用日常生活活动能力、功能相关评定量表时,生态效度反映该量表能否真实反映出被测者在其现实生活中的状态与行为,这对于作业治疗师具有较大意义。

3. 天花板效应与地板效应(floor and ceiling effects) 天花板效应即量表难度过低而导致被测者普遍分数较高且无差异的现象。地板效应即量表难度过高而导致被测者普遍分数较低且无差异的现象。若量表具有这两种现象,则可能出现对于同一人群进行评定时,无法测出个体差异;在对同一患者使用时,可能无法测出其功能恢复的进步程度。作业治疗师在选择量表时应提前了解该特性并注意避免发生该现象。

4. 其他 有些学者在研究标准化评定工具时,还会使用最小可侦测变化值(minimal detectable change,MDC)和最小临床重要差异值(minimally clinically important difference,MCID)这些统计学概念。最小可侦测变化值是指能够证明服务对象功能改变的两次评定数据的最小差值。最小临床重要差异值是指对于服务对象或作业治疗师来说,能够证明治疗进展的两次评定最小差值。如在对巴氏指数的信度效度研究中,老年人群的得分最小可侦测变化值为 3.0 分。在老年人群髋关节骨折后,最小临床重要差异值为 9.8 分。这些研究证据可应用在临床操作上帮助作业治疗师追踪与总结疗效进展。如一位老年患者在初评和终评的巴氏指数分别为 35 分和 55 分,则两次评定的分数差异值为 20 分,其分差值已超过了最小临床重要差异值,证明服务对象的康复进展是显著的。

(三)评定过程的沟通

在评定过程中,作业治疗师除需掌握基础的理论知识与操作技能外,还需与评定对象、团队成员进行有效沟通,以确保工作的顺利进行。

在初次评定时,一般是作业治疗师初次与评定对象见面,此时作业治疗师应礼貌地介绍自己的姓名、职务,必要时可询问对方是否听说或接受过作业治疗;如对方回答没有,作业治疗师可应用较为凝练和易于理解的语言简单解释作业治疗的含义和意义。在开始初次评定后,作业治疗师应先告知评定对象此次评定的目的、时长、将采用的方法以及对其的重要性,并告诉评定对象如出现不良反应或不适感应马上告知作业治疗师。

在评定过程中,作业治疗师应对评定对象发出简洁、清晰的指令,避免出现专业名词,如屈曲、外旋等,应尽量采用评定对象易于理解的指令。例如,作业治疗师对一名肱骨干骨折术后稳定期的患者进行关节活动度的检查时,可用以下的表述:"您好,我是您的作业治疗师,我将对您进行关节活动度的检查,这有助于我了解您的上肢活动度。一会我将要求您做出各种动作并使用量角器,如果您感觉有任何不适或疼痛请马上告诉我,明白吗?"

综上,作业治疗师应综合运用临床知识和循证实践,结合服务对象的情况,选择最优的评定方法。在操作时,作业治疗师需运用沟通技能与临床操作能力,保证评定执行的准确性与安全性。作业治疗评定在确定服务对象治疗目标和治疗计划,测量作业治疗疗效中起到了重要作用。

(刘倩雯)

参考文献

[1] LAW M, BAUM C, DUNN W. Measuring occupational performance:supporting best practice in occupational therapy. Thorofare, NJ:SLACK Incorporated,2014.

[2] HINOJOSA J, KRAMER P. Evaluation in Occupational Therapy:Obtaining and Interpreting Data. Bethesda, MD:American Occupational Therapy Association,2020.

[3] CHEN K L, XU Y, CHU A Q, et al. Validation of the Chinese Version of Montreal Cognitive As-

sessment Basic for Screening Mild Cognitive Impairment. Journal of American Geriatric Society, 2016，64(12)：e285-e290.

[4] BOUWSTR H，SMIT E B，WATTEL E M et al. Measurement properties of the Barthel Index in geriatric rehabilitation. Journal of the American Medical Directors Association, 2019，20(4)；420-425. e1.

[5] UNNANUNTANA A，JARUSRIWANNA A，NEPAL S. Validity and responsiveness of Barthel index for measuring functional recovery after hemiarthroplasty for femoral neck fracture. Archives of orthopaedic and trauma surgery, 2018，138(12)：1671-1677.

第二部分

作业技能篇

第 三 章

感觉功能评定

第一节

概　述

感觉(sensation)是客观物质世界在人脑中的主观反映,是机体赖以生存的重要功能活动之一。感觉功能是以神经系统为结构基础,通过感受器感受或感知体内外环境变化而产生神经冲动,经过传入神经传导到各级神经中枢,在大脑皮质的特定区域进行整合或分析处理,产生相应感觉。因此,感觉功能障碍是由于感觉传导通路受损所致,如临床常见的脑损伤通过干扰感知觉信息的整合分析而导致患者的感觉功能障碍,外周神经系统损伤则是由于传入的神经冲动信息减少致使感觉功能障碍的产生。感觉分为躯体感觉和内脏感觉两大类,其中,躯体感觉是康复评定中最重要的部分,也是本章主要讨论内容。

一、感觉及感觉功能生理学基础

(一)感觉传导通路

一般感觉传导通路由三级神经元组成,将来自躯干、四肢感受器的神经冲动,经周围神经、脊髓、脑干、间脑传导至大脑皮质投射而形成感觉传导通路,产生各种不同感觉。

初级传入神经元胞体位于脊髓后根神经节或脑神经节中,其周围突经神经干分布于皮肤、黏膜、肌肉肌腱及关节组织的神经末梢与感受器相连,中枢突进入脊髓和脑干;第二级神经元位于脊髓后角(浅感觉)薄束核和楔束核内(深感觉),其发出的纤维交叉至对侧后上行传导;第三级神经元位于丘脑内,发出的纤维止于丘脑的特异感觉接替核或非特异投射核进而投射至中央后回的大脑皮质。

(二)感觉的分类

躯体感觉是由脊髓神经及某些脑神经的皮肤、肌肉分支所传导的浅层感觉和深部感觉。躯体感觉根据感受器所在部位或对刺激反应部位的不同,分为浅感觉、深感觉和复合感觉。

1. 浅感觉　浅感觉包括触-压觉、温度觉和痛觉。此类感觉是由于受到外在环境的理化刺激而产生的。浅感觉的感受器大多比较表浅,位于皮肤内。躯干及四肢的浅感觉传导通路如图3-1-1。

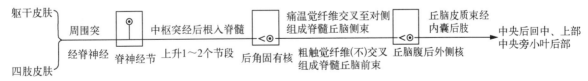

图 3-1-1　躯干及四肢浅感觉传导通路

(1)触-压觉:触-压觉是触觉和压觉的统称,由皮肤受到机械性刺激而产生,压觉实际上是持续性的触觉。触-压觉是中枢损伤中最不易缺损的感觉。

(2)温度觉:温度觉分为热觉和冷觉,而且是各自独立的。温度感受器在皮肤上呈点状分布,冷点明显多于热点。

(3)痛觉:痛觉是一种与机体组织损伤有关的

不愉快感觉和情感性体验,而引起痛觉的组织损伤可为实际存在的或潜在的。

2. 深感觉　深感觉为机体深部组织的感觉,即肌肉、肌腱和关节等组织感受到的对躯体的空间位置、姿势、运动状态和运动方向的感觉。包括本体觉、振动觉和深部触觉。感受器主要有肌梭、腱器官和关节感受器等。躯干及四肢的深感觉传导通路如图3-1-2。

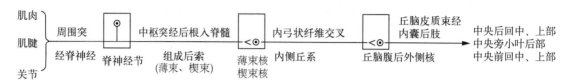

图 3-1-2　躯干及四肢深感觉传导通路

(1) 本体觉:本体觉是指肢体运动时所感受到的运动方向、运动速度、变化率和位置信息等感觉,包括运动觉和位置觉。

(2) 振动觉:振动觉是指身体接触振动物体时所产生的感觉,是反复激活触-压觉的结果。

(3) 深部触觉:又称为精细触觉,走行于深感觉传导通路内,主要参与辨别觉的形成,如两点辨别觉、材质辨别觉等。

3. 复合感觉　复合感觉包括皮肤定位觉、两点辨别觉、体表图形觉、实体觉、重量辨别觉等。这些感觉是大脑综合分析、整合处理后的结果,因此又称为皮质感觉。复合感觉的评定必须在深、浅感觉无明显异常的情况下进行。

(三)体表感觉的节段性分布

每一对脊神经后根的感觉纤维支配一定的皮肤区域,称为节段性分布。这种分布在体表有着较为整齐而规律的排列,在胸髓节段尤为明显。如T_4神经分布于乳头平面,T_{10}神经分布于脐平面,$T_{12} \sim L_1$神经分布于腹股沟平面等。

但肢体的节段性分布较为复杂,如$C_{5\sim7}$支配上肢桡侧皮肤,$C_8 \sim T_1$支配前臂、手的尺侧皮肤,$L_{1\sim3}$支配大腿前部皮肤,$L_{4\sim5}$支配小腿前部皮肤,$S_{1\sim2}$支配足底、小腿及大腿后部皮肤,$S_{3\sim5}$支配肛周鞍区皮肤。

上述标志有助于神经损伤的临床定位诊断,即可依据出现感觉障碍的皮肤节段,定位出受损的脊神经或脊髓节段。脊髓节段性感觉支配及其体表定位如表3-1-1。

表 3-1-1　脊髓节段性感觉支配与体表感觉检查部位

脊髓节段性感觉支配	检查部位	脊髓节段性感觉支配	检查部位
C_2	枕外隆突	T_8	第八肋间
C_3	锁骨上窝	T_9	第九肋间
C_4	肩锁关节的顶部	T_{10}	第十肋间(脐水平)
C_5	肘前窝的桡侧面	T_{11}	第十一肋间
C_6	拇指	T_{12}	腹股沟韧带中部
C_7	中指	L_1	T_{12}与L_2的上1/3处
C_8	小指	L_2	大腿前中部
T_1	肘前窝的尺侧面	L_3	股骨内上髁
T_2	腋窝	L_4	内踝
T_3	第三肋间	L_5	足背第三跖趾关节
T_4	第四肋间(乳头连线)	S_1	足跟外侧
T_5	第五肋间	S_2	腘窝中点
T_6	第六肋间(剑突水平)	S_3	坐骨结节
T_7	第七肋间	$S_{4\sim5}$	肛门周围

二、感觉障碍的分类及分型

(一)感觉障碍的分类

根据病变性质的不同,可将感觉障碍分为刺激性症状和抑制性症状两类。

1. 刺激性症状　感觉传导通路的刺激性病变可引发感觉过敏,亦可引发感觉倒错、感觉过度、感觉异常、感觉错位及疼痛等感觉障碍。

(1) 感觉过敏:感觉过敏(hyperesthesia)由感觉敏感度增高或感觉刺激兴奋阈值降低所导致,表现为给予轻微刺激即可引起强烈感觉。大多为外界刺激(如检查刺激)与传导通路中的兴奋性病灶的刺激叠加所引发。多见于丘脑或周围神经病变、癔症等。

(2)感觉倒错:感觉倒错(dyesthesia)指对外界刺激产生错误或与正常人相反性质的异常感觉。如:对非疼痛性刺激产生痛觉,对冷刺激产生热感等。多见于癔症。

(3)感觉过度:感觉过度(hyperpathia)指感觉刺激兴奋阈增高、反应时间延长,刺激必须达到阈值方可产生的一种定位不明确的不适感,一般发生于感觉障碍的基础上,而且患者无法判断刺激性质、强度、范围等,存在"后作用",即持续一段时间后才消失。多见于丘脑或周围神经病变等。

(4)感觉异常:感觉异常(paresthesia)指在无外界刺激的情况下自发性地产生的不适感或异常感觉。如:冷热感、麻木感、烧灼感、电击感、肿胀感、针刺感、瘙痒感、蚁走感等。通常与神经分布方向相关,可用于定位。多见于中枢或周围神经损伤、精神障碍等。

(5)感觉错位:感觉错位(alloesthesia)指刺激一侧肢体时,对侧肢体相应部位产生刺激感觉,而同侧刺激部位无感觉,多见于右侧壳核及颈髓前外侧索损害,系该侧脊髓丘脑束未交叉到对侧所致。

(6)疼痛:疼痛(pain)是一种与实际或潜在的组织损伤相关的不愉快的感觉和情绪情感体验,或与此相似的经历。整个感觉传导通路的任何病损均可导致疼痛的产生。

2. 抑制性症状 感觉传导通路被破坏或抑制时出现的感觉缺失或感觉减退。

(1)感觉缺失:感觉缺失(anesthesia)指在意识清楚情况下患者对刺激不能感知的状态。根据感受器种类不同,可分为触觉缺失、温度觉缺失、深觉缺失、痛觉缺失等。同一部位各种感觉均缺失称为完全性感觉缺失;同一部位内仅存在某种感觉缺失(如皮肤温度觉、痛觉缺失),而其他感觉(如皮肤触觉、深感觉)仍保存称为分离性感觉障碍。

(2)感觉减退:感觉减退(hypesthesia)指由于神经兴奋阈增高而感觉反应减弱,感觉敏感度下降,对刺激感受力降低。但感觉减退的患者感受到

刺激的性质不变。

(二)感觉障碍的分型及定位诊断

感觉传导通路损伤部位的不同,将导致感觉障碍的分布区域和程度的不同。根据病变部位和特征,可将感觉障碍分为周围神经型感觉障碍、脊髓型感觉障碍、脑干型感觉障碍、丘脑型感觉障碍、内囊型感觉障碍和皮质型感觉障碍。

1. 周围神经型感觉障碍 表现为此周围神经支配区域的感觉障碍。若某一肢体多数周围神经都存在感觉障碍,则为神经干或神经丛的损伤。除此之外,损伤的周围神经支配区域还会伴有麻木、疼痛、肌力减退、肌萎缩、肌张力降低和腱反射减弱或消失等。

(1)末梢型:指周围神经末梢受损所致的感觉障碍,将出现对称性四肢远端的各种感觉障碍,远端重于近端,下肢重于上肢,呈手套、袜筒状,伴相应区域运动及自主神经功能障碍。常见于多发性神经病。

(2)神经干型:周围神经某一神经干受损时,其支配区域的各种感觉呈条、块状障碍。但感觉障碍的程度可不一致,在中心部可为感觉消失,周边部可为感觉减退。常见于肱骨中段骨折引发的桡神经损伤,腓骨颈骨折引发的腓总神经损伤等。

(3)神经丛型:当颈、臂、腰、骶、尾丛的任何神经丛受损时,其所支配区域将出现各种感觉障碍。但由于感觉障碍的范围为该神经丛所分布的各神经干感觉纤维支配区,故感觉障碍的区域较神经干型大。

(4)后根型:某一脊神经后根或后根神经节受损时,其所支配区域将出现节段性带状分布的各种感觉减退或消失,并常伴有放射性的神经根痛和神经根牵拉痛。但由于皮肤感觉支配的节段性重叠,单一神经根的损伤多无明显的感觉减退。常见于椎间盘突出所致的神经根受压等。

2. 脊髓型感觉障碍 脊髓不同部位及程度的损伤可产生不同的感觉障碍。

(1)脊髓横贯性损害:指由于损伤了脊髓丘脑束和后索导致受损节段平面以下的各种感觉缺失或减退,并伴发膀胱、肛门括约肌功能障碍和截瘫。

常见于横贯性脊髓损伤、急性脊髓炎等。

（2）脊髓半切综合征（Brown-Sequard syndrome）：指脊髓半侧损伤时，受损平面以下同侧深感觉障碍，对侧痛觉、温觉障碍。常见于脊髓损伤、髓外肿瘤早期等。

（3）后角损害：指受损同侧出现的节段性分布的痛、温觉障碍，深感觉和触觉存在，即分离性感觉障碍。

3. 脑干型感觉障碍　根据损伤部位不同，感觉障碍的表现症状不同，属于传导束型感觉障碍。

（1）分离性感觉障碍：延髓旁正中部病变损伤内侧丘系时，出现对侧肢体的深感觉障碍和感觉性共济失调，但痛觉、温度觉感觉正常。

（2）交叉性感觉障碍：病变累及延髓外侧部，累及脊髓丘脑束及三叉神经脊束核，出现病变对侧肢体的痛觉、温度觉障碍和病灶同侧的面部感觉障碍。

（3）偏身感觉障碍：脑桥和中脑损害时，出现对侧偏身和面部的各种感觉缺失，一般伴有病变同侧颅神经运动障碍。

4. 丘脑型感觉障碍

（1）偏身感觉障碍：血管病变累及腹后外侧核和腹后内侧核，导致对侧偏身各种感觉的减退或消失。以肢体重于躯干，上肢重于下肢，远端重于近端，深感觉重于浅感觉为特征。

（2）丘脑痛：在感觉障碍的部分恢复过程中，出现对侧偏身自发的、难以忍受的剧痛，以定位模糊、性质难以形容为特征。

（3）感觉过敏或倒错。

（4）其他症状：丘脑病变时，常累及其邻近结构而发生其他症状：累及外侧膝状体或视放射时，可产生对侧同向性偏盲；累及内囊后肢时，出现对侧不完全性偏瘫等。

5. 内囊型感觉障碍　丘脑皮质束通过内囊后肢后 1/3，损伤时出现对侧偏身感觉障碍，特点为肢体重于躯干、肢体远端重于近端、深感觉受累重于痛、温觉。常合并运动、视纤维的受累，表现为"三偏"，即病灶对侧偏瘫、对侧偏身感觉障碍和双眼对侧同向性偏盲。

6. 皮质型感觉障碍　皮质型感觉障碍表现为痛觉、温度觉、触觉等浅感觉障碍较轻或不变，深感觉、复合感觉损伤严重。

（1）局限性感觉性癫痫：大脑皮质中央后回感觉中枢的刺激性病变所致，表现为病灶对侧皮肤的相应部位发生阵发性感觉异常，并向临近区域扩散，也可扩散至皮质运动区而引发运动性癫痫。

（2）偏身感觉障碍：大脑皮质中央后回感觉中枢的刺激性病变，出现对侧偏身感觉障碍，往往累及对侧身体的某一部分，称为单肢感觉障碍。该型感觉障碍上肢比下肢重，远端重于近端部位，上肢的尺侧和下肢的外侧常较明显。

（3）感觉忽略：两侧肢体对称部位给予触觉或痛觉刺激，患者只能感知健侧肢体的刺激，或者，同时触觉刺激患侧面部和手（足），患者只能感知面部刺激。

三、感觉功能评定的目的及意义

躯体感觉障碍的康复是作业疗法的重要内容之一。感觉障碍患者，即使运动功能正常，也常会由于保护性感觉反馈减少易受外伤。患者出于畏惧心理出现肢体废用的情况，从而影响日常生活活动能力。如手部感觉功能障碍患者，无法确定物体的性状、材质、重量和大小等，在没有视觉输入的情况下，很难应对一些简单的日常生活，如从背后拉拉链、从衣服口袋里取物品等。本体感觉受损时，患者可表现为平衡协调能力障碍，如辨距不良、步态异常等。

感觉障碍评定有助于作业治疗师发现和确定：①感觉障碍的具体情况，如存在与否、损伤部位、范围、性质、表现和程度等，从而作出神经损伤的定位诊断；②感觉障碍对运动功能及日常生活活动等的影响程度；③制订康复计划并实施，包括感觉康复训练、预防继发性损伤和代偿性技术应用等；④康复治疗效果的评定。

四、感觉功能评定的注意事项

（一）注意事项

1. 感觉功能评定时，被测者必须意识清楚，认知功能正常。

2. 评定前，治疗师应向被测者充分说明检查目的和内容,取得被测者的配合。

3. 感觉功能评定应在安静、温度适宜、无外界干扰的独立环境中进行,注意保护患者隐私。被测者身着宽松的衣物,保持舒适、放松体位,充分暴露检查部位。

4. 测试过程中,治疗师应避免使用带有暗示性的言语和给予规律性的刺激,避免其他感觉输入反馈(如视觉)的干扰。

5. 治疗师需熟练掌握脊髓节段性神经支配和周围神经感觉支配区,精确检查。

6. 感觉障碍评定宜先于主动运动功能进行,避免造成干扰。浅感觉先于深感觉和复合感觉检查。

7. 检查中注意两侧对比、近端和远端对比。

8. 记录时,注意感觉障碍分布区、部位、范围,准确记录。

9. 感觉障碍的评定宜由同一治疗师、相同时间点、相同地点进行,尽量排除外界因素干扰。

(二)适应证与禁忌证

1. 适应证

(1)中枢神经系统损伤:如脑卒中、颅脑损伤和脊髓损伤等。

(2)周围神经病变:如臂丛神经麻痹、坐骨神经损害等。

(3)外伤:如复合性骨折、切割伤、撕裂伤、烧伤等。

(4)缺血或营养代谢障碍:糖尿病、雷诺现象(雷诺病)、多发性神经炎等。

(5)移植术后:如神经移植、皮肤移植术后等。

2. 禁忌证　意识丧失或精神障碍者。

五、感觉功能评定的步骤

1. 治疗师向被测者介绍检查目的、方法、要求、内容和使用设备工具等,取得被测者的理解和合作。

2. 检查前先向被测者进行检查示范。

3. 避免其他感觉输入反馈的干扰,如视觉,可嘱被测者紧闭双眼或遮蔽其双眼。

4. 先检查健侧再检查患侧。目的是在判断被测者理解力的同时,建立被测者自身的正常标准,

从而用于与患侧进行比较。

5. 治疗师给予刺激。

6. 观察被测者的反应。被测者有言语障碍时,可让其用肢体语言表达或健侧进行模仿。

7. 准确记录检查结果。

第二节
浅感觉评定

感觉功能评定由两部分组成,治疗师给予刺激和观察被测者对于刺激的反应。如果存在感觉障碍,应注意分辨感觉障碍的类型、部位、分布区域和范围、程度、被测者的反应等。

临床中,被测者的常见主观反应包括:①感觉过敏:给予轻微刺激就有强烈反应;②感觉正常:被测者反应正常,快速准确;③感觉减弱或减退:被测者反应不准确或迟缓反应;④感觉缺失:无反应。

一、触觉

【被测者体位】被测者采取仰卧位或坐位,闭眼,暴露测试部位或区域。

【测试工具】棉签、棉球或软毛笔。

【治疗师操作】治疗师用棉签对被测者体表的不同部位依次进行轻触觉的检查。刺激的动作要轻,强度应一致,刺激不应过频,刺激次数、时间间隔不宜有规律。要在两侧对称的部位进行比较。检查四肢时刺激的方向应与长轴平行,检查胸腹部的方向应与肋骨平行。检查顺序为面部、颈部、上肢、躯干、下肢。

【被测者反应】被测者若感受到刺激需回答"有"感觉。

【结果记录】感觉过敏/正常/减退/缺失。

如图 3-2-1。

二、痛觉

【被测者体位】被测者采取仰卧位或坐位,闭眼,暴露测试部位或区域。

【测试工具】大头针、叩诊锤。

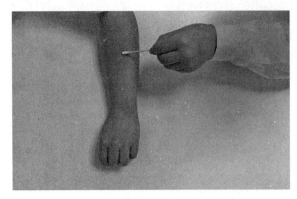

图 3-2-1　触觉测试

【治疗师操作】治疗师用叩诊锤的尖端依次轻刺被测者的皮肤。可先在被测者感觉正常区域（如脊髓损伤患者的面部）给予刺激，让被测者进行感受和对比。要进行上下和左右侧的比较。对痛觉减退的被测者要从有障碍的部位向正常的部位检查，而对痛觉过敏的被测者要从正常的部位向有障碍的部位检查，这样容易确定异常感觉范围的大小。

【被测者反应】被测者若感受到刺激需立即回答"有"疼痛感，以及疼痛部位和刺激次数。

【结果记录】感觉过敏/正常/减退/缺失。

如图 3-2-2。

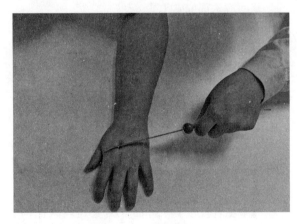

图 3-2-2　痛觉测试

三、温度觉

【被测者体位】被测者采取仰卧位或坐位，闭眼，暴露测试部位或区域。

【测试工具】试管、冷水（5～10 ℃）、热水（40～45 ℃）。

【治疗师操作】包括冷觉与温觉，冷觉用冷水试管，温觉用热水试管，治疗师手执试管交替接触被测者皮肤。选用的试管直径要小，管底面积与皮肤接触面不要过大，接触时间以 2～3 s 为宜，接触时间要一致，检查时两侧部位要对称，并进行比较。温度要适宜，低于 5 ℃或者高于 50 ℃，将会引发被测者的疼痛感。

【被测者反应】被测者若感受到刺激需立即回答"冷"/"热"。

【结果记录】感觉过敏/正常/减退/缺失。

如图 3-2-3。

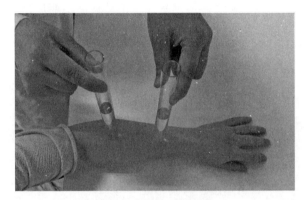

图 3-2-3　温度觉测试

四、压觉

【被测者体位】被测者采取仰卧位或坐位，闭眼，暴露测试部位或区域。

【测试工具】棉签、叩诊锤或治疗师手指。

【治疗师操作】治疗师用棉签用力挤压被测者的肌肉皮肤。对瘫痪的患者，压觉检查常从障碍部位过渡到正常部位。

【被测者反应】被测者若感受到刺激需回答"有"压力。

【结果记录】感觉过敏/正常/减退/缺失。

如图 3-2-4。

触觉障碍常见于后索损害；局部疼痛为炎性病变累及支配的末梢神经所致；烧灼性疼痛常见于交感神经不完全损伤；温度觉障碍常见于脊髓丘脑侧束损伤。

大多神经系统疾病都会存在感觉障碍，如痛、温、触压觉的减退或消失。糖尿病性神经病变、神经炎、带状疱疹后神经痛、雷诺病、束性脊髓病等亦常出现感觉异常或感觉减退。

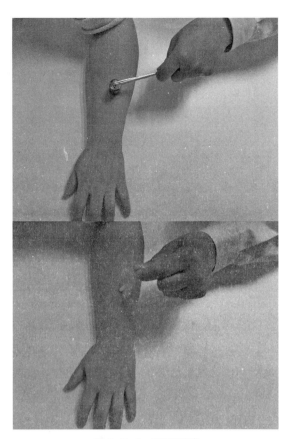

图 3-2-4　压觉测试

第三节
深感觉评定

一、本体觉

本体觉是指肢体运动时所感受到的运动方向、运动速度、变化率和位置信息等感觉,包括位置觉和运动觉。检查时,一般将位置觉和运动觉结合起来检查。

(一)位置觉

【被测者体位】被测者采取仰卧位或坐位,闭眼,暴露测试肢体。

【测试工具】无。

【治疗师操作】治疗师将被测者手指、脚趾或一侧肢体被动移动至某一个位置上。

【被测者反应】被测者需回答出肢体所处的位置,或用另一侧肢体模仿出对侧肢体所处位置。

【结果记录】感觉正常/减退/缺失。

如图 3-3-1。

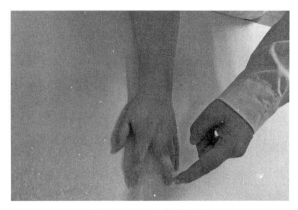

图 3-3-1　本体觉测试

(二)运动觉

【被测者体位】被测者采取仰卧位或坐位,闭眼,暴露测试肢体。

【测试工具】无。

【治疗师操作】治疗师以手指夹住被测者手指或足趾两侧或任一肢体,上下被动活动 5 度左右。如被测者感觉不明确,治疗师可加大幅度或测试较大关节。如果被测者在治疗师加大幅度或测试较大关节时才能辨别出运动时,提示被测者存在本体感觉障碍。

【被测者反应】被测者需回答"有"/"无"运动及运动方向(向上、向下),或用另一侧肢体进行模仿。

【结果记录】感觉正常/减退/缺失。

治疗师被动地给予被检肢体 4~5 次位置的变化,记录被测者准确回答的次数,将测试的次数作为分母,准确地说出或模仿出关节位置的次数作为分子进行记录(如下肢本体觉 3/5)。

如图 3-3-2。

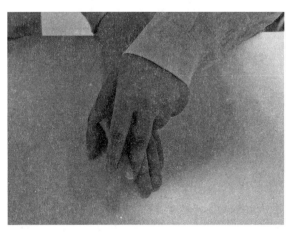

图 3-3-2　运动觉测试

在神经学检查中,一般仅检查肢体远端关节,如手指、足趾、腕关节和踝关节的位置觉。但是,任何关节轻微的本体感觉障碍都会引起肢体运动功能异常。因此,检查时不应仅局限于远端关节。

二、振动觉

【被测者体位】被测者采取仰卧位或坐位,闭眼,暴露测试部位或区域。

【测试工具】音叉。

【治疗师操作】治疗师用每秒振动 128 Hz 或 256 Hz 的音叉柄放置于被测者骨突处。测试时常选择的骨突部位:乳突,锁骨,肩峰,胸骨,鹰嘴,尺、桡骨茎突,棘突,髂前上棘,股骨粗隆、腓骨小头,内、外踝等。测试时需做双侧、近远端对照。

【被测者反应】被测者需回答出音叉"有"或"无"振动以及持续时间。感觉正常者有共鸣型振动感。

【结果记录】感觉正常/减退/缺失。

如图 3-3-3。

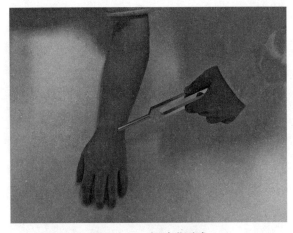

图 3-3-3　振动觉测试

本体感觉障碍常见于脊髓后索损害,主要表现为协调功能障碍,即运动失调等。

第四节
复合感觉评定

复合感觉是大脑皮质综合分析、整合处理后的结果,因此复合感觉的评定必须在深、浅感觉无明显异常的情况下才能进行。

一、皮肤定位觉

【被测者体位】被测者采取仰卧位或坐位,闭眼,暴露测试部位或区域。

【测试工具】棉签、治疗师手指。

【治疗师操作】治疗师用手指或棉签轻触被测者一处皮肤。在被测者说出刺激部位后,治疗师测量并记录与刺激部位的距离。

【被测者反应】被测者说出或用手指出受触的部位。

【结果记录】感觉正常/减退/缺失。正常误差手部小于 3.5 mm,躯干部小于 1 cm。

如图 3-4-1。

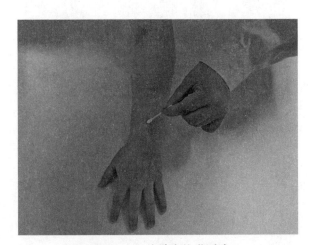

图 3-4-1　皮肤定位觉测试

二、两点辨别觉

两点辨别觉是指辨别刺激是一点还是两点感觉的能力。

【被测者体位】被测者采取仰卧位或坐位,闭眼,暴露测试部位或区域。

【测试工具】两点辨别尺、双脚规或叩诊锤。

【治疗师操作】治疗师用叩诊锤两尖端,两点分开至一定距离,同时轻触被测者皮肤,测试需沿所查区域的长轴,两点的压力要一致。若被测者感觉到两点时,逐渐缩小距离,直至两接触点被感觉为一点时为止。测出两点间最小的距离。

【被测者反应】被测者需回答感觉到的是"一点"或"两点"。

【结果记录】感觉正常/减退/缺失。感觉正常者全身各部位的数值不同,正常值分别为:口唇为2～3 mm;指尖为3～6 mm;手掌、足底为15～20 mm;手背、足背为30 mm;胫骨前缘为40 mm;背部为40～50 mm。

如图3-4-2。

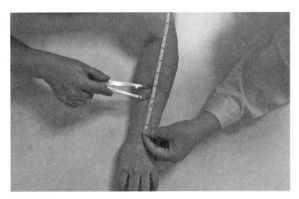

图3-4-2 两点辨别觉测试

三、体表图形觉

体表图形觉是指辨别写/画于皮肤上的字或图形的能力。

【被测者体位】被测者采取仰卧位或坐位,闭眼,暴露测试部位或区域。

【测试工具】铅笔、治疗师手指。

【治疗师操作】治疗师用铅笔在被测者皮肤上写数字或画图形(如三角形、方形、圆形等),测试时需做双侧对照。

【主观反应】被测者回答出所写字或图形。

【结果记录】感觉正常/减退/缺失。

如图3-4-3。

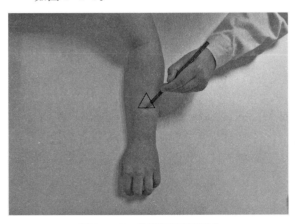

图3-4-3 体表图形觉测试

四、实体觉

实体觉是指用手触摸物体后辨别物体性状、确定名称的能力。

【被测者体位】被测者采取仰卧位或坐位,闭眼,双手暴露。

【测试工具】日常生活常用物品(如手机、手表、铅笔、橡皮、毛巾、牙刷等)。

【治疗师操作】治疗师将日常生活中熟悉的某物品放置于被测者手中。测试时先检查患侧,再查健侧,双侧进行对比。

【被测者反应】被测者抚摸辨认并回答出该物的名称、性状等。

【结果记录】感觉正常/减退/缺失。

如图3-4-4。

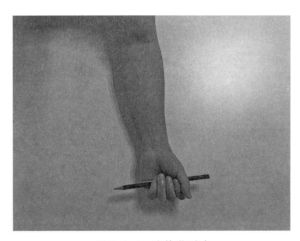

图3-4-4 实体觉测试

五、重量辨别觉

重量辨别觉是指辨别物体重量的能力。

【被测者体位】被测者采取仰卧位或坐位,闭眼,双手暴露。

【测试工具】形状、大小相同,但重量逐渐增加的物品(如铁片、硬币等)。

【治疗师操作】治疗师将重量逐渐增加的物品逐一放在被检者手上,或双手同时分别放置不同重量的上述检查物品。

【被测者反应】被测者将手中重量与前一重量对比或双手进行比较后回答出哪个轻或重。

【结果记录】感觉正常/减退/缺失。

如图 3-4-5。

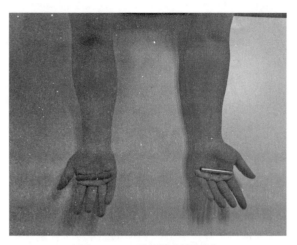

图 3-4-5　重量辨别觉测试

六、材质辨别觉

材质辨别觉是指辨别物体组成材质的能力。

【被测者体位】被测者采取仰卧位或坐位,闭眼,双手暴露。

【测试工具】棉布、毛织物、丝绸、皮质物、砂纸等。

【治疗师操作】治疗师分别将不同质地的物品放入被测者手中,让被测者触摸分辨。

【被测者反应】被测者需回答出材料的名称或性状(如布料光滑/粗糙)。

【结果记录】感觉正常/减退/缺失。

如图 3-4-6。

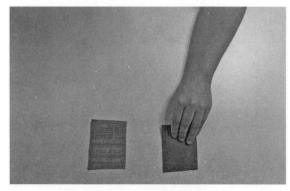

图 3-4-6　材质辨别觉测试

七、双侧同时刺激

被测者同时感受辨别躯体两侧、肢体或躯干远端与近端触觉刺激的能力。

【被测者体位】被测者采取仰卧位或坐位,闭眼,暴露测试部位或区域。

【测试工具】棉签、叩诊锤。

【治疗师操作】治疗师同时触压被测者身体双侧同一部位,身体双侧远端与近端,身体同侧远端与近端。被测者可能存在"消失"现象,即仅能感受到近端刺激,而不能感受到远端刺激。

【被测者反应】被测者需回答出感受到几个刺激及刺激位置。

【结果记录】感觉正常/减退/缺失。

第五节
定量感觉测试

定量感觉测试(quantitative sensory testing, QST)是一种通过外界刺激产生某种特定的刺激强度,对感觉神经进行量化评定的神经电生理技术。定量感觉测试主要包括温度觉、触-压觉、痛觉以及振动觉等。

一、定量感觉测试神经生理学基础

定量感觉测试采用物理学检测方法,用冷、热、触、压、振动等感觉刺激人体感受器,通过大、小有髓纤维和无髓纤维将刺激传导到神经中枢,信息整合处理后传出到效应器,引发人体表现出相关反应,从而对被测者的躯体感觉障碍程度及功能状态进行较为精确的定量评价。中枢神经系统中,脊髓丘脑束传导温度觉、触-压觉及痛觉,脊髓后索传导振动觉,如表 3-5-1。

表 3-5-1　感觉神经纤维

感觉	神经纤维束	神经纤维
冷觉(无痛)	脊髓丘脑束	小有髓纤维(A_δ)
热觉(无痛)		无髓热觉特异 C 纤维
冷痛觉		小有髓纤维(A_δ)和无髓 C 纤维
热痛觉		小有髓纤维和/或无髓 C 纤维
触-压觉		大有髓纤维(A_α 和 A_β)和小有髓纤维
振动觉	脊髓后索	大有髓纤维(A_α 和 A_β)

二、适应证与禁忌证

（一）适应证

在临床中,定量感觉测试常用于对中枢神经损伤、周围神经损伤(如代谢性周围神经损伤糖尿病、免疫性周围神经损伤系统性红斑狼疮等)、中毒性疾病、口腔及颌面疾病、吉兰-巴雷综合征、遗传性神经疾病和肌病、神经病理性疼痛、颈肩腰腿痛和创伤等所致的感觉障碍。

（二）禁忌证

意识不清、认知功能障碍、言语功能障碍、精神障碍等患者不宜采用此项测试。

三、定量感觉测试常用方法

定量感觉测试有 3 个基本步骤:持续刺激、被测者的反应和感觉阈值测定。临床常用的测试方法主要有极限法和水平法。

（一）极限法

此方法多用于检测温度觉,也可用于检测振动觉等。检测中,将刺激源置于人体感受器上,刺激强度以线性速度递增或递减,直到被测者觉察到某一特定感觉时,停止刺激,此时的刺激强度为此项感觉的感觉阈值。其中,温度觉测试起始温度为 32 ℃,变化范围为 0~50 ℃,刺激变化率为 0.5~5.0 ℃/s,包括冷觉阈值、热觉阈值、冷痛觉阈值和热痛觉阈值,刺激部位常为双侧小鱼际肌、足背。极限法因涉及被测者反应时间,测得的阈值与实际阈值存在一定偏差。

（二）水平法

水平法检测中,给予被测者连续的、预先设定强度的刺激来测定阈值,要求被测者以"是"或"否"来回答是否感觉到刺激,从而改变刺激强度,刺激变化范围逐渐缩小,感觉阈值为最后一次"是""否"的均值。此方法测试结果与反应时无关,更为精确,但测试耗时较长,且与被测者身体和精神状态相关,可能存在误差。

四、定量感觉测试的优越与不足

定量感觉测试在临床中的应用逐渐广泛,相比于传统的徒手感觉评定方法及感觉神经传导检测,定量感觉测试更为客观,避免了测试者的主观误差,可在疾病早期发现小神经纤维的损伤,实现了对小神经纤维功能的定量测评,并可区分受损感觉神经纤维,且操作简便、无创、无痛,可重复测定。

但是,作为一种心理物理学技术,定量感觉测试受到被测者的身体精神状态等主观因素,设备、应用方法、被测者特征等客观因素影响,存在一定不足。定量感觉测试虽可以确定被检测区域是否存在病变,但无法明确定位,敏感性和特异性仍有待于临床进一步证实,并且缺乏客观统一的评定标准。

因此,在临床及科研中,必须综合应用定量感觉测试、被测者病史、临床表现、其他实验室检查及感觉评定方法才能对感觉障碍作出较为精确、全面的评定。

第六节
疼痛评定

一、疼痛的定义

世界卫生组织(WHO, 1979)和国际疼痛研究学会(IASP, 1986)确定疼痛的定义为:疼痛是一种与组织损伤或潜在组织损伤相关的不愉快的主观感觉和情感体验。2020 年,基于"生物-心理-社会"医学模式的不断完善,IASP 重新修订后的疼痛定义为:疼痛是一种与实际或潜在的组织损伤相关的不愉快的感觉和情绪情感体验,或与此相似的经历。

疼痛是由伤害性刺激所引发,常伴有自主神经反应、躯体防御运动、心理情感和行为反应。它包括伤害性刺激作用于机体所引起的"痛知觉",以及机体对伤害性刺激的"痛反应",如躯体运动性反应和(或)内脏自主性反应,往往伴随着强烈的情绪色彩。

二、疼痛的分类

根据不同的分类标准,可将疼痛分为以下几类。

（一）按病变病理性分类

具体为：①伤害性疼痛；②病理性疼痛：按疼痛起因可分为炎症性疼痛、神经病理性疼痛和癌性疼痛。

（二）按国际功能、残疾和健康分类（ICF）

具体为：①全身性疼痛；②身体单一部位疼痛；③身体多部位疼痛；④生皮节段辐射状疼痛；⑤节段或区域上辐射状疼痛。

（三）按疼痛持续时间分类

1. 急性疼痛　疼痛持续发作时间在 1 个月以内，有明确的病因和临床症状，疼痛范围可局限也可呈放射状，患者主诉常为锐痛、刺痛等，若未得到准确治疗，可转变为慢性疼痛。

2. 亚急性疼痛　疼痛持续发作时间在 1 个月以上，3 个月以内。

3. 慢性疼痛　疼痛持续发作时间在 3 个月以上，是一种持续的病理过程，疼痛的部位不明确，范围比较广泛，患者主诉常为持续性钝痛、酸痛等，可伴有植物神经系统反应减退或缺失。

4. 再发性急性疼痛　导致疼痛发生的病因并未完全祛除，在间隔较长时间后疼痛再度发作。

（四）按发生部位和疼痛特点分类

1. 局部性疼痛　疼痛范围比较局限，常见于神经炎等。

2. 放射性疼痛　疼痛范围由局部扩展至受累感觉神经支配区，常见于神经干、神经根及中枢神经系统刺激性病变等。

3. 扩散性疼痛　疼痛范围由一个神经分支扩散到另一分支，如手指远端挫伤疼痛可扩散至整个上肢。

4. 牵涉性疼痛　由于内脏与皮肤感觉传入纤维都汇聚到脊髓后角神经元，内脏病变疼痛可扩散到相应体表节段，如胆囊病变引起右肩痛、心绞痛引起左侧胸痛及上肢内侧痛。

三、疼痛的评定

疼痛评定是指在疼痛治疗前、后及过程中利用特定方法测定和评定被测者的疼痛部位、强度和性质等的方法。

（一）评定内容

包括疼痛发生部位、强度、性质、病因、发病时间、持续时间和发作规律、临床症状和体征、以往及目前治疗情况、对日常生活活动的影响等。

（二）评定目的

1. 准确判断疼痛的部位、强度、性质等具体情况，明确病因。

2. 确定疼痛对运动功能、日常生活活动等的影响。

3. 为选择正确的康复治疗方法、制订康复治疗计划提供依据。

4. 判定康复治疗效果。

（三）评定注意事项

1. 被测者需意识清楚，认知功能正常，情绪无明显障碍可以配合治疗师进行测试。

2. 评定应在被测者疼痛程度较为平缓稳定时进行，避免引发被测者的过度反应。

3. 评定前，治疗师应向被测者充分说明检查目的和内容，取得被测者的配合。

4. 评定应在安静、温度适宜、无外界干扰的独立环境中进行，并注意保护患者隐私。被测者身着宽松的衣物，保持舒适、放松体位，充分暴露检查部位。

5. 评定应由同一治疗师完成，避免外界主观因素的干扰。

（四）常用疼痛评定方法

疼痛是患者主观感受，在具体的评定过程中，不同的评定内容有不同的评定方法。

1. 疼痛部位的评定　可采用人体表面积评分法。

人体表面积评分法又称为 45 区体表面积评分法（45 body area rating scores，BARS-45）。此评分法可用于评定疼痛部位、强度和性质。临床上常用于急慢性腰背痛、颈肩痛及四肢痛等的评定，如图 3-6-1。

【评定方法】采用 45 区体表面积图、不同颜色的记号笔等进行测试。45 区体表面积图将人体表面分为 45 个区，其中人体正面被分成 22 个区，背面被分成 23 个区，每个区有特定号码，测试时让被测者用不同颜色或符号在图中标出疼痛部位和强度。涂盖一区为 1 分（每区无论涂盖范围大小均代

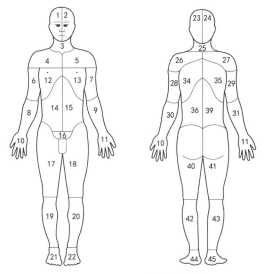

图 3-6-1　45 区体表面积图

表 1 分），未涂处为 0 分，总评分表示疼痛的区域和范围。不同颜色或不同符号表示疼痛的不同强度：①无色或"—"表示无痛；②黄色或"○"表示轻度疼痛；③红色或"□"表示中度疼痛；④黑色或"△"表示重度疼痛；最后计算疼痛区域占整个体表面积的百分比，如表 3-6-1。

表 3-6-1　疼痛区占体表面积百分比

疼痛区编号	占体表面积百分比（%）
25,26,27	0.5
4,5,16	1.0
3,8,9,10,11,30,31,32,33	1.5
1,2,21,22,23,24,44,45	1.75
6,7,12,13,28,29,36,37	2.0
38,39	2.5
14,15	3.0
19,20,42,43	3.5
34,35	4.0
17,18,40,41	4.75

2. 疼痛强度的评定　可采用视觉模拟评分法、数字疼痛评分法、口述疼痛评分法和 Wong-Baker 脸谱评分法等方法。

（1）视觉模拟评分法（visual analog scale，VAS）　是目前临床上最常用的评定方法。此评分法可用于评定疼痛强度及其变化，不适用于视空间感知障碍、言语认知功能障碍者。

【评定方法】治疗师在纸上画一条 10 cm 的直

线，可等分为 10 等分，一端标明为"无痛"，另一端为"剧痛"。被测者根据自己感受到的疼痛程度，在直线的某一点标明。也可在直线两端分别标示"疼痛无缓解""疼痛完全缓解"，用于评定疼痛的缓解情况，如图 3-6-2。

无痛 —————————————————— 剧痛

图 3-6-2　视觉模拟评分法

（2）数字疼痛评分法（numeric rating scale，NRS）　是以 0～10 共 11 个数字来描述疼痛强度的评分法。NRS 比 VRS 更为直观，但被测者容易受到数字和描述字词的干扰，而降低灵敏性和准确性。

【评定方法】治疗师在纸上画一条 10 cm 的直线，可等分为 10 等分，其中，0 表示"无痛"，10 表示"剧痛"，被测者根据自己感受到的疼痛程度在其中的一个数字上做记号，如图 3-6-3。

—————————————————————

0分　1分　2分　3分　4分　5分　6分　7分　8分　9分　10分
（无痛）　　　　　　　　　　　　　　　　（剧痛）

图 3-6-3　数字疼痛评分法

（3）口述疼痛评分法（verbal rating scale，VRS）　为最简便的疼痛强度评分方法，可分为四点口述疼痛评分法和五点口述疼痛评分法。易受被测者文化水平、词语理解能力的影响。如表 3-6-2、表 3-6-3。

【评定方法】治疗师向被测者出示 VRS 量表，被测者根据自己感受到的疼痛程度，选择其中最为贴切的等级。

（4）Wong-Baker 脸谱量表（face rating scale，FRS）　适用于儿童、对数字词语理解力较差的被测者。

表 3-6-2　四点口述疼痛评分法

疼痛分级	内　　容
0 级（无疼痛）	不存在疼痛
1 级（轻度疼痛）	存在疼痛但可忍受，可以正常生活，不影响睡眠
2 级（中度疼痛）	疼痛比较明显，影响正常生活与睡眠
3 级（重度疼痛）	疼痛剧烈，无法忍受，不能入睡，可伴有被动体位、植物功能紊乱表现等，需服用镇痛药

表 3-6-3　五点口述疼痛评分法

疼痛分级	内　　容
0 级(无痛)	不存在疼痛
1 级(轻度疼痛)	存在疼痛但可忍受,可以正常生活,不影响睡眠
2 级(中度疼痛)	疼痛比较明显,影响正常生活与睡眠
3 级(重度疼痛)	疼痛严重,无法忍受,影响睡眠程度较重,可伴有其他表现,需服用镇痛药
4 级(剧烈疼痛)	疼痛剧烈,无法忍受,不能入睡,可伴有被动体位、植物功能紊乱表现等,需服用镇痛药

【评定方法】治疗师向被测者出示 FRS 量表,并解释每个表情代表的疼痛程度,被测者根据自己感受到的疼痛程度,选择相应表情。

3. 疼痛性质的评定　可采用 McGill 疼痛问卷(MPQ)、简化 McGill 疼痛问卷,临床上常用后者进行评定。如表 3-6-4。

表 3-6-4　简化 McGill 疼痛问卷

1. 疼痛分级指数评定(PRI)					
疼痛性质	疼痛程度				合计
A. 感觉项	无	轻	中	重	
跳痛	0	1	2	3	
刺痛	0	1	2	3	
刀割痛	0	1	2	3	
锐痛	0	1	2	3	
痉挛牵扯痛	0	1	2	3	
绞痛	0	1	2	3	
烧灼痛	0	1	2	3	
持续隐痛	0	1	2	3	
胀痛	0	1	2	3	
触痛	0	1	2	3	
撕裂痛	0	1	2	3	
B. 情感项	无	轻	中	重	
疲劳无力	0	1	2	3	
厌烦	0	1	2	3	
恐惧感	0	1	2	3	
受折磨感	0	1	2	3	
2. 视觉模拟评分法(VAS)					
无痛(0 cm)－－－－－－－剧痛(10 cm)					
3. 目前疼痛强度(PPI)评分					
0-无痛、1-轻度、2-不适、3-难受、4-可怕、5-剧痛					
总　　分					

简化 McGill 疼痛问卷(short-form of McGill pain questionnaire,SF-MPQ)由 11 个感觉类和 4 个情感类描述词、目前疼痛指数(present pain in-tensity,PPI)和 VAS 组成,每个描述词以 0～3 分进行强度分级,即无痛、轻度痛、中度痛和重度痛。被测者根据自己感受到的疼痛程度进行打分。在临床应用上具有简便、快速等特点。

4. 压力测痛法　主要适用于痛阈、耐痛阈的评定,尤其是骨骼、肌肉系统疼痛的评定。

【评定方法】采用压力测痛计进行评定。治疗师将压力测痛计放置于被测者手指关节等处,逐渐施加压力,观察被测者反应,记录诱发疼痛时所需的压力强度(单位:N 或 kg/cm²),此值为痛阈(即刚出现疼痛所需的压力强度)。继续施加压力至被测者无法耐受时,记录此时的压力强度(单位:N 或 kg/cm²),此值为耐痛阈。凝血功能障碍、有出血倾向的患者禁用此方法。

(王芦芦)

参考文献

[1] 恽晓平. 康复疗法评定学. 2 版. 北京. 华夏出版社,2014.

[2] 王玉龙. 康复功能评定学. 2 版. 北京. 人民卫生出版社,2013.

[3] 贾建平. 神经病学. 7 版. 北京. 人民卫生出版社,2013.

[4] 朱大年,王庭槐. 生理学. 8 版. 北京. 人民卫生出版社,2013.

[5] WHO. International classification of functioning, disability and health. Geneva：World Health Organization,2001.

[6] TREEDE R D, JENSEN T S, CAMPBELL J N, et al. Neuropathic pain: redefinition and a gradign system for clinical and research purposes. Neurology, 2008, 70(18): 1630-1635.

[7] LAW M, BAUM C M, DUNN W. Measuring Occupational Performance: Supporting Best Practice in Occupational Therapy. Thorofare：SLACK Incorporated, 2017.

[8] HINOJOSA J, KRAMER P. Evaluation in Occupational Therapy: Obtaining and Interpreting Data. Bethesda, MD：American Occupational Therapy Association, 2014.

第四章

运动功能评定

概　述

一、运动功能生理学基础

功能的调控是由锥体系统、基底核和小脑密切配合完成的,三者间在功能上组成一个密不可分的整体。锥体系统疾病导致的运动功能障碍是以肌力减退为主要临床特点。锥体外系疾病需注意不同类型运动功能障碍之间的鉴别,其中基底核功能紊乱是重要诱因。

基底核纤维联系复杂,组成三个重要的神经环路:①皮质-皮质环路,大脑皮质-尾壳核-内侧苍白球-丘脑-大脑皮质;②黑质-纹状体环路,黑质与尾状核、壳核间往返联系纤维;③纹状体-苍白球环路,尾状核、壳核-外侧苍白球-丘脑底核-内侧苍白球。在皮质-皮质环路中有直接通路和间接通路,环路是基底核实现运动调节功能的解剖学基础,其活动平衡是实现正常运动功能的重要因素。黑质-纹状体多巴胺通路变性会导致基底核输出过多,丘脑-皮质反馈活动受到抑制,皮质运动功能易化作用减弱,产生少动性疾病,如帕金森病。纹状体神经元变性会导致基底核输出减少,丘脑-皮质反馈对皮质运动功能易化作用增强,产生多动性疾病,如亨廷顿病等。

二、运动障碍的分类

运动可分为不随意运动和随意运动两类。不随意运动指无意识、不受自己意志控制的运动,如内脏运动神经和血管运动神经所支配的心肌、平滑肌运动。随意运动又称自主运动,是指有意识的、且能随自己的意志进行的运动。随意运动的增多表现为不自主运动及精神运动性兴奋。随意运动抑制表现为瘫痪及精神运动性抑制。运动的不协调即为共济失调。

运动障碍是指自主运动能力发生障碍,动作不连贯,不能完成或完全不能随意运动。运动障碍性疾病又称锥体外系疾病,以随意运动调节功能障碍,肌力、感觉及小脑功能受影响为主要临床表现:其中基底核功能紊乱是重要原因,常分为肌张力增高-运动减少和肌张力降低-运动过多两大类。前者以运动贫乏为特征,后者以异常不自主运动为特征。

一般情况下,将随意运动的功能障碍称为瘫痪,临床上可分为7种类型。

(一)按瘫痪原因分类

按瘫痪原因可分为神经源性瘫痪、肌源性瘫痪及神经肌肉接头性瘫痪。

(二)按瘫痪程度分类

按瘫痪程度可分为完全性瘫痪和不完全性瘫痪,主要以肌力来判断。

(三)按肌张力状态分类

按肌张力状态可分为弛缓性瘫痪与痉挛性瘫痪。弛缓性瘫痪患者肌张力明显低下,肢体被动运动时抵抗力小,腱反射减弱或丧失,无病理征。痉挛性瘫痪患者肌张力明显增高,肢体被动运动时抵抗力大且有强直、僵硬感,腱反射亢进,可引出病理征。

(四)按瘫痪分布分类

按瘫痪分布可分为单瘫、偏瘫、截瘫、三肢瘫、四肢瘫,以及交叉性瘫。

（五）按病变部位分类

按病变部位可分为上运动神经元性瘫痪和下运动神经元性瘫痪。大脑皮质、皮质脑干束及皮质脊髓束为上运动神经元,脑干运动神经核及脊髓前角细胞以下为下运动神经元。

（六）按病程进展快慢分类

按病程进展快慢可分为进行性、发作性及隐匿性三类。

（七）按病变性质分类

按病变性质可分为卒中性、外伤性、炎症性、肿瘤性、脱髓鞘性及遗传性等。

三、运动功能评定的目的及意义

（一）评定的目的

通过对患者进行运动功能评定,能够明确患者功能障碍的性质、程度和特点,科学制订康复治疗计划,正确判断康复疗效及预后,且阶段性的评定对患者的整体康复进程具有指导意义,有利于监测患者的运动功能变化。

（二）评定的意义

及时、有效、精准的评定是作业治疗顺利推进的前提和保障,作业治疗师可根据定期评定的结果及时调整作业治疗方案和进度,确保整体康复诊疗的优质高效。

四、运动功能评定的注意事项

（一）争取患者和家属的配合

尽管康复评定大多是无创的,但为了最大限度地获得患者及其家属的理解和配合,检查者评定前可先与其进行知情同意谈话。

（二）把握时机

急性期患者和恢复期患者都应尽快行功能评定。为确保准确性,全程评定可由同一名康复评定人员进行。必要时,应反复多次评定,及时掌握患者功能状态变化,更新完善康复措施。

（三）选择合适的方法

在临床康复中,针对患者不同运动功能障碍,康复评定方法和评定仪器的选择应有所侧重。

（四）防止意外情况发生

在评定过程中患者可能出现意外情况,此时应及时终止评定,并予以相应处理。

（许冠华）

第二节

关节活动度评定

关节是指两块或两块以上骨之间的连接部分。根据功能的不同,可将关节分为动关节和不动关节等。关节活动度的评定以动关节为主要对象。作业治疗师必须熟悉掌握各关节活动度的测量方法,以及各关节的正常活动范围和功能活动范围。

一、概念

关节活动度(range of motion, ROM)又称关节活动范围,是指关节活动时所通过的运动弧,常以度数表示。具体而言,ROM是指关节的移动骨在远离或靠近固定骨的运动过程中,移动骨所达到的新位置与起始位置之间的夹角,是一个动态指标。关节活动度评定是对引起关节活动受限的身体功能障碍性疾病的重要评定项目之一。

二、关节活动度的分类

根据动力来源不同,关节的运动方式大致可分为3类:①主动运动:关节运动完全由肌肉收缩完成,没有外界帮助;②主动助力运动:关节运动中肌肉虽然有收缩但不能做全范围运动,需借助外力帮助才能完成;③被动运动:关节运动完全靠外力帮助才得以完成,肌肉没有任何收缩。

关节活动度可分为主动关节活动度和被动关节活动度两大类。主动关节活动度(active range of motion, AROM)指关节活动范围是通过人体自身的主动随意运动而产生。被动关节活动度(passive range of motion, PROM)指关节活动范围是通过外力而产生。一般情况下,被动关节活动度会略大于主动关节活动度。

三、影响关节活动度的因素

（一）关节解剖结构

两关节面积差值越大,关节活动幅度就越大。

（二）关节韧带

关节韧带少而弱，活动幅度大；关节韧带多而强，活动幅度小。

（三）关节囊

关节囊薄而松弛，关节活动幅度大；反之，活动幅度小。

（四）关节周围肌肉

肌肉的伸展性、弹性佳，活动幅度大；反之，活动幅度小。

（五）软组织挛缩

关节囊等软组织挛缩时，关节活动幅度减小。

（六）关节僵硬

如关节骨性强直、关节融合术后，关节活动范围减小。

（七）关节内异常环境

关节内有游离体或渗出时，关节活动幅度减小。

（八）疼痛

关节及关节周围软组织疼痛，关节活动范围减小。

（九）其他因素

如年龄、性别、职业等对关节活动范围的影响。

四、关节活动度评定目的

（一）确定关节功能状况

日常生活活动或动作的完成是以人体各关节不同活动度的组合为前提的。某一关节结构或周围组织的变化会影响关节活动范围，最终影响作业活动的完成。日常生活中完成某些特定的作业活动并不需要关节活动达最大范围，因此作业治疗师应关注影响功能活动的关节活动范围，并通过功能性活动观察了解患者作业活动的参与情况从而评定功能性关节活动度。

（二）明确关节活动异常的原因

就测量关节活动度而言，作业治疗师更应关注关节活动范围与作业活动能力之间的关系。当患者无法完成某种特定的作业活动，且可能与关节活动范围受限有关，作业治疗师就需要进行相应的ROM测量，以了解关节受限程度，分析受限原因，并判断关节运动终末感的性质，确定是否存在异常

结构变化等，为制订相应的作业治疗计划提供依据。

（三）指导康复治疗

精准的ROM评定能正确指导康复治疗，能在确保治疗效果的同时为医疗安全等提供保障。

五、主要关节活动度的测量评定

关节活动度常用的评定工具有量角器和皮尺等。作业治疗师还可通过观察评定对象完成关节功能活动的情况进行功能性ROM的评定。

（一）上肢

1. 肩关节

（1）屈曲（图4-2-1）

【被测者体位】站位或坐位，上臂置于体侧（肱骨处于中立位）。

【量角器位置】轴心位于肱骨侧面的肩峰，固定臂与躯干（腋中线）平行，移动臂与肱骨纵轴平行。

【被测者动作】被测者自主做肩关节屈曲动作。

【参考值】0°～180°。

【功能性ROM观察】示例：刷牙，从上方橱柜中取物。

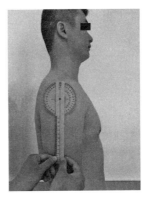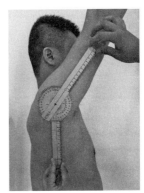

图4-2-1　肩关节屈曲

（2）伸展（图4-2-2）

【被测者体位】站位或坐位，臂置于体侧（肱骨处于中立位）。

【量角器位置】轴心位于肱骨侧面的肩峰，固定臂与躯干（腋中线）平行，移动臂与肱骨纵轴平行。

【被测者动作】被测者自主做肩关节后伸动作。

【参考值】0°～60°。

【功能性ROM观察】示例：打保龄球，脱衣服。

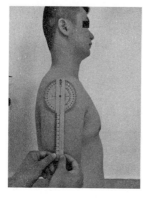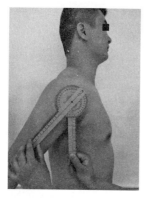

图 4-2-2　肩关节伸展

（3）内收（图 4-2-3）

【被测者体位】站位或坐位，臂置于体侧（肱骨处于中立位），肘伸直。

【量角器位置】轴心位于肩峰，固定臂与躯干（脊柱）平行，移动臂与肱骨纵轴平行。

【被测者动作】被测者肩关节 20°～45°屈曲位，上肢可从前方向内做内收运动。

【参考值】0°～45°。

【功能性 ROM 观察】示例：用上臂夹住书本。

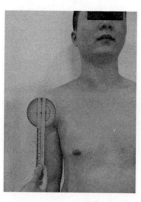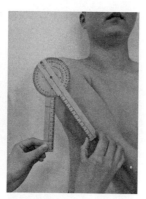

图 4-2-3　肩关节内收

（4）外展（图 4-2-4）

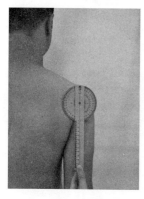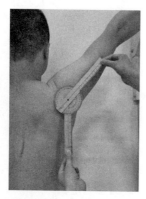

图 4-2-4　肩关节外展

【被测者体位】站位或坐位，臂置于体侧（肱骨处于中立位），肘伸直。

【量角器位置】轴心位于肩峰的后部，固定臂与躯干（脊柱）平行，移动臂与肱骨纵轴平行。

【被测者动作】被测者肩关节沿冠状面运动，做外展动作。

【参考值】外展 0°～90°。外展上举 90°～180°。

【功能性 ROM 观察】示例：扎辫子，戴帽子。

（5）内旋、外旋（图 4-2-5）

【被测者体位】仰卧位，肩外展 90°，肘屈曲 90°，前臂向上垂直于床面。

【量角器位置】轴心位于鹰嘴处，固定臂与地面垂直，移动臂与前臂纵轴平行。

【被测者动作】被测者肩关节做主动内、外旋动作。

【参考值】内旋 0°～90°。外旋 0°～90°。

【功能性 ROM 观察】内旋示例：挠背。外旋示例：梳头，投掷物体。

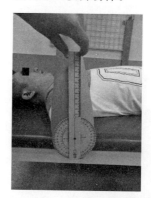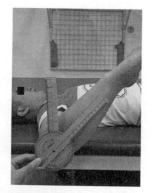

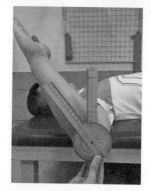

图 4-2-5　肩关节内旋、外旋

（6）水平内收（图 4-2-6）

【被测者体位】坐位或站立位，肩关节外展 90°，伸肘，掌心向下。

【量角器位置】轴心位于肩峰，固定臂平行于肩峰至头颈的连线,移动臂与肱骨长轴平行。

【被测者动作】被测者上肢绕垂直轴在水平面上做跨中线运动。

【参考值】0°～130°。

【功能性 ROM 观察】示例:拥抱,戴耳环。

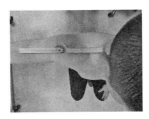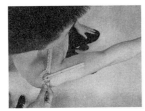

图 4-2-6　肩关节水平内收

(7) 水平外展(图 4-2-7)

【被测者体位】坐位,肩关节外展 90°,伸肘,掌心向下。

【量角器位置】轴心位于肩峰,固定臂平行于肩峰至头颈的连线,移动臂与肱骨长轴平行。

【被测者动作】被测者肱骨绕垂直轴在水平面上向后移动。

【参考值】0°～40°。

【功能性 ROM 观察】示例:挥动网球拍。

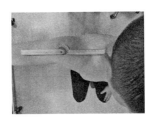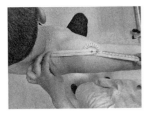

图 4-2-7　肩关节水平外展

2. 肘关节屈曲、伸展(图 4-2-8)

【被测者体位】站位、坐位或仰卧位,臂取解剖位。

【量角器位置】轴心位于肱骨外上髁,固定臂平行于肱骨(纵轴)干中线,移动臂与桡骨(纵轴)干平行。

【被测者动作】被测者做肘关节屈、伸动作。

【参考值】屈曲 0°～150°。过伸 0°～10°。

【功能性 ROM 观察】肘屈曲示例:敬礼,吃饭。肘过伸示例:举重。

3. 前臂

(1) 旋前(图 4-2-9)

【被测者体位】坐位或站位,上臂紧靠躯干,肘

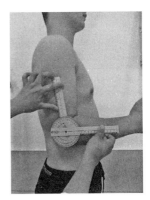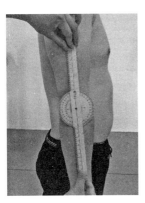

图 4-2-8　肘关节屈曲、伸展

关节屈曲 90°,前臂呈中立位。被测者手握一支铅笔使其与地面垂直。

【量角器位置】轴心位于第 3 掌骨头,固定臂则与地面垂直,移动臂与铅笔平行。

【被测者动作】被测者做前臂旋前动作。

【参考值】0°～90°。

【功能性 ROM 观察】示例:书本翻页,旋转门把手。

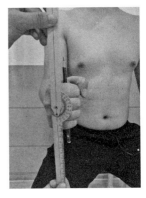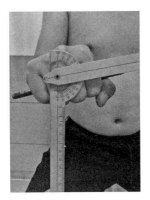

图 4-2-9　前臂旋前

(2) 旋后(图 4-2-10)

【被测者体位】坐位或站位,上臂紧靠躯干,肘关节屈曲 90°,前臂呈中立位。被测者手握一支铅笔使其与地面垂直。

【量角器位置】轴心位于第 3 掌骨头,固定臂则与地面垂直,移动臂与铅笔平行。

【被测者动作】被测者做前臂旋后动作。

【参考值】0°～90°。

【功能性 ROM 观察】示例:用卷笔刀,拧螺丝。

4. 腕关节

(1) 掌屈(图 4-2-11)

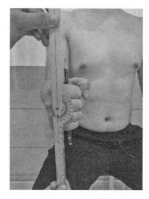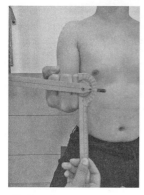

图 4-2-10　前臂旋后

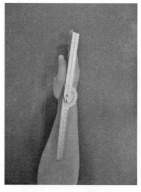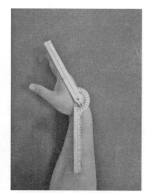

图 4-2-11　腕关节掌屈

【被测者体位】坐位或站位,前臂中立位置于桌面上。

【量角器位置】轴心位于桡骨茎突,固定臂与前臂纵轴平行,移动臂与第2掌骨纵轴平行。

【被测者动作】被测者主动做腕关节掌屈动作。

【参考值】0°～80°。

【功能性 ROM 观察】示例:沏茶倒水,掰手腕。

（2）背伸（图 4-2-12）

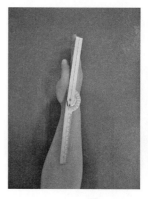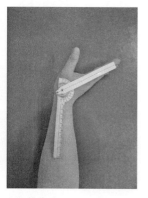

图 4-2-12　腕关节背伸

【被测者体位】坐位或站位,前臂中立位置于桌面上。

【量角器位置】轴心位于桡骨茎突,固定臂与前臂纵轴平行,移动臂与第2掌骨纵轴平行。

【被测者动作】被测者主动做腕关节背伸动作。

【参考值】0°～70°。

【功能性 ROM 观察】示例:使用鼠标,键盘打字。

（3）桡偏（图 4-2-13）

【被测者体位】坐位或站位,前臂旋前,掌心向下置于桌面上。

【量角器位置】轴心位于腕背侧中点,固定臂是前臂背侧中线,移动臂与第3掌骨纵轴平行。

【被测者动作】被测者做腕关节主动桡偏动作。

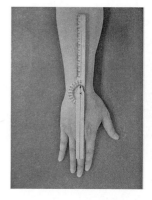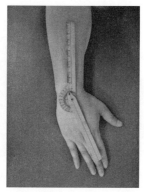

图 4-2-13　腕关节桡偏

【参考值】0°～20°。

【功能性 ROM 观察】示例:擦黑板,挥手。

（4）尺偏（图 4-2-14）

【被测者体位】坐位或站位,前臂旋前,掌心向下置于桌面上。

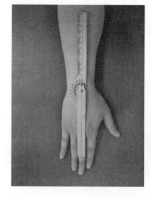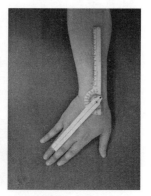

图 4-2-14　腕关节尺偏

【量角器位置】轴心位于腕背侧中点,固定臂是前臂背侧中线,移动臂与第3掌骨纵轴平行。

【被测者动作】被测者做腕关节主动尺偏动作。

【参考值】0°～30°。

【功能性 ROM 观察】示例:伸手握手,擦黑板。

5. 手指关节

(1)掌指关节屈曲(图 4-2-15)

【被测者体位】坐位或站位,前臂中立位,腕关节 0°位,前臂和手的尺侧置于桌面上。

【量角器位置】轴心以掌指关节顶端为中心,固定臂与掌骨纵轴平行,移动臂与近节指骨平行。

【被测者动作】被测者做掌指关节主动屈曲动作。

【参考值】0°～90°。

【功能性 ROM 观察】示例:用手抓握。

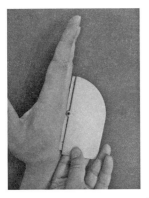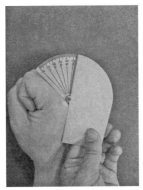

图 4-2-15　掌指关节屈曲

(2)掌指关节过伸(图 4-2-16)

【被测者体位】坐位或站位,前臂中立位,腕关节 0°位,前臂和手的尺侧置于桌面上。

【量角器位置】轴心以掌指关节顶端为中心,固定臂与掌骨纵轴平行,移动臂与近节指骨平行。

【被测者动作】被测者做掌指关节主动伸展动作。

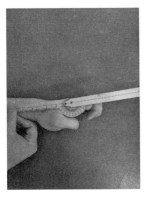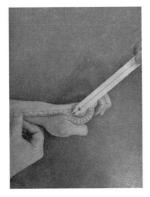

图 4-2-16　掌指关节过伸

【参考值】0°～30°。

【功能性 ROM 观察】示例:键盘打字。

(3)掌指关节外展(图 4-2-17)

【被测者体位】坐位或站位,掌心向下置于桌面上,手指伸直。

【量角器位置】轴心位于掌指关节中心,固定臂与掌骨平行,移动臂与近节指骨平行。

【被测者动作】被测者做掌指关节主动外展动作。

【参考值】0°～25°。

【功能性 ROM 观察】示例:书架取书,键盘打字。

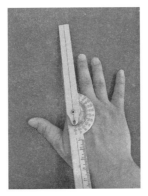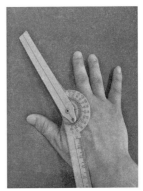

图 4-2-17　掌指关节外展

(4)近端指间关节屈曲(图 4-2-18)

【被测者体位】坐位或站位,前臂中立位,腕关节呈 0°位,前臂和手的尺侧置于桌面上。

【量角器位置】轴心位于近节指间关节背侧的中心,固定臂与近端指骨平行,移动臂与中节指骨平行。

【被测者动作】被测者近端指间关节屈曲。

【参考值】0°～120°。

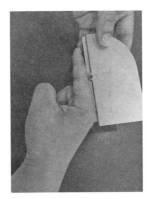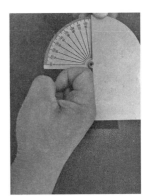

图 4-2-18　近端指间关节屈曲

【功能性 ROM 观察】示例：握笔写字。

（5）远端指间关节屈曲（图 4-2-19）

【被测者体位】坐位或站位，前臂中立位，腕关节呈 0°位，前臂和手的尺侧置于桌面上。

【量角器位置】轴心位于远节指间关节背侧，固定臂与中节指骨平行，移动臂与远节指骨平行。

【被测者动作】被测者远端指间关节屈曲。

【参考值】0°～80°。

【功能性 ROM 观察】示例：握笔写字。

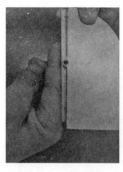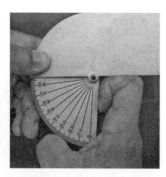

图 4-2-19　远端指间关节屈曲

6. 拇指关节

（1）拇指掌指关节屈曲（图 4-2-20）

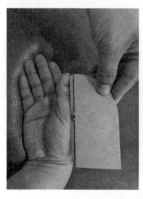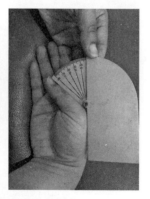

图 4-2-20　拇指掌指关节屈曲

【被测者体位】坐位或站位，前臂中立位，腕关节呈 0°位，前臂和手尺侧置于桌面上。

【量角器位置】轴心位于掌指关节的背侧，固定臂与拇指掌骨平行，移动臂与近节指骨平行。

【被测者动作】被测者掌指关节屈曲。

【参考值】0°～50°。

【功能性 ROM 观察】示例：握笔写字。

（2）拇指指间关节屈曲（图 4-2-21）

【被测者体位】坐位或站位，前臂中立位，腕关

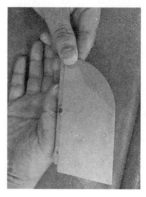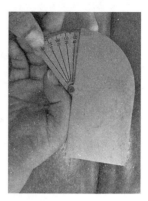

图 4-2-21　拇指指间关节屈曲

节呈 0°位，前臂和手尺侧置于桌面上。

【量角器位置】轴心位于指间关节的背侧，固定臂与近节指骨平行，移动臂与远节指骨平行。

【被测者动作】被测者指间关节屈曲。

【参考值】0°～90°。

【功能性 ROM 观察】示例：握笔写字。

（3）拇指桡侧外展（图 4-2-22）

【被测者体位】坐位，掌心朝下置于桌面上。

【量角器位置】轴心位于拇指掌骨根部，固定臂与桡骨平行，移动臂与拇指掌骨平行。

【被测者动作】被测者桡侧外展。

【参考值】0°～50°。

【功能性 ROM 观察】示例：竖大拇指。

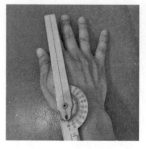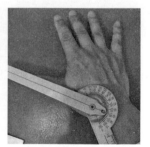

图 4-2-22　拇指桡侧外展

（4）拇指掌侧外展（图 4-2-23）

【被测者体位】坐位，前臂处中立位，腕关节 0°位，前臂和手的尺侧置于桌面上，拇指旋转至手的掌侧面。

【量角器位置】轴心位于拇指掌骨的根部，固定臂与桡骨平行，移动臂与拇指掌骨平行。

【被测者动作】被测者掌侧外展。

【参考值】0°～50°。

【功能性 ROM 观察】示例:抓握栏杆。

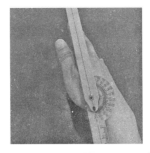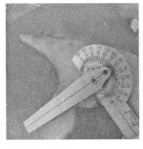

图 4-2-23 拇指掌侧外展

(5) 拇指对指(图 4-2-24)

一般不使用量角器测量,可通过使用刻度尺测量拇指指腹至小指指腹的距离来评定判断。

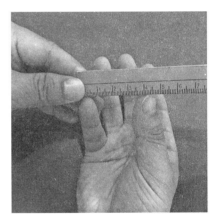

图 4-2-24 拇指对指

(二) 下肢关节

1. 髋关节

(1) 屈曲(图 4-2-25)

【被测者体位】仰卧位或侧卧位,髋关节、膝关节中立位。

【量角器位置】轴心位于股骨大转子,固定臂通过大转子与腋中线平行,移动臂与股骨长轴平行。

【被测者动作】被测者做髋关节主动屈曲动作,在测量过程中膝关节屈曲。

【参考值】0°~125°。

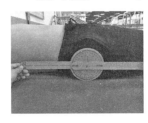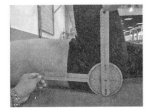

图 4-2-25 髋关节屈曲

【功能性 ROM 观察】示例:爬楼梯。

(2) 伸展(图 4-2-26)

【被测者体位】俯卧位或侧卧位,髋关节、膝关节中立位。

【量角器位置】轴心位于股骨大转子,固定臂通过大转子与腋中线平行,移动臂与股骨长轴平行。

【被测者动作】被测者做髋关节主动伸展动作。

【参考值】0°~30°。

【功能性 ROM 观察】示例:从坐到站。

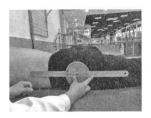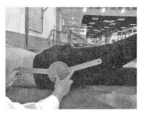

图 4-2-26 髋关节伸展

(3) 内收、外展(图 4-2-27)

【被测者体位】仰卧位。

【量角器位置】轴心位于髂前上棘,固定臂位于两髂前上棘连线,移动臂与股骨长轴平行。

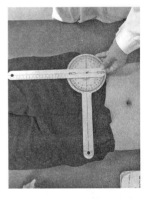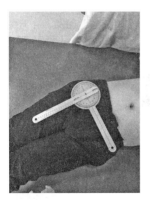

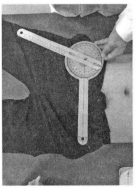

图 4-2-27 髋关节内收、外展

【被测者动作】被测者做髋关节主动内收、外展动作。

【参考值】内收 0°～35°。外展 0°～45°。

【功能性 ROM 观察】内收示例：坐位双腿并拢。外展示例：上自行车，扎马步。

（4）内旋、外旋（图 4-2-28）

【被测者体位】坐位或仰卧位，两小腿于床缘外下垂。

【量角器位置】轴心置于胫骨平台的中点（髌骨下端），固定臂与地面垂直，移动臂与胫骨长轴平行。

【被测者动作】被测者做髋关节主动内旋、外旋动作。当髋关节内旋时固定臂仍保留于原来的位置与地面垂直，移动臂则跟随胫骨移动。

【参考值】内旋 0°～35°。外旋 0°～45°。

【功能性 ROM 观察】内旋示例：站立位提鞋。外旋示例：跷二郎腿。

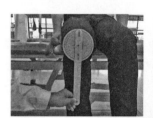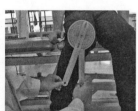

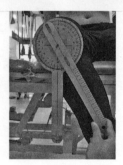

图 4-2-28　髋关节内旋、外旋

2. 膝关节伸展、屈曲（图 4-2-29）

【被测者体位】俯卧位。

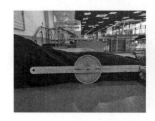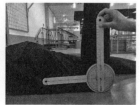

图 4-2-29　膝关节伸展、屈曲

【量角器位置】轴心位于腓骨小头，固定臂与股

骨纵轴平行，移动臂与腓骨长轴平行。

【被测者动作】被测者膝关节做主动屈伸动作。

【参考值】0°～150°。

【功能性 ROM 观察】示例：从站到坐。

3. 踝关节

（1）背屈（图 4-2-30）

【被测者体位】仰卧位，踝处于中立位。

【量角器位置】轴心位于腓骨纵轴线与足外缘交叉处或踝中点下方约 2.5 cm 处，固定臂与腓骨长轴平行，移动臂与第 5 跖骨纵轴平行。

【被测者动作】被测者做踝关节主动背屈动作。

【参考值】0°～20°。

【功能性 ROM 观察】示例：开车时松油门。

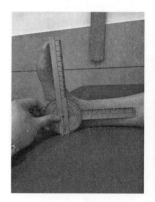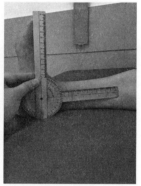

图 4-2-30　踝关节背屈

（2）跖屈（图 4-2-31）

【被测者体位】仰卧位，踝处于中立位。

【量角器位置】轴心位于腓骨纵轴线与足外缘交叉处或踝中点下方约 2.5 cm 处，固定臂与腓骨长轴平行，移动臂与第 5 跖骨纵轴平行。

【被测者动作】被测者做踝关节主动跖屈动作。

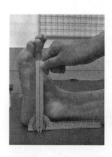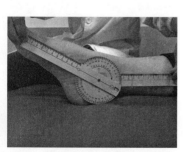

图 4-2-31　踝关节跖屈

【参考值】0°～45°。

【功能性 ROM 观察】示例：开车时踩油门。

（3）内翻（图4-2-32）

【被测者体位】仰卧位,踝关节于中立位。

【量角器位置】轴心位于邻近跟骨的外侧面,固定臂与胫骨长轴平行,移动臂与足跟距面平行。

【被测者动作】被测者做踝关节主动内翻动作。

【参考值】0°～35°。

【功能性ROM观察】示例:用脚掌往内侧拨东西。

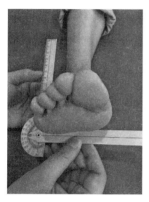
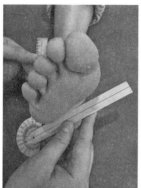

图4-2-32　踝关节内翻

（4）外翻（图4-2-33）

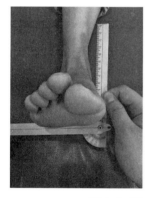
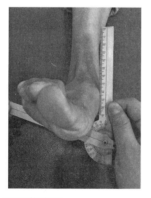

图4-2-33　踝关节外翻

【被测者体位】仰卧位,踝关节于中立位。

【量角器位置】轴心位于跖趾关节内侧面中点,固定臂与胫骨长轴平行,移动臂与足底距面平行。

【被测者动作】被测者做踝关节主动外翻动作。

【参考值】0°～35°。

【功能性ROM观察】示例:用脚掌往外侧拨东西。

（三）脊柱

1. 颈椎

（1）屈曲（图4-2-34）

【被测者体位】坐位或站位,胸腰椎保持直立,颈椎无旋转及侧屈。

【量角器位置】以两臂交点为轴心,固定臂与地面垂直,以外耳道与鼻尖的连线为移动臂。

【被测者动作】被测者做矢状面运动,作业治疗师一手将被检查者后头部向前下方压,另一手扶持患者下颌向胸部按压,同时控制其胸部,防止胸腰椎的屈曲。

【参考值】0°～45°。

【功能性ROM观察】示例:向下低头。

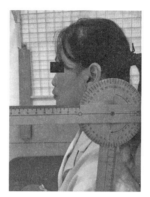
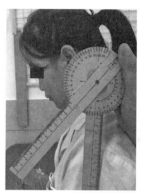

图4-2-34　颈椎屈曲

（2）伸展（图4-2-35）

【被测者体位】坐位,胸腰椎保持直立,颈椎无旋转及侧屈。

【量角器位置】以两臂交点为轴心,固定臂与地面垂直,以外耳道与鼻尖的连线为移动臂。

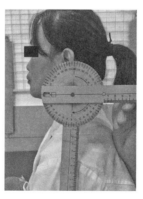
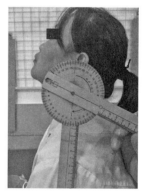

图4-2-35　颈椎伸展

【被测者动作】被测者做矢状面运动。作业治疗师一手扶持被检查者下颌部,另一手扶持后头部,防止颈椎侧屈与旋转。患者身体保持直立,防止出现伸展的代偿动作。

【参考值】0°～45°。

【功能性 ROM 观察】示例:向上抬头。

(3) 侧屈(图 4-2-36)

【被测者体位】端坐或直立位。

【量角器位置】轴心与 C_7 棘突一致,固定臂沿胸椎棘突与地面垂直,移动臂以枕外粗隆为标志点和后头部中线一致。

【被测者动作】被测者做冠状面运动,作业治疗师固定被测者肩胛骨,防止胸腰椎侧屈。

【参考值】0°～45°。

【功能性 ROM 观察】示例:向一侧侧头。

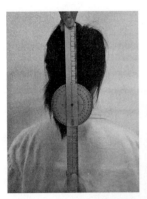 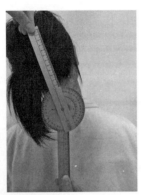

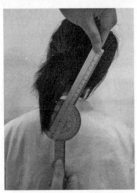

图 4-2-36　颈椎侧屈

(4) 旋转(图 4-2-37)

【被测者体位】仰卧位。

【量角器位置】固定臂与移动臂成角 180°。轴心位于头顶,固定臂与移动臂与两侧肩峰连线垂直,并垂直于地面。

【被测者动作】被测者中轴固定,在冠状面做左右转动。

【参考值】0°～60°。

【功能性 ROM 观察】示例:转头向后看。

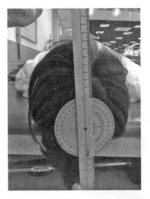 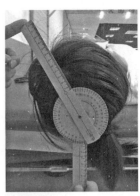

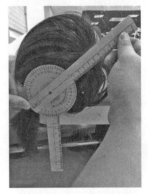

图 4-2-37　颈椎旋转

2. 胸椎、腰椎

(1) 脊柱屈曲(图 4-2-38)

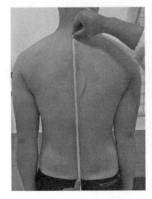 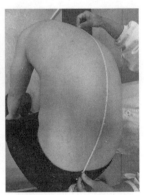

图 4-2-38　脊柱屈曲

【被测者体位】站位,胸、腰椎无屈曲及旋转。

【量角器位置】可测量 C_7～S_1 直立位与屈曲位距离的差;或轴心位于 L_5 棘突,固定臂是通过 L_5 棘突的垂直线,移动臂是 C_7 棘突与 L_5 棘突连线的平行线。

【被测者动作】被测者做矢状面运动。作业治疗师应注意固定骨盆,防止髋关节屈曲。

【参考值】差值约为 10 cm,或 0°～80°。

【功能性 ROM 观察】示例:坐位体前屈,弯腰拾物。

（2）脊柱伸展（图4-2-39）

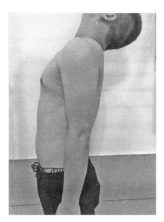

图 4-2-39　脊柱伸展

【被测者体位】站位，胸、腰椎无屈曲及旋转。

【量角器位置】轴心是 L_5 棘突，固定臂通过 L_5 棘突的垂直线，移动臂是 C_7 棘突与 L_5 棘突连线的平行线。

【被测者动作】矢状面运动。

【参考值】$0°\sim30°$。

【功能性 ROM 观察】示例：俯卧位小燕飞。

（3）脊柱侧屈（图4-2-40）

【被测者体位】站位，颈椎、胸椎、腰椎无屈曲、伸展及旋转。

【量角器位置】轴心是 L_5 棘突，固定臂是髂嵴连线中点的垂直线，移动臂是 C_7 棘突与 L_5 棘突连线。

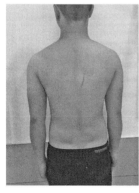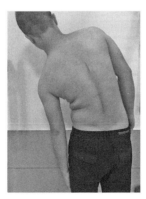

图 4-2-40　脊柱侧屈

【被测者动作】冠状面运动。检查时应注意固定骨盆，防止向侧方倾斜。

【参考值】$0°\sim40°$。

【功能性 ROM 观察】示例：进出小轿车。

（4）脊柱旋转（图4-2-41）

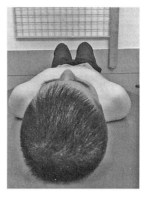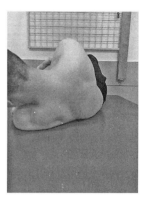

图 4-2-41　脊柱旋转

【被测者体位】仰卧位。

【量角器位置】以头顶部中点为轴心并通过肩的旋转来测量运动弧，固定臂是双侧髂嵴上缘连线的平行线，移动臂是双侧肩峰连线的平行线。

【被测者动作】作业治疗师双手置于被测者骨盆的髂前上棘，固定骨盆。被测者维持骨盆中立位的同时旋转上躯干。

【参考值】$0°\sim45°$。

【功能性 ROM 观察】示例：转身向后看。

六、关节活动度测量的注意事项

（一）正确测试体位的选择

为防止出现错误运动姿势及代偿运动，减少测量结果误差，测量时被测者须保持正确体位并给予有效固定。每次 ROM 测量的相关影响要素应保持一致。

（二）正确测试方式方法的选择

被动运动关节时手法要柔和，速度宜缓慢均匀，尤其对伴有疼痛和痉挛的患者不能做快速运动。当患者骨质疏松明显或骨脆性增加时，应避免行 PROM 测量。有下列情况存在时，AROM 和 PROM 测量操作均应特别谨慎：①关节或关节周围炎症或感染；②软组织损伤如肌腱、肌肉或韧带损伤；③关节血肿，尤其是肘、髋或膝关节血肿；④关节半脱位；⑤怀疑存在骨性关节僵硬。对活动受限的关节，AROM 与 PROM 均应测量并在记录中备注，以便分析受限的原因。

（三）固定好量角器，其轴心应对准关节中心

关节角度尺的固定臂和移动臂要严格按规定

使用。角度尺与身体的接触要适度,不得妨碍关节活动,原则上角度尺应放在患者被测关节的外侧。在读取量角器刻度盘上的读数时,刻度应与视线同高。

(四)避免在运动及其他康复治疗后立即进行检查

测量时需注意观察和记录患者的反应以及关节是否存在疼痛、挛缩等异常情况。另外,需注意药物对 ROM 结果的影响,如患者服用肌松剂后,其 ROM 可能会增大。

(五)其他需要关注的注意事项

由于性别、年龄、职业等因素影响,个体之间的 ROM 值可能也存在差异。作业治疗师在测量受累关节 ROM 之前,应先测量和记录未受累侧肢体的 ROM,以确定该患者的正常 ROM,然后对比分析其健、患双侧 ROM,并参考正常 ROM 参考值。此外,还需注意相邻关节的相互影响和相互代偿。

(许冠华)

第三节
肌力评定

肌肉功能检查和评定是作业治疗评定中的一项重要内容。通过对肌肉功能的检查能了解患者肌肉及神经的损害程度和范围。作业治疗前后肌力的评定可作为评价作业治疗效果、作业治疗方案及判断预后的重要手段。

一、肌力的概念

肌力是指肌肉为维持姿势,启动或控制运动而产生一定张力的能力。在作业治疗评定中,肌力是指肌肉运动时所产生的最大收缩力。

肌无力是指一块肌肉或一组肌群产生张力的能力下降甚至丧失。

二、肌的分类及收缩类型

(一)肌的分类

肢体的每一组动作都需要多组肌肉协调合作才能完成。肌肉可根据其发挥作用的不同,分为原动肌、协同肌和拮抗肌等。原动肌是指发起和完成一个动作的主动肌或肌群,包括主动肌和副动肌。协同肌其肌肉的协作关系随动作的改变而变化。拮抗肌是指在完成某一动作时,产生与原动肌相反作用的肌肉。

(二)收缩类型

骨骼肌收缩主要有 3 种方式,即等长收缩、等张收缩和等速收缩。

1. 等长收缩　又称静力性收缩,是指肌肉收缩过程中,肌纤维长度不变,不产生关节活动。

2. 等张收缩　又称动力性收缩,是指肌肉收缩时肌纤维张力基本保持不变,肌纤维长度发生变化,产生关节活动。根据肌肉收缩时肌纤维长度的变化,可分为离心性收缩和向心性收缩。

(1)离心性收缩:肌肉收缩时,肌肉起止点相互远离,肌纤维长度变长。

(2)向心性收缩:肌肉收缩时,肌肉起止点相互靠近,肌纤维长度变短。

3. 等速收缩　指肌肉收缩时产生肌张力的变化。但在整个运动过程中,运动速度(角速度)保持不变。等速收缩也分为离心性和向心性两种方式。

三、影响肌力的因素

(一)肌肉的初长度和生理横截面

肌肉的初长度是指肌肉收缩前的长度。肌肉在收缩前被牵拉至适宜的长度(约为静息长度的 1.2 倍),此时肌肉能产生较大的收缩力量。肌力与肌肉的生理横截面积成正比。横截面积大,肌纤维短,肌力大,但收缩幅度小;横截面积小,肌纤维长,肌力小,但收缩幅度大。

(二)肌纤维类型

肌纤维走向大多与肌腱长轴一致。肌纤维与肌腱成角小,持续等长收缩能力高;肌纤维与肌腱成角大、肌纤维粗,则产生的肌力大。

(三)运动单位的募集和神经冲动发放频率

一个运动神经元连同所支配的肌纤维称为一个运动单位,是肌肉的最小功能单位。当神经冲动沿一个运动神经元的神经纤维传至该运动单位所有的肌纤维时,收缩运动单位数量越多,肌力越大。

（四）杠杆效率

杠杆效率是指肌肉收缩产生的实际力矩输出。受运动节段杠杆效率的影响,离心收缩产生肌力最大,其次为等长收缩,最小的是向心性收缩。

四、肌力评定的目的和方式

（一）评定目的

当肌力异常影响个体日常生活活动能力时,作业治疗师有必要对肌力变化程度及分布情况进行检查。目的包括:①判断肌力减弱是否影响日常生活活动及其他作业活动;②判断肌力减弱是否需采取代偿措施或使用辅助具与设备;③判断

主动肌和拮抗肌之间肌力是否失衡,是否需要制定肌力增强训练计划或使用矫形器以预防畸形;④工伤、事故等所致的残疾鉴定和丧失劳动力程度鉴定标准。

（二）评定方式

1. **手法肌力检查** 手法肌力测定(manual muscle testing, MMT)于 1912 年由 Robert Lovett 提出。检查时,要求被测者在特定体位下,分别在去重力、抗重力和抗阻力条件下完成检查。检查者通过触摸肌腹观察肌肉的运动情况、关节活动度及克服阻力的能力等来确定肌力的大小。通常采用六级评级法,各级肌力的具体标准详见表4-3-1。

表 4-3-1 肌力分级标准

级别	名称	标　　准	约相当于正常肌力百分比（%）
0	零	无可见或可感觉到的肌肉收缩	0
1	微弱	可触及肌肉轻微收缩,但无关节活动	10
2	差	在消除重力姿势下能做全关节活动范围的运动	25
3	尚可	能抗重力做全关节活动范围的运动,但不能抗阻力	50
4	良好	能做抗重力、抗一定阻力的运动	75
5	正常	能做抗重力、抗充分阻力的运动	100

每一级又可用"+"和"-"进行细分。当测得的肌力比某级稍强时,可在该级的右上角加"+",稍差时则可在右上角加"-"。

（1）上肢主要肌肉的手法检查:见表4-3-2。

表 4-3-2 上肢主要肌肉的手法检查

关节	运动	主动肌	肌力	评定方法
肩胸（肩胛骨）	内收	斜方肌 大、小菱形肌 肩胛提肌	5、4 级	端坐位,两臂后伸做肩胛骨内收动作,施加阻力将肩胛骨向外侧推
			3 级	端坐位,两臂后伸可做全范围内收肩胛骨动作
			2、1 级	端坐位可见肩胛骨运动或可触及肌肉收缩
	内收下压	斜方肌下部	5、4 级	俯卧位,两臂前伸位做下拉动作,阻力将肩胛下角向上外推
			3 级	俯卧位,两臂前伸位可做全范围下拉动作
			2、1 级	同上,可见肩胛骨运动或触及肌肉收缩
	耸肩	斜方肌上部 肩胛提肌	5、4 级	端坐位,做耸肩动作,阻力在肩锁关节上方向下压
			3 级	体位同上,能做全范围耸肩动作
			2、1 级	俯卧能耸肩或触及肌肉收缩
	外展外旋	前锯肌	5、4 级	端坐位,上臂前平举,屈肘,上臂做向前移动动作,阻力将肘部后推
			3 级	体位同上,上臂可做全范围前移动作
			2、1 级	体位同上,托住上臂见肩胛骨活动或触及肌肉收缩

（续表）

关节	运动	主动肌	肌力	评定方法
肩肱	前屈	三角肌前部 喙肱肌 肱二头肌	5、4级	端坐位,上肢前屈动作,阻力加于上臂远端向下压
			3级	端坐位,上肢前屈且能抗重力
			2、1级	侧卧位,上肢可主动前屈或触及三角肌前部收缩
	后伸	背阔肌 大圆肌 三角肌后部	5、4级	俯卧位,上肢后伸动作,阻力加于上臂远端向下压
			3级	俯卧位,上肢能抗重力后伸
			2、1级	侧卧位,上肢可主动后伸或触及肌肉收缩
	外展	三角肌中部 冈上肌 胸大肌	5、4级	端坐位,屈肘,上臂外展,阻力加于上臂远端下压
			3级	体位同上,上臂能抗重力外展
			2、1级	仰卧位,上肢能主动外展或触及肌肉收缩
	向后平伸	三角肌后部	5、4级	俯卧位,肩外展,屈肘,上臂后伸,阻力于肘后下压
			3级	体位同上,上臂能抗重力后平伸
			2、1级	坐位,悬起上肢能后平伸或触及肌肉收缩
	向前平屈	胸大肌 三角肌前部	5、4级	仰卧位,上臂做前平屈动作,阻力加于上臂远端向外下压
			3级	仰卧位,上臂能抗重力前平屈
			2、1级	端坐位,悬起上肢能主动前平屈或触及肌肉收缩
	外旋	冈下肌 小圆肌 三角肌后部	5、4级	俯卧位,肩外展,前臂于诊察床外下垂,做肩内、外旋动作,阻力加于前臂远端
			3级	同上,无外加阻力时肩可做全范围的内、外旋动作
			2、1级	同上,肩可做部分范围内、外旋动作或触及肩胛外缘肌收缩
	内旋	肩胛下肌 大圆肌 背阔肌 胸大肌		
肘	屈曲	肱二头肌 肱肌 肱桡肌	5、4级	端坐位,测试肱二头肌时前臂旋后,测试肱桡肌时旋前,做屈肘动作时,阻力加于前臂远端
			3级	端坐位,上臂自然下垂,前臂能抗重力屈肘
			2、1级	端坐位,肩外展悬起前臂时可屈肘或触及肌肉收缩
	伸展	肱三头肌	5、4级	俯卧,肩外展,前臂于诊察床外自然下垂,做伸肘动作,阻力施加于前臂远端
			3级	体位同上,能抗重力伸直肘关节
			2、1级	坐位,肩外展,悬起前臂时可伸肘或触及肌肉收缩
前臂	旋前	旋前圆肌 旋前方肌	5、4级	端坐位,屈肘90°,做前臂旋后、旋前动作,握住腕部并施加相反方向阻力
			3级	体位同上,无阻力,前臂可全范围旋后、旋前动作
	旋后	肱二头肌 旋后肌	2、1级	体位同上,可部分范围的旋转动作或触及肌肉收缩
腕	掌屈	桡侧腕屈肌 尺侧腕屈肌	5、4级	端坐位,前臂旋后,固定前臂做屈腕动作,阻力施加于手掌侧
			3级	体位同上,无外加阻力时可做全范围的屈腕动作
			2、1级	端坐位,前臂中立位,固定前臂,能做全范围的屈腕动作或可触及肌肉收缩
	背伸	桡侧腕伸肌 尺侧腕伸肌	5、4级	端坐位,前臂旋前,固定前臂做伸腕动作,阻力施加于手背侧
			3级	体位同上,无外加阻力时能做全范围的伸腕动作
			2、1级	端坐位,前臂中立位,固定前臂,能做全范围的伸腕动作或可触及肌肉收缩

关节	运动	主动肌	肌力	评定方法
手（掌指）	屈曲	蚓状肌 掌侧骨间肌 背侧骨间肌	5、4 级	做屈掌指关节动作,同时伸指间关节,阻力施加于近节指腹
			3 级	无阻力时能做全范围掌指关节屈曲动作
			2、1 级	能做部分范围掌指关节屈曲或触及掌心肌肉收缩
	伸展	指伸肌 示指伸肌 小指伸肌	5、4 级	做伸掌指关节动作,同时维持指间关节屈,阻力施加于近节指背
			3 级	无阻力时能做全范围掌指关节伸直动作
			2、1 级	能部分范围掌指关节伸直动作或触及掌背肌腱活动
	内收	掌侧骨间肌	5、4 级	做指内收动作,阻力施加于 2、4、5 指内侧
			3 级	无阻力时能做全范围的指内收
			2、1 级	稍有内收动作或在指基部触及肌腱活动
	外展	背侧骨间肌 小指外展肌	5、4 级	做指外展动作,阻力施加于手指外侧
			3 级	无外加阻力时能做全范围的指外展动作
			2、1 级	稍有外展运动或在指根部触及肌腱活动
手（近端 指间关节）	屈曲	指浅屈肌	5、4 级	固定关节近端,做屈指动作,阻力施加于远端
手（远端 指间关节）	屈曲	指深屈肌	3 级	无阻力时能做全范围的屈指动作
			2、1 级	有一定屈指运动或触及肌腱活动
手（拇指 腕掌）	内收	拇内收肌	5、4 级	拇指直立位做内收动作,阻力施加于拇指尺侧
			3 级	无阻力时能做全范围的拇内收动作
			2、1 级	有一定内收动作或触及肌肉收缩
	外展	拇长展肌 拇短展肌	5、4 级	拇指直立位做外展动作,阻力施加于拇指桡侧
			3 级	无阻力时能做全范围的拇外展动作
			2、1 级	有一定外展动作或触及肌肉收缩
	对掌	对掌拇肌	5、4 级	行拇与小指对指动作,阻力施加于拇指指腹
			3 级	无阻力时能做全范围的对掌动作
			2、1 级	有一定对掌动作或触及肌肉收缩
手（拇指掌 指指间）	屈	拇短屈肌 拇长屈肌	5、4 级	做屈拇动作,阻力施加于拇指近节或远节掌侧面
			3 级	无阻力时能做全范围的屈拇动作
			2、1 级	有屈拇运动或触及肌腱活动
	伸	拇短伸肌 拇长伸肌	5、4 级	做伸拇动作,阻力施加于拇指近节,远节背侧
			3 级	无阻力时能做全范围的伸拇动作
			2、1 级	有伸指运动或触及肌腱活动

（2）下肢主要肌肉的手法检查:见表 4-3-3。

表 4-3-3　下肢主要肌肉的手法检查

关节	运动	主动肌	肌力	评定方法
髋	屈曲	髂腰肌 缝匠肌 阔筋膜张肌	5、4 级	仰卧位,小腿在诊察床边缘外,屈髋,阻力施于膝上
			3 级	体位同上,可抗重力做屈髋动作
			2、1 级	侧卧可主动屈髋或于腹股沟上缘触及肌肉活动

（续表）

关节	运动	主动肌	肌力	评定方法
髋	伸展	腘绳肌 臀大肌	5、4级	俯卧位，测臀大肌时屈膝，测腘绳肌时伸膝，做伸髋动作，阻力施加于股远端
			3级	体位同上，可抗重力做伸髋动作
			2、1级	侧卧可伸髋或触及肌肉收缩
	内收	内收肌群 长、短收肌 耻骨肌 股薄肌	5、4级	向同侧侧卧，检查者托起对侧下肢，患者做髋内收动作，阻力施加于股下端
			3级	体位同上，可抗重力做髋内收动作
			2、1级	仰卧位，可在滑板上做髋内收或触及肌肉收缩
	外展	臀中肌 阔筋膜张肌 臀小肌	5、4级	向对侧侧卧，做髋外展动作，阻力施加于股下段外侧
			3级	体位同上，可抗重力做髋外展动作
			2、1级	仰卧位，可在滑板上做髋外展或触及肌肉收缩
	内旋	臀小肌 阔筋膜张肌	5、4级	仰卧位，小腿在诊察床外下垂，做髋外、内旋动作使小腿向内、向外摆，阻力施加于小腿下端
			3级	体位同上，可做全范围髋外、内旋动作
	外旋	臀大肌 闭孔内、外肌 股方肌 梨状肌	2、1级	仰卧伸腿，髋可做部分范围向外或内旋，或触及大转子上方肌肉收缩
膝	屈曲	股二头肌 半腱肌 半膜肌	5、4级	俯卧位，做屈膝动作，阻力施加于小腿下端
			3级	俯卧位，可抗重力做屈膝动作
			2、1级	向同侧侧卧可屈膝或触及肌肉收缩
	伸展	股四头肌 阔筋膜张肌	5、4级	仰卧位，小腿在诊察床外自然下垂，做伸膝动作，阻力施加于小腿下端
			3级	体位同上，可抗重力做伸膝动作
			2、1级	向同侧侧卧能伸膝或触及肌肉收缩
踝	跖屈	腓肠肌 比目鱼肌 胫骨后肌	5、4级	俯卧位，测腓肠肌时伸膝位，测比目鱼肌时屈膝位，做踝跖屈动作，阻力施加于足掌部
			3级	体位同上，可抗重力做踝跖屈动作
			2、1级	侧卧可跖屈或触及跟腱活动
	内翻背伸	胫骨前肌	5、4级	端坐位，小腿自然下垂，做足内翻踝背伸动作，阻力加于足背内缘向下、外方推
			3级	体位同上，可抗重力做足内翻踝背伸动作
			2、1级	侧卧可做踝内翻背伸或触及胫前肌收缩
	内翻跖屈	胫骨后肌	5、4级	向同侧侧卧，做足内翻跖屈动作，于足内缘施加阻力向外上方推
			3级	体位同上，可抗重力做足内翻跖屈动作
			2、1级	仰卧可做踝内翻跖屈或触及内踝后肌腱活动
	外翻跖屈	腓骨长肌 腓骨短肌	5、4级	向对侧卧，做足跖屈外翻动作，于足外缘施加阻力向内上方推
			3级	体位同上，可抗重力做足跖屈外翻动作
			2、1级	仰卧可做踝外翻跖屈，或触及外踝后肌腱活动

关节	运动	主动肌	肌力	评定方法
跖趾	屈曲	蚓状肌 拇短屈肌	5、4级	做屈或伸趾动作,阻力施加于趾近节跖侧或背侧
			3级	能做全范围屈或伸趾动作
	伸展	趾长伸肌 趾短伸肌 拇长伸肌 拇短伸肌	2、1级	能做部分范围屈或伸趾活动或触及肌腱活动
趾间	屈	趾长屈肌 趾短屈肌		

（3）躯干主要肌肉的手法检查：见表4-3-4。

表4-3-4　躯干主要肌肉的手法检查

运功	主动肌	肌力	评定方法
颈屈曲	斜角肌 胸锁乳突肌 头长肌 颈长肌	5级	仰卧位,做抬头动作,能抗较大阻力
		4级	体位同上,能抗中等阻力
		3级	体位同上,能抬头,但不能抗阻力
		2级	侧卧托住头部,能屈颈
		1级	体位同上,可触及肌肉活动
颈伸展	斜方肌 颈部骶棘肌	5级	俯卧位,抬头动作,能抗较大阻力
		4级	体位同上,能抗中等阻力
		3级	体位同上,能抬头,但不能抗阻力
		2级	侧卧托住头部,可仰头
		1级	同上,可触及肌肉活动
躯干屈曲	腹直肌	5级	仰卧位,屈髋屈膝,双手抱头能坐起
		4级	体位同上,双手前平举能坐起
		3级	体位同上,双侧肩胛骨下角能离开台面
		2级	体位同上,能抬起头部
		1级	体位同上,能触及上腹部肌肉活动
躯干伸展	腰方肌 竖脊肌	5级	俯卧位,固定下肢,胸以上在诊察床缘外,抬起身体时能抗较大阻力
		4级	体位同上,能抗中等阻力
		3级	体位同上,能抬起上身不能抗阻
		2级	俯卧位,能做头后仰动作
		1级	体位同上,能触及背肌收缩
躯干旋转	腹内斜肌 腹外斜肌	5级	仰卧位,下肢屈曲并固定,受试者抱头能坐起并向一侧转体
		4级	体位同上,双手前平举坐起及转体
		3级	仰卧位,能旋转上体,且使一侧肩离开床面
		2级	坐位,能较大幅度转体
		1级	体位同上,能触及腹外斜肌收缩
上提骨盆	腰方肌	5级	仰卧位,向头侧提拉一腿能抗较大阻力
		4级	体位同上,能抗中等阻力
		3级	体位同上,能抗较小阻力
		2级	体位同上,能拉动一腿不能抗阻
		1级	体位同上,试图提骨盆时,腰部能触及腰方肌收缩

2. 肌力的仪器评定

（1）等长肌力测试：①握力测试：作业治疗师将握力计的手把调至适当宽度，被测者取端坐位或站立位，上肢在体侧自然下垂，屈肘约90°，前臂和腕关节呈中立位，用力握握力计2～3次，取平均值；②捏力测试：作业治疗师调整好捏力计，被测者取端坐位或站立位，用拇指分别与其他手指对捏捏力计，测2～3次，取平均值；③四肢肌力等长测试：使肢体处于测试所对应的标准化姿势，被测者通过牵拉测力计行肌力测试，测2～3次，取平均值；④背肌肌力测试：作业治疗师将测力计的手把调至与被测者膝关节等高位置，被测者两手抓住手把，两膝伸直，伸腰用力向上拉，测2～3次，取平均值。

（2）等张肌力测试：当等张收缩时，肌肉克服阻力做功收缩，进而牵引相应关节做全范围运动，其所克服的阻力值基本保持不变。测量1次最大阻力（1 repetition maximum，1RM），是指根据被测者的情况选取适当的负荷，使其尽力、尽快做1次全关节活动范围的运动，所能承受的最大阻力即为1RM。

（3）等速肌力测试：等速运动是指在运动过程中肌纤维收缩导致肌肉张力增加，但运动速度（角速度）恒定的运动方式。等速肌力测试的运动速度可预先在等速仪器上设置，完成速度设定后，不管受试者用多大力量，肢体运动的速度都不会超过预先设定的速度，被测者的主观用力只能使肌肉的张力增高，输出力矩增加，仪器产生顺应性阻力，而不能产生加速度。等速肌力测试除可观察两侧力矩曲线的变化外，还可监测如峰力矩、总做功、峰力矩加速能、平均功率、耐力比及主动肌与拮抗肌力矩比率等评价指标。检查者可根据患者病情，选择性地行关节屈/伸、外展/内收、内旋/外旋等运动平面的等速肌力测试，但应注意的是，急性扭伤、骨折未愈合及合并严重骨质疏松等是等速肌力测试的绝对禁忌证。等速肌力测试时进行的是抗阻运动，被测者必须具有MMT 4级或5级的肌力才能完成肌力测试，当肌力在3级及以下时，只能在去除重力条件下进行测试，如在CPM程序下进行的测试。

（许冠华）

第四节
肌张力评定

肌张力是指肌肉组织在静息状态下，一种不随意的、持续的、微小的收缩，简单地说就是肌细胞相互牵引产生的力量。肌张力是维持身体各种姿势和正常活动的基础，也是保证肢体具备正常运动控制能力和进行各种复杂运动的必备条件。

一、肌张力的生理学基础

人体正常姿势的维持是在骨骼肌活动的基础上产生的，各肌群之间的相互协调运动是在神经系统的调节下进行的。因此，正常肌张力有赖于肌肉本身的特征，以及完整的神经系统调节机制。

（一）脊髓对人体运动的调节

脊髓是中枢神经系统的低级部位，是人体运动最基本的反射中枢，能完成一些简单的反射活动。

（二）脑干对肌紧张的调节

正常情况下，脊髓的牵张反射受脑干调节。脑干对脊髓运动神经元有易化和抑制双重作用。

（三）小脑对肌紧张的调节

小脑在调节肌紧张及维持平衡中发挥着重要作用，尤其是旧小脑前叶区域，它对肌张力有抑制与易化双重作用。

（四）大脑皮质对身体运动控制的调节

中央前回的第4区和第6区是主要运动区，大脑皮质对身体的运动调节主要通过锥体系和锥体外系的传导来实现。

二、正常肌张力与异常肌张力

（一）正常肌张力

1. 正常肌张力的产生

（1）正常人体骨骼肌受重力作用发生牵拉，刺激梭内肌的螺旋感受器，反射性地引起梭外肌轻度收缩，形成一定的肌张力。

（2）γ环路：γ运动神经元在高位中枢的影响下，有少量冲动传到梭内肌引起梭内肌收缩刺激螺旋感受器，冲动传到脊髓并通过α神经元及传出纤维使梭外肌收缩产生肌张力。

2. 正常肌张力的特征　①肌肉应具有中等硬度和适中的弹性,且外观具有特定形态;②关节近端的肌肉可以进行有效的同步运动;③具备完全抵抗肢体重力和外来阻力的运动能力;④将肢体被动地置于空间某一位置时,具备保持该姿势不变的能力;⑤能够维持原动肌和拮抗肌之间的平衡;⑥具有随意使肢体由固定到运动和在运动过程中转换为固定姿势的能力;⑦需要时,具有选择性地完成某一肌群协同运动或某一肌肉单独运动的能力;⑧被动运动时,肌肉应具有一定弹性和轻度的抵抗感。

3. 正常肌张力的分类　根据身体所处状态的不同,正常肌张力可分为静止性肌张力、姿势性肌张力和运动性肌张力。

（二）异常肌张力

对照正常肌张力水平,可将肌张力异常分为肌张力增高、肌张力降低和肌张力障碍3类。

1. 肌张力增高　肌张力增高常表现为肌肉较硬,被动运动时阻力增大,关节运动范围缩小。在患者肢体放松状态下,作业治疗师以不同速度对患者关节做被动运动,能明显感受到阻力,甚至无法进行被动运动。当作业治疗师松开手,患者肢体常表现为向肌张力高的一侧位移。若长时间处于肌张力增高状态易引起局部肌肉、肌腱挛缩,甚至影响肢体活动。

（1）痉挛:痉挛是肌张力增高的一种形式,由牵张反射兴奋性高所致,是一种以速度依赖的紧张性牵张反射增强伴腱反射亢进为特征的运动障碍。上运动神经元损伤是导致痉挛的主要原因,特殊表现有巴宾斯基反射、折刀样反射、阵挛、去大脑强直和去皮质强直。

（2）僵硬:僵硬是主动肌和拮抗肌张力同时增加而导致的,表现为无论做哪个方向的关节被动运动,运动起始和终末的抵抗感是一样的。锥体外系损害是其常见原因,特殊表现有齿轮样僵硬和铅管样强直。

2. 肌张力降低　肌张力降低又称肌张力弛缓,表现为肌张力低于正常静息水平。当作业治疗师拉伸患者肌群时,能明显感受到阻力减低,甚至感受不到阻力。患者自己抬起肢体困难,且运动时

能感到肢体柔软、沉重,肢体会向重力方向下落,无法保持原有姿势。当肌张力出现进一步降低后,肌肉不能保持正常肌的外形与弹性,常表现为松弛、软弱。

3. 肌张力障碍　肌张力障碍是主动肌与拮抗肌收缩不协调或过度收缩引起的以肌张力异常的动作和姿势为特征的运动障碍综合征,具有不自主性和持续性的特点。依据病因可分为原发性和继发性。原发性肌张力障碍与遗传有关;继发性肌张力障碍与遗传性疾病、外源性因素等有关。

三、肌张力的影响因素

肌张力是维持身体各种姿势和正常活动的基础,也是保证肢体运动控制能力和进行各种复杂运动所必备的条件。但中枢神经系统异常、异常体位、精神因素、疾病本身及并发症、药物副作用及环境变化等,是导致患者肌张力异常的临床常见不利因素。

四、肌张力评定的目的与意义

（一）评定目的

肌张力的评定有助于确定病变部位、制定治疗方案、评定治疗效果,避免并发症的发生。

（二）评定意义

肌张力评定是作业治疗师了解病变部位、制订治疗计划、选择治疗方案的关键参考指标,具有重要临床意义。如:①根据评定结果能确定病变部位,如鉴别中枢神经系统病变和周围神经系统病变,并预估疗效;②不同疾病或疾病的不同时期,肌张力表现各异,可根据肌张力表现特点来制订个性化治疗计划;③有利于正确选择或及时调整治疗方案,避免并发症发生。

五、肌张力的评定

肌张力的评定需基于临床（病史、查体等）,从功能评定角度判断肌张力异常对患者生活自理能力等的影响。

（一）腱反射检查评定

肌张力评定应特别注意患者是否存在腱反射亢进等现象,检查方法可用反射叩诊锤轻叩或直接用指尖轻叩肌腱,检查腱反射导致的肌肉收缩情

况。在临床上,对腱反射分为0～4级,0级代表腱反射消失,1级代表减弱,2级代表正常,3级代表亢进,4级则表示在腱反射亢进的基础上并发了阵挛。

1. **肱二头肌反射** 反射中枢在颈髓5～6节。

患者前臂屈曲90°,作业治疗师以左手拇指置于患者肘部二头肌肌腱上,右手持叩诊锤适度叩击左手拇指指甲。肱二头肌有收缩,可见屈肘动作。

2. **肱三头肌反射** 反射中枢在颈髓7～8节。

受试者取仰卧位,肘关节稍呈直角屈角,前臂在肋弓外与体轴呈直角,上臂靠近胸廓的上外缘,作业治疗师握住上臂,叩击肱三头肌稍上方(鹰嘴上方1.5～2 cm处)。另一种方法,患者外展上臂,并屈肘关节,作业治疗师用左手托住患者上臂,右手用叩诊锤轻叩击鹰嘴上方肱三头肌肌腱。肱三头肌有收缩,呈现前臂伸展动作。

3. **膝反射** 反射中枢在腰髓2～3节。

患者取坐位,小腿自然下垂,或患者仰卧位,作业治疗师用一手托起其膝关节屈曲至120°左右,另一手持叩诊锤适度叩击膝盖髌骨下方的膑腱。小腿呈现伸展动作。

4. **踝反射(跟腱反射)** 反射中枢在骶髓1～2节。

患者取仰卧位,髋及膝关节稍屈曲,下肢取外展、外旋位。作业治疗师左手将患者足部背屈成直角,以叩诊锤适度叩击跟腱。腓肠肌收缩,呈现足跖屈。

(二)被动运动和主动运动检查评定

1. **被动运动检查评定** 被动运动检查可发现肌肉对牵张刺激的反应。通过作业治疗师的手来感觉肌肉的抵抗,是临床较常见的检查方法,在某种程度上能反映患者肌张力情况。被动运动检查时要求患者尽可能地放松,由作业治疗师来支持、移动患者肢体。在检查中体会患者肌肉活动度和抵抗时的肌张力变化,这能有助于发现肌张力异常情况。肌张力正常时,作业治疗师能较轻松地改变肢体运动方向、运动速度,且不会感到异常阻力。肌张力增高时,作业治疗师能体会到僵硬感和抵抗感,此时改良Ashworth痉挛评定标准和踝阵挛持续时间分级法(表4-4-1、表4-4-2)是其常用评定

方法。肌张力降低时,作业治疗师可感受到肢体的沉重感或患肢反应减弱,此时迟缓性肌张力分级法(表4-4-3)是其常用评定方法。

被动运动检查评定常用体位和方法如下。

(1)颈屈伸、侧屈、旋转

体位:被测者取仰卧位,颈部探出诊察床边缘。

评定方法:作业治疗师双手托住被测者头部,做颈部的屈伸,左、右侧屈,旋转。

(2)肩关节外展

体位:被测者取坐位,上肢置于体侧,肘屈曲90°。

评定方法:作业治疗师托住被测者手腕及肘关节,做肩关节外展动作。

(3)肘关节屈伸

体位:被测者取坐位或仰卧位,上肢伸展置于体侧。

评定方法:作业治疗师一手固定被测者上臂,另一手握住前臂,做肘关节的屈伸动作。

(4)前臂旋前、旋后

体位:被测者取坐位或仰卧位,上肢置于体侧,肘关节屈曲位。

评定方法:作业治疗师一手固定被测者肘部,另一手握住腕关节,做前臂旋前、旋后动作。

(5)腕关节掌屈、背伸

体位:被测者取坐位,上肢置于体侧,肘屈曲位置于体侧。

评定方法:被测者前臂前伸固定,作业治疗师握住受测者手掌,做腕关节掌屈和背伸。

(6)髋关节内收、外展

体位:被测者仰卧位,下肢伸展。

评定方法:作业治疗师一手握住被测者踝关节,另一手放在被测者膝部,做内收、外展髋关节动作。

(7)髋、膝关节屈伸

体位:被测者仰卧位,下肢伸展。

评定方法:作业治疗师一手握住被测者踝关节,另一手托住其小腿后上部,做髋、膝关节屈伸动作。

(8)踝关节跖屈、背伸

体位:被测者取仰卧位,髋膝关节屈曲。

评定方法:作业治疗师一手置于被测者踝关节附近固定,另一手握住被测者脚掌部,做踝关节跖屈、背伸动作。

表 4-4-1 改良 Ashworth 痉挛评定标准

级别	评定标准
0 级	无肌张力的增加(正常肌张力)
I 级	肌张力轻微增加,受累部分被动屈伸时,在 ROM 之末时出现突然卡住然后呈现最小的阻力或释放
I$^+$ 级	肌张力轻度增加,被动屈伸时,在 ROM 后 50% 范围内出现突然卡住,然后均呈现最小的阻力
II 级	肌张力较明显增加,被动活动患侧肢体在大部分 ROM 内肌张力均较明显增加,但仍可较容易活动
III 级	肌张力严重增高,被动活动患侧肢体在整个 ROM 内均有阻力,活动比较困难
IV 级	僵直;受累部分被动屈伸时呈现僵直状态,不能活动

表 4-4-2 踝阵挛持续时间分级法

级别	评定标准
0 级	无踝阵挛
1 级	踝阵挛持续时间 1~4 s
2 级	踝阵挛持续时间 5~9 s
3 级	踝阵挛持续时间 10~14 s
4 级	踝阵挛持续时间超过 15 s

表 4-4-3 迟缓性肌张力分级法

级别	评定标准
轻度	肌张力降低,肌力下降。肢体放在可下垂的位置并松手,肢体仅有短暂抗重力的能力,随即落下。能完成功能性活动
中到重度	肌张力明显降低或消失,肌力明显下降或消失,表现为 MMT 0~1 级。将肢体放在抗重力位并松手,肢体迅速落下,不能维持原有肢位。不能完成功能性活动

2. **主动运动检查评定** 通过主动运动评定可进一步鉴别肌张力异常的情况,如伴随拮抗肌收缩的缓慢运动提示可能有拮抗肌痉挛或协同收缩,不伴随拮抗肌收缩的缓慢运动提示可能原动肌力量较弱。而徒手肌力评定法是主动运动检查评定的常用技术方法之一。

(三)生物力学评定法

生物力学评定法包括钟摆试验、屈曲维持试验、便携式测力计法及等速装置评定法等。

(四)电生理评定法

电生理评定也可用于评定痉挛和肌张力过强,如表面电极肌电图、H 反射等。

(五)功能评定

功能评定适用于因痉挛或肌张力异常而导致的日常生活活动能力障碍,能反应患者生活自理能力损害,并提示损害严重程度。如 Brunnstrom 评定法、Fugl-Meyer 评定量表能间接评定痉挛和肌张力异常,Barthel 指数对痉挛及肌张力异常的评定提供了有效的临床参考。

(许冠华)

第五节
平衡功能评定

平衡功能是维持身体稳定、保持姿势、完成各种转移动作及跑、跳等技巧性运动和日常动作的基本条件。人体平衡功能正常应为:①始终保持重心垂直地落在支撑面上方或者范围以内;②能够在随意运动中调整姿势;③安全有效地对外来干扰做出反应并保持姿势与体位稳定。故平衡功能受损的程度直接影响患者身体控制和日常生活自理能力,需进行科学的评定。

一、平衡的概念

(一)平衡(balance)

平衡是指身体重心偏离稳定位置时,通过自发的、无意识的或反射性的活动,控制其身体重心在身体支撑面上以保持身体直立姿势不至于跌倒的一种能力。平衡受支撑面和人体重心两个条件制约。

(二)支撑面(support surface)

支撑面是指人在各种姿势下保持平衡所依靠的表面,即接触面(图 4-5-1)。站立时的支撑面为两足底及两足之间的面积。支撑面的面积大小和质地均影响身体的平衡,质地坚硬、表面平整、稳定、面积较大的支撑面使平衡容易维持,身体的稳定性好;反之则身体的稳定性下降。人体重心(body's center of gravity, COG)必须垂直地落在支撑面上方或范围内。

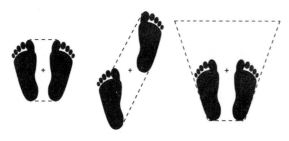

图 4-5-1　支撑面

（三）稳定极限（limit of stability，LOS）

稳定极限是指正常人站立时身体向前、后、左、右、左前、右前、左后、右后倾斜的最大角度。在这个极限范围内，平衡不被破坏，人体重心能够安全地移动而无须借助外部支持或跨步来防止跌倒。LOS 的大小取决于支持面的大小和性质。正常人双足自然分开，站在平整而坚实的地面上时，LOS 的周长围成一个椭圆形，前后方向的最大摆动角度约为 $12.5°$，左右方向约为 $16°$。当重心偏离并超出支撑面范围以外时，即超出了稳定极限范围（图 4-5-2），平衡被破坏以致跌倒。稳定极限值是跌倒指数的一部分，主要用来评定感觉因素对跌倒的影响。

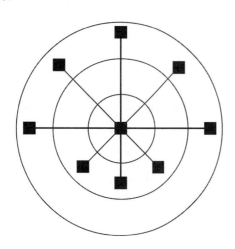

图 4-5-2　稳定极限范围

二、平衡的分类

（一）静态平衡（static balance）

静态平衡是指无外力作用下维持身体于某种固定姿势的过程，如坐、站或单腿站立等姿势时，保持身体姿势稳定状态的能力。

（二）动态平衡（dynamic balance）

动态平衡是指运动过程中调整和控制身体姿势稳定性的能力，反映了人体随意运动控制的水平。如坐站转换、行走、坐或站位进行各种作业活动等。

（三）反应性平衡（reactive balance）

当身体受外力干扰而使平衡被破坏时，人体做出保护性调整反应以维持或建立新的平衡，如保护性伸展反应、迈步反应等。

三、人体平衡的维持机制

人体平衡的维持需要三个环节的参与：感觉输入、中枢整合和运动控制。这三个环节的调节涉及视觉、前庭觉、本体感觉系统、小脑共济协调系统、大脑平衡反应调节系统，以及肌力、肌张力等。前庭觉、视觉和本体感受器（又称为平衡三联）提供外周感觉信息，中枢神经系统对这些感觉信息进行复杂的整合，并通过前庭眼动反射进行视觉定位、前庭脊髓反射进行姿势调整，最终让我们保持原有的平衡或者建立新的平衡。任一环节的功能障碍都会引起平衡紊乱，出现空间定位障碍和直立行走障碍。另外，平衡维持还与注意力和心理等因素相关。

（一）感觉输入

人体通过视觉、躯体感觉、前庭觉等感觉传入来感知身体与周围环境的空间关系并维持平衡。适当的感觉输入，特别是躯体、前庭和视觉信息对平衡的维持和调节具有前馈和反馈作用。

1. 躯体感觉　与平衡有关的躯体感觉包括皮肤触、压觉和本体感觉。前者通过与支撑面相接触的皮肤触、压觉感受器，向中枢传递有关身体重量分布情况和中心位置的信息。后者通过分布于肌肉、关节和肌腱等处的本体感受器，经脊髓后索上行通路，向中枢传递身体与支撑面的变化信息。

正常人站立在固定的支撑面上时，足底皮肤的触、压觉和踝关节的本体感觉输入起主导作用，当足底皮肤和下肢本体感觉输入消失时，人体失去感受支撑面情况的能力，姿势的稳定性也将受到严重影响，如丘脑病变的患者闭目站立时身体倾斜、摇晃且易于跌倒。

2. 视觉　视觉系统向中枢传入头部和身体相对于周围物体与环境的位置和运动信息。当躯体感觉受到干扰或破坏时，视觉系统通过颈部肌肉收缩使头部保持向上直立位和保持视线水平，帮助身体维持、恢复原有平衡或获得新的平衡。没有视觉的参与，本体感觉输入会很慢，如闭目或在昏暗的环境下，姿势的稳定性将较睁眼站立时显著下降，这也是视觉障碍者或老年平衡能力降低的原因之一。

3. 前庭感觉　维持姿势和平衡有关的前庭器官包括 5 个感受器：三个半规管、椭圆囊和球囊。每侧三个半规管（外半规管、上半规管和后半规管）互成直角，半规管内的壶腹嵴，能感受头部在三维空间中的运动角加（减）速度和头部运动位置变化；椭圆囊和球囊位于前庭迷路内，也称耳石器官，椭圆囊感受水平加速度运动，球囊感受垂直加速度运动。通过这 5 个感受器，前庭系统能对头部的加速度运动刺激产生反应，形成神经电活动，传入各级前庭中枢和大脑，通过前庭眼动反射稳定视觉，通过控制头颈和躯干的运动以维持身体平衡。前庭感觉仅可以提供关于身体运动的模糊信息，因此需整合本体感觉和视觉信息感知身体和环境的位置和运动。前庭系统病变患者多表现为眩晕发作、姿势不稳或站立、行走受限，闭眼和本体觉受干扰时，平衡能力更差。

（二）中枢整合

平衡觉神经中枢主要包括脊髓、前庭核、内侧纵束、脑干网状结构、小脑及大脑皮质。为维持平衡，多级平衡觉神经中枢对来自前庭、视觉及本体感觉三大感觉系统的传入感觉信息进行整合加工，传出指令到达相应的运动神经核，通过各种反射性运动，维持身体平衡。脑干卒中、小脑变性及颅脑外伤等中枢神经系统伤病可引起中枢整合受损，表现为头晕、平衡障碍等症状。

（三）运动控制

运动控制是中枢神经系统在对多种感觉信息进行分析整合后，下达运动指令，运动系统通过不同的姿势性协同运动模式，调整、恢复或建立新平衡的过程。人体通常采用踝策略、髋策略、跨步策略（图 4-5-3）和协同运动控制模式，来调整身体重心，应对外界干扰。

1. 踝策略　当正常人站立在一个较坚固且较大的支撑面上，受到较小的外界干扰时，身体重心以踝关节为轴心进行前后转动或摆动，以调整重心、保持平衡的机制称为踝策略（图 4-5-3A）。

2. 髋策略　当正常人站立在一个较小的支撑面，受到一个较大外界干扰时，身体的摆动幅度增大，人体通过髋关节的屈伸活动来调整身体、保持平衡的机制称为髋策略（图 4-5-3B）。

3. 跨步策略　当外力使身体晃动进一步增加使重心超出支撑面时，人体会采用跨步动作，自动向合适方向跨步，重新建立身体平衡的机制（图 4-5-3C）。

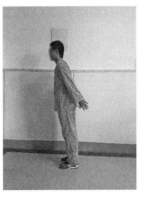　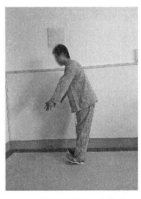

A. 运动控制策略-踝策略　　B. 运动控制策略-髋策略

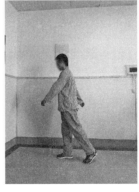

C. 运动控制策略-跨步策略

图 4-5-3　运动控制策略

四、平衡反应

平衡反应是身体重心与支撑面发生改变时，人体为维持、恢复平衡，或建立新平衡而做出的自主反应。平衡反应使人体不论在卧位、坐位或站立位,均能保持稳定的状态或姿势,是一种受大脑皮质和中脑控制的高级水平的发育性反应,是后天习得且可以终身保留的,人体可以根据需要进行有意识的训练,以提高或改善平衡能力。

(一)一般平衡反应

一般平衡反应常见有4种表现方式(图4-5-4)。

1. **第1种方式** 坐位或站立位,当身体支撑点发生变化时,出现躯干向外力作用的方向弯曲,同时肢体向外伸展。

2. **第2种方式** 坐位或站立位,当身体的支撑点发生倾斜或重心位移时,出现躯干向倾斜方向弯曲,同侧肢体向外伸展,对侧肢体保护性伸展。

3. **第3种方式** 体位同上,由前向后推被测者,先后出现足趾背屈、屈髋、躯干曲直、上肢向前平举,最后头、肩向前倾斜。

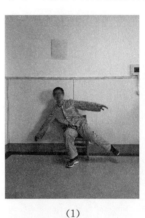
(1)
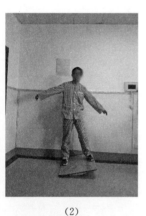
(2)
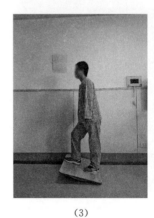
(3)
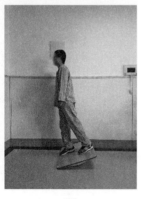
(4)

图 4-5-4 一般平衡反应的4种表现方式

4. **第4种方式** 体位同上,由后向前推被测者,先后出现足趾屈曲、足跟抬起、伸髋、躯干后伸、上肢向后摆,最后肩后伸、头后仰。

(二)特殊平衡反应

1. **保护性伸展反应** 指当身体受到外力作用而偏离原支撑点时所发生的一种平衡反应,表现为上肢和(或)下肢伸展,其作用在于支撑身体,防止跌倒。

2. **跨步及跳跃反应** 指当外力使身体偏离支撑点或在意外情况下,为了避免跌倒或受到损伤,身体朝着外力的方向快速跨出一步,以改变支撑点,建立新平衡的过程,其作用是通过重新获取新的平衡,来保护自己避免受到伤害。

(三)平衡反应的形成规律

通常在出生6个月时形成俯卧位平衡反应,7~8个月时形成仰卧位和坐位平衡反应,9~12个月时形成蹲位反应,12~21个月时形成站立反应。

五、平衡功能评定目的、适应证和禁忌证

1. **平衡功能评定的目的**

(1)确定是否存在平衡功能障碍。

(2)确定平衡功能障碍严重程度,并分析其原因。

(3)为制订和实施平衡训练方法提供依据。

(4)评定平衡训练效果。

(5)预测发生跌倒的风险。

2. **平衡功能评定的适应证**

(1)中枢神经系统病损:如脑卒中、脑外伤、脑肿瘤、脑瘫、小脑疾患、帕金森病、多发性硬化、脊髓损伤等。

(2)前庭系统病损:如梅尼埃病、前庭神经炎、耳石症、各种原因引起的眩晕(脑性、耳性、眼源性)等。

(3)骨关节系统病损:如骨折、骨关节炎、截肢、运动损伤及周围神经损伤等。

(4)特殊人群:如老年人、运动员、飞行员、宇航员等。

3. **平衡功能评定的禁忌证** 骨折、关节脱位未愈者,严重疼痛或肌力、肌张力异常者等。

六、平衡功能的评定方法

平衡功能评定常采用观察法、量表法与平衡仪测试法。观察法和量表法无须专门设备,实施较简

便,可以较接近生活动作的方式评定。平衡仪测试法可较好地进行定量评定,准确性、灵敏度较高,测试数据丰富,便于从更深层次研究、探讨平衡障碍及其内在机制。

(一)观察法

观察法评定是观察被测者在静止状态和被外力干扰时,睁眼和闭眼状态下维持各种体位和姿势稳定、恢复原有平衡或重新建立新的平衡的过程。虽较粗略、主观、缺乏量化,但由于其应用简便,具有一定的敏感性和判断价值,可以对具有平衡障碍的患者进行初筛,临床应用较广泛。

常用方法为三级平衡评定法。

1. 一级平衡　即具备静态平衡的能力。观察被测者在静止状态下能否保持平衡,如在睁、闭眼站立,双足靠拢站,足跟对足尖站,单足交替站等体位时能否维持姿势稳定,在一定时间内能否对外界变化做出必要的姿势调整反应。

2. 二级平衡　即具备自动动态平衡的能力。观察被测者在不同体位进行重心的移动,如坐位和站立时移动身体,伸手取物,进行加速和减速运动,在不同条件下行走,完成各种日常生活运动等时能否精确地完成运动,运动后能否回到初始位置或保持新的体位平衡。

3. 三级平衡　即具备他动动态平衡的能力。被测者取不同的体位,治疗师从不同方向给予外力推拉被测者,观察被测者是否出现平衡反应(保护性伸展反应或跨步反应),观察新的平衡建立的反应时间和运动时间。

(二)量表法

量表法属于主观评定后的记录方法,不需要专门的设备,结果量化,评分简单,应用方便。信度和效度较好的量表有 Berg 平衡量表、Fugl-Meyer 平衡反应测试量表、Lindmark 平衡反应测试、MAS 平衡测试和 Tinetti 移动表现评定等。

1. Berg 平衡量表　见表 4-5-1。

作者:由 Katherine Berg 于 1989 年首先发表。

形式:基于表现的量表。

目的:评定是否存在平衡功能障碍并确定其严重程度,评定老年人跌倒风险。

适用人群:平衡功能障碍者。

所需时间:15~20 min。

环境或体位:在医疗机构进行;地面平整、洁净、防滑、无障碍。

材料或工具:秒表、软尺、评分表、一个台阶和两把高度适中的椅子。

描述:该量表评定被测者完成从坐到站、从站到坐、独立站立、独立行走、站立位转身等 14 个项目的完成质量,评分项分为 0、1、2、3、4 五个等级。

解释:满分 56 分,分数小于 40 分预示有跌倒的危险;分数在 0~20 分为平衡能力差,只能坐轮椅;21~40 分为平衡能力可,能辅助步行;41~56 分为平衡能力好,能独立行走。

测试指南:作业治疗师应熟悉评定标准,应按照说明示范每个项目给被测者。①检查时要求被测者在完成每项任务时必须努力保持平衡;②多数项目要求被测者在所需位置上保持一定时间,如不能达到要求的时间和标准,或需要提供保护、支持与帮助,则按评分标准给分;③测试一次不成功需要再次测试的项目,记录此项目的较低得分。

表 4-5-1　Berg 平衡量表评定方法及评分标准

检查项目及口令	完成情况	评分
1. 由坐到站 口令:请站起来	不用手扶持独立稳定地站起	4
	用手扶持独立地站起	3
	经过几次努力用手扶持站起	2
	需要较少的帮助站起	1
	需要中度或最大的帮助站起	0
2. 独立站立 口令:请尽量站稳	安全站立 2 min	4
	监护下站立 2 min	3
	无扶持下站立 30 s	2
	经过几次努力无扶持站立 30 s	1
	无扶持不能站立 30 s	0
3. 无靠背独立坐,双足着地 口令:请将上肢交叉抱在胸前并尽量坐稳	安全坐 2 min	4
	监护下坐 2 min	3
	坐 30 s	2
	坐 10 s	1
	没有支撑不能坐 10 s	0

（续表）

检查项目及口令	完成情况	评分
4. 从站立位坐下 口令：请坐下	少量用手帮助安全地坐下	4
	用手帮助控制身体重心下降	3
	双腿后方靠着椅子控制身体重心下降	2
	独立地坐但不能控制身体重心下降	1
	扶持下坐	0
5. 转移 口令：请坐到椅子上，再坐回到床上	少量用手帮助下安全转移	4
	大量用手帮助下安全转移	3
	言语提示或监护下转移	2
	需要一人帮助下转移	1
	需要二人帮助下转移	0
6. 无支持闭目站立 口令：请闭上眼睛，尽量站稳	安全站立 10 s	4
	监护下站立 10 s	3
	站立 3 s	2
	站立稳定但闭眼不超过 3 s	1
	需要帮助以防跌倒	0
7. 双脚并拢无支持站立 口令：请并拢双脚且尽量站稳	独立并拢双脚安全站立 1 min	4
	独立并拢双脚监护下站立 1 min	3
	独立并拢双脚站立不超过 30 s	2
	帮助下并拢双脚站立 15 s	1
	帮助下并拢双脚站立不超过 15 s	0
8. 站立位上肢前伸 口令：双臂平举，尽量前伸，注意双脚不要移动	向前伸超过 25 cm	4
	向前伸超过 12.5 cm	3
	向前伸超过 5 cm	2
	监护下向前伸手	1
	尝试向前伸手时失去平衡	0
9. 站立位时从地面拾物 口令：请捡起您双脚前面的物体	轻松安全地捡起物体	4
	监护下捡起物体	3
	离物体 3～5 cm 不能捡起物体但能独自保持平衡	2
	不能捡起物体，尝试时需要监护	1
	不能尝试或需帮助维持平衡以防跌倒	0
10. 站立位转身向后看 口令：双脚不要动，请向左/右侧转身向后看	能看到双侧后方且重心转移良好	4
	能看到一侧后方，另一侧重心转移较差	3
	只能轻微转身但可维持平衡	2
	监护下尝试转身	1
	需帮助转身以防跌倒	0
11. 转身 360° 口令：请您转 1 圈，暂停，然后向相反方向转 1 圈	安全地 360°转身：4 s 内两个方向	4
	安全地 360°转身：4 s 内一个方向	3
	安全地 360°转身但用时超过 4 s	2
	言语提示或监护下转身	1
	帮助下转身	0

（续表）

检查项目及口令	完成情况	评分
12. 无支持站立时双足交替踏台阶 口令：请左、右脚交替踏台阶，双脚各完成 4 步	独立安全地站立，20 s 内完成 8 步	4
	独立站立，超过 20 s 完成 8 步	3
	监护下不需帮助完成 4 步	2
	少量帮助下完成 2 步或以上	1
	需帮助以防跌倒或不能尝试	0
13. 双足前后站立 口令：请双脚一前一后站立并尽量站稳	独立将双脚一前一后（无间距）站立，保持 30 s，足跟对足尖站	4
	独立将双脚一前一后（有间距）站立，保持 30 s	3
	独立将一只脚向前迈一小步站立，保持 30 s	2
	需帮助才能向前迈步，但能保持 15 s	1
	迈步或站立时失去平衡	0
14. 单足站立 口令：请单足站立尽可能长的时间	独立单脚站立超过 10 s	4
	独立单脚站立 5～10 s	3
	独立单脚站立 3 s 或以上	2
	尝试抬腿不能保持 3 s 但能独立站立	1
	不能尝试或需帮助以防跌倒	0

2. Fugl-Meyer 平衡反应测试量表　见表 4-5-2。

作者：由 Fugl-Meyer 等人在 Brunnstrom 评定基础上发展而来的。

形式：基于表现的量表。

目的：评定偏瘫患者的平衡功能。

适用人群：偏瘫患者。

所需时间：10～15 min。

环境或体位：在医疗机构进行；地面平整、洁净、防滑、无障碍。

材料或工具：秒表、评分表、高度适中的椅子。

描述：该量表评定被测者从坐位到站位共 7 项检查的平衡反应情况，评分项分为 0、1、2 三个等级。

解释：满分 14 分，分数小于 14 分说明平衡功能有障碍。评分越低，表示平衡功能障碍越严重。

注意事项：无支持坐位时双足应着地。检查健侧展翅反应时，检查者从患侧向健侧轻推患者至接近失衡点，观察患者有无外展健侧上肢 90°以伸手扶持支撑面的展翅反应。

表 4-5-2 Fugl-Meyer 平衡反应测试量表

评定内容	评定标准	得分
1. 无支持坐位	不能保持坐位平衡	0分
	能坐,但少于 5 min	1分
	维持平衡坐位 5 min 以上	2分
2. 健侧展翅反应	被推动时,健肢无肩外展及伸肘	0分
	健肢反应减弱	1分
	健肢反应正常	2分
3. 患侧展翅反应	被推动时,患肢无肩外展及伸肘	0分
	患肢反应减弱	1分
	患肢反应正常	2分
4. 支持站立	不能站立	0分
	完全由他人支撑下站立	1分
	1 人辅助支撑站立 1 min	2分
5. 无支持站立	不能站立	0分
	站立少于 1 min 或身体摇晃	1分
	维持平衡站立 1 min 以上	2分
6. 健肢站立	维持平衡少于 1~2 s	0分
	维持平衡 4~9 s	1分
	维持平衡超过 10 s	2分
7. 患肢站立	维持平衡少于 1~2 s	0分
	维持平衡 4~9 s	1分
	维持平衡超过 10 s	2分

（续表）

评定内容	评定标准	得分
2. 保护性反应:被测者闭眼,作业治疗师由左侧向右侧推,再由右侧向左侧推	无反应	0分
	反应很小	1分
	反应缓慢,动作笨拙	2分
	正常反应	3分
3. 辅助下站立	不能站立	0分
	2 人中等辅助下能站立	1分
	1 人中等辅助下能站立	2分
	单手持即可站立	3分
4. 独自站立	不能站立	0分
	能站立 10 s,或重心明显偏向一侧下肢	1分
	能站立 1 min,或站立时稍不对称	2分
	能站立 1 min 以上,上肢能在肩水平以上活动	3分
5. 单腿站立	不能站立	0分
	能站立,少于 5 s	1分
	能站立,超过 5 s	2分
	能站立,超过 10 s	3分
满分:15 分		

3. Lindmark 平衡反应测试 见表 4-5-3。

作者:由瑞典学者 Birgitta Lindmark 于 1988 年在 Fugl-Meyer 方法的基础上修订而成。

形式、目的、适用人群、所需时间、环境或体位、材料或工具同 Fugl-Meyer 平衡反应测试量表。

描述:该量表评定被测者从自己坐到单腿站立共 5 项检查的平衡反应情况,评分项分为 0、1、2、3四个等级。

解释:满分 15 分,评分越低,表示平衡功能障碍越严重。

表 4-5-3 Lindmark 平衡反应测试

评定内容	评定标准	得分
1. 自己坐	不能坐	0分
	单手扶持即可坐	1分
	独自坐超过 10 s	2分
	独自坐超过 5 min	3分

4. MAS 平衡功能测评量表 见表 4-5-4。

作者:由澳大利亚物理治疗师 Carr 和 Shepherd 提出,为卒中患者运动功能评定量表(motor assessment scale, MAS)内的坐位平衡测试部分。

形式、目的、适用人群、所需时间、环境或体位、材料或工具同 Fugl-Meyer 平衡反应测试量表。

描述:该量表评定被测者坐位平衡的维持情况,评分项分为 1、2、3、4、5、6 六个等级。

解释:最高分 6 分,评分越低,表示平衡功能障碍越严重。

表 4-5-4 MAS 平衡功能测评量表

评定标准	补充说明	得分
在支持下保持坐位平衡	作业治疗师给予被测者帮助	1分
无支持能坐 10 s	被测者不需扶持,双膝和双足并拢,双足平放于地面	2分
无支持能保持坐位平衡,体重很好地前移且均匀分布	体重前移时头胸伸展,重心在髋关节前,双下肢均匀持重	3分
无支持能坐且可转动头及躯干向后看	双足并拢平放于地面,不让双腿外展或双足移动,手放在膝上,不要移到椅座上	4分

（续表）

评定标准	补充说明	得分
无支持能坐且可向前触地面并返回原位	双足平放于地面，不抓任何物体，腿及双足不要移动，必要时支持患臂，手至少触及足前10 cm的地面	5分
无支持坐在凳子上，触摸侧方地面，并回到原位	姿势要求同上，被测者必须向侧方而不是前方触摸	6分

5. Tinetti移动表现评定量表　详见本章第七节。

（三）平衡仪测试法

平衡仪是由内置高精度压力传感器的平衡板和电子计算机组成，平衡板可精确感知、测量人体在不同运动状态和姿势改变时的重心位置、重心移动轨迹等数据信息，计算机系统分析数据规律，通过系统控制和分离各种感觉信息的输入，评定躯体感觉、视觉、前庭系统对于平衡及姿势控制的作用与影响，从而多重定量评定平衡功能。平衡仪可分别定量评定人体静态平衡功能和动态平衡功能。

1. 静态平衡功能测试　平衡仪（图4-5-5）可在睁眼、闭眼、软硬支撑面、单腿与双腿、左右侧对比等条件下，精确测量人体的重心位置、重心轨迹、重心移动轨迹总长度和总面积、重心位移平均速度、Romberg商等指标；绘制人体重心平面投影与时间的关系曲线，形成静态姿势图。可评定平衡功能障碍或病变的部位和程度，评定康复治疗的效果。

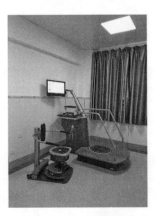

图4-5-5　平衡测试仪

（1）重心轨迹：观察重心轨迹可以从移动的方向、范围及集中趋势判断重心移动或摆动的类型，包括中心型、前后型、左右型、弥漫型、多中心型等。正常人以中心型为主。某些疾病的重心移动存在特征性表现，如偏瘫患者重心摆动多向健侧偏移，小脑病变导致的运动失调者重心摆动范围增大且呈弥漫型分布等。

（2）重心移动轨迹长度：反映身体自发摆动的程度，通常用单位面积轨迹长度（总轨迹长度/外周面积）表示，是重心摆动检查指标中最敏感的参数。

（3）重心移动轨迹总面积：重心移动面积的大小可以从整体上判断平衡障碍的程度，面积越小说明平衡的控制越好。

（4）Romberg商：Romberg商是指立位下闭眼与睁眼姿势图的外周面积的比值，用于判断平衡障碍的病因，有助于判断平衡（姿势控制）障碍与本体感觉的关系。如迷路与脊髓后索损害时，Romberg商会有显著改变。

2. 动态平衡功能测试　动态平衡功能测试是在静态平衡功能测试的基础上，通过对平衡板施加以踝关节为轴的旋转，对被测者的平衡施加动态干扰，记录人体在不同运动状态和姿势改变时的重心改变情况，绘出动态姿势图并进行数据分析，以量化评定被测试者在动态条件下的平衡功能。

平衡调节主要依赖躯体感觉、视觉和前庭觉三种感觉，动态平衡测试中的感觉统合测试（图4-5-6），可将影响平衡功能的不同感觉系统分别进行研究，明确平衡障碍的病因，并指导治疗。

动态平衡功能测试中的感觉统合测试有6个测试条件，不同条件下的测试结果分析如下。

（1）条件1：睁眼，支撑面稳定，视野稳定。此时被测者调节平衡依靠视觉和躯体感觉，若有失衡表现，提示被测者躯体感觉、视觉有障碍。

（2）条件2：闭眼，支撑面稳定。此时被测者只能利用躯体感觉调节平衡，此时有失衡提示被测者存在躯体感觉障碍。

（3）条件3：睁眼，支撑面稳定，视野摆动。此时被测者主要依靠躯体感觉调节平衡，若有失衡表现，提示被测者躯体感觉有障碍。

（4）条件4：睁眼，支撑面摆动，视野稳定。此时被测者只能依靠视觉调节平衡，若有失衡表现，提示被测者视觉有障碍。

（5）条件5：闭眼，支撑面摆动。此时被测者只能依靠前庭觉调节平衡，若此时有失衡表现，提示被测者前庭觉有障碍。

（6）条件6：睁眼，支撑面摆动，视野摆动。此时被测者接受了来自躯体和视觉的不准确信息，主要依靠前庭觉维持平衡，若有失衡表现，提示前庭功能障碍。

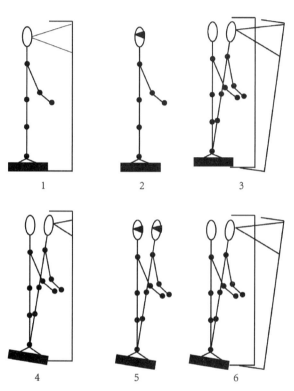

图 4-5-6　感觉统合测试

3. 常见表现模式

（1）正常，任何位置均可保持平衡。

（2）前庭功能障碍，条件5和条件6时存在问题。

（3）视觉-前庭功能障碍，依赖支撑面模式条件4、5、6时存在问题。

（4）视觉优先，条件3、4时存在问题。

（5）体感-前庭功能障碍，视觉依赖模式，条件2、3、5、6时存在问题。

（6）重度，有合并问题。

（7）不一致，不同测试条件的结果提示不一致，如表现为条件1比其他条件出现的问题严重，条件2比条件5出现的问题严重，条件3比条件6

出现的问题严重，条件4比条件5、6出现的问题严重。

（许梦雅）

协调功能评定

协调是保证人体动作的准确性与目的性、完成精细运动技能动作的必要条件。大脑皮质、基底神经节、小脑、前庭迷路系统、本体觉、视觉等多系统在运动的协调中发挥重要作用，上述结构发生病变时即会出现协调运动障碍。

一、概念

（一）协调（coordination）

协调是多组肌群共同参与并相互配合，使人体产生平稳、流畅、准确和控制良好的运动的能力。

（二）协调运动（coordinated movement）

协调运动是指在中枢神经系统控制下，完成正常随意运动的相关肌群以一定的时间、空间顺序共同协作运动，产生平滑、准确和有控制的运动。其特点是采用适当的力量、速度和距离进行运动，按照一定的方向和节奏，以达到准确的目标，肌肉之间的这种配合运动称为协调运动。

人体的协调运动可分为粗大运动与精细活动两大类。粗大的协调运动主要是由大肌群参与的身体姿势保持与平衡维持，如翻身、坐、站、行走等。精细活动主要是由小肌群实施的精细动作，如手的灵巧性动作、对细小物品的控制等。

二、协调运动产生的机制

协调运动的产生主要由小脑、基底节和脊髓后索三个神经支配区域参与和调控。

小脑的主要功能是调节肌张力、维持身体的平衡和调节随意运动。小脑通过传入、传出纤维接收大脑皮质运动区、前庭器官及本体感觉传来的冲动，并发出冲动到达大脑皮质运动区、脑干网状结构,经网状脊髓束到达脊髓,构成锥体外系的大脑-小脑途径,从而在调节肌紧张和随意运动中发挥重要作用。

基底神经节是位于大脑皮质深部的一组核团,其对皮质运动中枢与皮质下中枢的抑制作用是维持正常肌张力的重要保证,可控制初始的、有规律的粗大随意运动,在复杂的运动和姿势控制方面起重要作用。

脊髓后索收集肌肉、关节等的神经末梢传入的本体感觉信息(运动觉和位置觉)并输入大脑,对运动的协调性和姿势的保持起重要作用。

人体从事随意运动,需在大脑皮质、基底神经节、小脑、脊髓后索、锥体外系、前庭迷路系统、本体感觉、视觉等多系统共同参与下,依靠主动肌、拮抗肌、协同肌和固定肌的相互协调来完成(当主动肌收缩时,必有拮抗肌松弛、固定肌的支持固定和协同肌的协同收缩),其中任何部分的损伤都会造成协调运动障碍。

三、协调障碍的常见类型与表现

协调功能障碍又称为共济失调,主要表现为动作笨拙,不平衡和不准确。根据中枢神经系统病变部位的不同可将共济失调分为小脑共济失调、基底节共济失调、脊髓后索共济失调三种。

(一)小脑共济失调

小脑共济失调的特点是不受视觉影响,无深、浅感觉障碍。根据小脑病变部位不同,主要表现为四肢和躯干对距离的判断力和精细协调的缺乏。具体表现如下。

1. 辨距不良　对距离的判断力不佳。

2. 姿势性震颤　站立时身体前后摇摆。

3. 意向性震颤　随意运动时发生震颤。

4. 轮替运动障碍　完成快速交替动作时困难。

5. 动作分解　完成动作时不是一个平滑的动作,而是一连串运动成分。

(二)基底节共济失调

基底节共济失调的特点是肌张力发生改变和随意运动功能障碍,具体表现如下。

1. 震颤　多表现为四肢、头部、腭、嘴唇等部位以各种振幅和周期进行振动的现象。帕金森综合征多表现为静止性震颤,静止时手部出现"搓丸样""点钞样"动作。另外还有原发性震颤和生理性震颤等。

2. 偏身舞蹈症　多表现为面部、全身或一侧肢体的远端突然出现的无秩序、无目的、无规则、无节律、不连续、有力的鞭打样运动,可影响随意运动的完成。

3. 手足徐动症　由肌张力异常导致的一种四肢末端间歇性、缓慢、不规则、弯曲、扭转样的运动,常伴随痉挛与舞蹈样动作。

4. 运动不能　表现为肌张力增高导致的动作缓慢、无力、幅度减小、启动或停止困难等。

5. 肌张力障碍　肌张力出现异常增高或以不可预测的形式从高到低无规律变化,表现为"齿轮样"或"铅管样"僵硬改变,或者持续扭曲畸形的肌张力障碍性姿势。

(三)脊髓后索共济失调

脊髓后索病变可造成同侧精细触觉和意识性深感觉障碍。

1. 平衡紊乱　闭目难立征阳性,本体感觉(震动觉、关节运动觉和位置觉)缺失。当被测者闭眼或房间太黑时,由于视觉反馈的减弱,平衡出现紊乱。站立时身体左右摇晃倾斜,易跌倒。

2. 辨距不良　不能准确摆放四肢位置或不能准确触及某一特定的物体,被测者不用眼睛看就不能准确感知作业治疗师在她手上或者皮肤上写的文字。

3. 步态异常　行走时常需要视觉补偿,目视地面、两脚分开较宽、摇摆不定、动作粗大、步距不等、落地不知深浅、有踩棉花感等,在黑暗处难以行走。

四、协调功能评定的目的及方式

协调功能评定是评定肌肉或肌群间相互配合,共同完成一种作业或功能活动的能力。协调功能评定目的为:①明确有无协调功能障碍,了解其严重程度、类型和影响范围等;②分析造成协调障碍可能的原因;③评定协调障碍对动作与 ADL 的影响;④为康复计划和方案的制订提供客观的依据;

⑤对训练疗效进行评定。

协调功能的评定是采取先睁眼、后闭眼分别评测的方式,观察被测者在维持各种体位和姿势以及完成指定动作时,启动和停止动作是否准确,运动是否平滑、准确和控制良好,有无震颤等,判断被测者是否有协调功能障碍。常用方式有观察法和协调试验两种。

(一)观察法

1. 观察被测者的 ADL　观察被测者从事 ADL,转移、行走等动作完成情况;或让被测者完成从仰卧位至俯卧位,从俯卧位至侧坐位,再转移至四点跪位、双膝跪位、单膝跪位、站立位等,并通过与健康人比较,判断被测者是否存在协调功能障碍。

2. 评定时应注意的问题

(1)完成动作的时间是否正常。

(2)协调障碍的发生及其附加运动。

(3)协调障碍的影响因素及范围(加快速度、改变体位、去除视觉反馈时是否影响运动的质量)。

(4)活动的技能水平及所需的帮助方式与依赖程度。

(5)患者的安全水平。

3. 协调功能正常的特征

(1)运动方式的多样性。

(2)具有良好的平衡反应能力。

(3)当身体的某一部位固定时,具有使身体的其他部位完成平滑、顺畅运动的能力。

(二)协调试验

常用的方法有平衡性与非平衡性协调运动试验两类。

1. 平衡性协调运动试验　平衡性协调试验是评定身体在直立位时的姿势、平衡以及静与动的成分,是粗大协调运动的常用检查项目,反映与平衡控制有关的肌肉协调运动功能。

评分标准:4分,能完成动作。3分,能完成活动,但需要较少的身体接触加以保护。2分,能完成活动,但需要大量的身体接触加以保护。1分,不能完成活动。具体测试要求详见表4-6-1。

表 4-6-1　平衡性协调运动试验

测试方法	得分
1. 双足站立:正常舒适位(图4-6-1A)	
2. 双足站立:双足并拢站(图4-6-1B)	
3. 双足站立:一足在另一足前方(图4-6-1C)	
4. 单足站立(睁眼、闭眼)(图4-6-2)	
5. 站立位,上肢交替地放在身旁、头上方或腰部(图4-6-3)	
6. 在保护下,出其不意地让被测者失去平衡	
7. 弯腰、返回直立位	
8. 身体侧弯	
9. 直线走,一足跟在另一足尖之前	
10. 侧方走和倒退走	
11. 正步走	
12. 变换速度走	
13. 突然停止后再走	
14. 环形走和变换方向走	
15. 足跟或足尖着地走(图4-6-4)	
16. 站立位睁眼和闭眼	

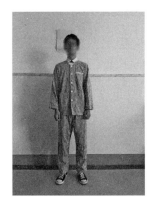
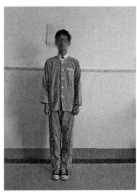

A. 正常舒适位　　　　　B. 双足并拢站

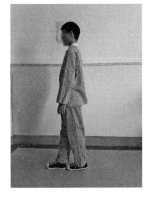

C. 一足在另一足前方

图 4-6-1　双足站立

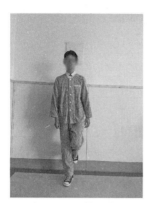

图 4-6-2　单足站立

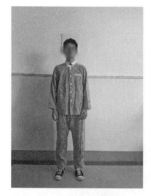

A. 上肢放在身旁

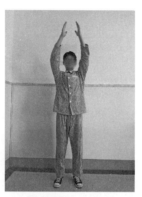

B. 上肢放在头上方

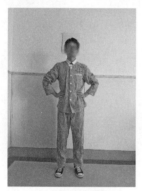

C. 上肢放在腰部

图 4-6-3　站立位,上肢交替地放在身旁、头上方或腰部

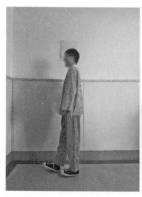

A. 足跟着地

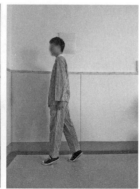

B. 足尖着地

图 4-6-4　足跟或足尖着地走

2. 非平衡性协调运动试验　非平衡性协调试验是评定身体不在直立位时静止与运动的成分,可反映肢体的协调运动和手的精细活动水平。

评分标准:4 分,正常——完成动作。3 分,轻度障碍——能完成指定的活动,但较正常速度及技巧稍有差异。2 分,中度障碍——能完成指定的活动,但动作慢,笨拙,不稳定;在增加运动速度时,完成活动的节律更差。1 分,重度障碍——仅能发起运动而不能完成。0 分,不能完成活动。具体测试要求如下。

(1)指鼻试验:被测者双肩外展 90°,肘伸直,以示指指尖触及自己的鼻尖,先慢后快,先睁眼后闭眼,重复上述运动。

(2)指-指试验:作业治疗师与被测者相对,治疗师将示指举在被测者面前,被测者用示指指尖触及治疗师指尖;治疗师可改变示指距离、方向后再让被测者触及。

(3)示指对指试验:被测者双肩外展 90°,肘伸直,然后双手靠近,用一手示指指尖触及另一手示指指尖。

(4)拇指对指试验:被测者拇指指尖依次与其他四指指尖相对,速度可逐渐加快。

(5)轮替试验:即前臂的旋前、旋后。被测者上臂靠近躯干,肘屈 90°,掌心交替地向上和向下转动,速度逐渐加快。

(6)拍膝试验:被测者屈肘,前臂旋前,一侧用手掌,对侧握拳拍膝;或一侧手掌在同侧膝盖上做前后移动,对侧握拳在膝盖上做上下运动,并两手交替做上述动作。

(7)趾-指试验:被测者仰卧位,用足趾触及作业治疗师手指,治疗师可改变方向和距离。

(8)跟-膝-胫试验:被测者仰卧位,抬起一侧下肢,屈膝后将足跟置于另一侧下肢膝盖下端,再沿着胫骨前缘向下移动至足背,先睁眼、后闭眼重复进行。

(9)足尖拍地试验:被测者取坐位,足跟触地,足尖抬起做拍地动作,膝不能抬起,足跟不能离地,可以双脚同时或交替做。

(10)绘圆或横"8"字试验:被测者用上肢或下肢在空中绘一圆或横"8"字;测评下肢时取仰卧位。

（11）肢体保持试验：被测者取坐位，将上肢保持在前上方水平位，将下肢膝关节保持在伸直位。

作业治疗师可依据不同的运动缺陷，选择相应的协调运动试验方法（表4-6-2）。

表4-6-2　不同运动缺陷时的协调试验方法

运动缺陷	评定方法
1. 轮替运动障碍	指鼻试验
	交替指鼻和指-指试验
	前臂旋转试验
	膝关节屈伸试验
	变速走
2. 动作分解	指鼻试验
	指-指试验
	交替地跟-膝、跟-趾试验
	趾-指试验
3. 辨距不良	指示准确
	绘圆或横"8"字试验
	跟-膝-胫试验
	沿标记物行走
4. 静止性震颤	在静止时观察被测者
	在活动时观察被测者，活动时震颤减轻或消失
5. 意向性震颤	在功能活动中观察，接近目标时震颤加重
	交替指鼻和指-指试验
	对指试验
	指-指试验
	趾-指试验
6. 姿势性震颤	观察正常的站立姿势
7. 姿势紊乱	上、下肢固定或保持在某一位置
	在坐或站位上出其不意地使其失去平衡
	改变站姿（由双足正常站位变换为一足在另一足前方）
	单足站
8. 步态紊乱	直线走
	侧方走、倒退走
	正步走
	变速走
	环形走
9. 运动徐缓	走路中观察手的摆动
	变换速度和方向行走
	突然停止后再走
	观察被测者的功能活动

以上检查主要观察动作的完成是否直接、精确、时间是否正常，在动作的完成过程中有无辨距不良、震颤或僵硬，增加速度或闭眼时有无异常。评定时还需注意共济失调是一侧性或双侧性，什么部位最明显（头、躯干、上肢、下肢），睁眼、闭眼有无差别。

（许梦雅）

第七节
功能性转移评定

功能性转移是实现身体移动和功能性独立的基础，是实现日常生活活动自理和社会参与的必备条件。进行功能性转移评定可观察、测量和识别日常生活活动和社会参与的障碍点，促进相关作业活动能力的提高。

一、概念

功能性转移（functional mobility）是借助康复医学的手段，帮助人们在家庭和社区内，借助姿势变化和位置移动，完成不同的作业活动，以达到日常生活活动自理和社会参与能力提高。

功能性转移主要包括转移（床上翻身、卧-坐转移、床-椅转移、坐-站转移）和步行能力，社区内转移还包括驾车、骑自行车、乘坐公共汽车、使用出租车或其他交通工具等方面。

二、影响功能性转移的因素

功能性转移的影响因素包括：①被测者的作业活动能力，包括运动技能、认知能力、身体姿势、步行节律、步态、平衡、协调功能，以及有无视野、空间结构等感觉缺损等；②环境，如地面、光线、床的高度和椅子等；③协助者的能力及所采用的技巧；④辅助设备，包括转移板、转移带、转移圆盘、吊机等。

三、功能性转移评定的目的及方式

功能性转移评定目的为：①观察、测量和分析功能性转移障碍可能的原因；②为康复计划和方案的制订提供客观的依据；③为应用辅助技术、自适应设备或补偿策略，实施安全性转移提供依据；④评定训练效果。

功能性转移评定包括转移和步行功能评定，评定的方式常采用观察法和量表法。作业治疗师观察被测者进行功能性转移的作业表现、环境等，运用作业活动分析，分析作业表现的成分、方式和背景，受限的作业活动行为及其可能对作业表现产生的影响等。

（一）转移功能评定

转移功能评定是功能独立性评定的重要方面，包括床-椅-轮椅间转移、如厕及入浴三项。

1. 适应证 能主动配合进行体位转移评定的生命体征平稳的被测者。

2. 禁忌证 下肢骨折未愈合；不能负重站立或坐位；严重的心、脑血管等疾病致生命体征不稳定的被测者。

3. 用物准备 床、椅、轮椅、滑板、提升器、手柄、特殊的椅、支具、拐杖、浴缸、淋浴室等。

4. 观察法

（1）床-椅-轮椅间转移：让能行走的被测者尝试独立完成床至轮椅、坐位至立位间的转移，须坐轮椅者独立尝试完成床椅转移，锁住车闸，抬起脚蹬板，不用辅助器具完成床椅转移；如不能完成可以借助辅助器具或设备，甚至在他人的监护或帮助下尝试完成。观察要点具体内容详见表4-7-1。

表4-7-1 床-椅-轮椅间转移的观察要点

动作	障碍	
	单侧上肢或躯体功能障碍	双侧下肢功能障碍
1. 椅子或轮椅与床呈45°角放置	被测者坐在床边，双足平放于地面，椅子或轮椅置于健侧，与床呈45°角，制动，卸下近床侧扶手，移开近床侧脚踏板	被测者坐在床边，双足平放于地面，椅子或轮椅与床呈45°角，制动，移开近床侧脚踏板，卸下近床侧扶手
2. 用手抓住椅子或轮椅的扶手以提供支撑	被测者健手支撑于椅子或轮椅远侧扶手，患足位于健足稍后方	被测者先将臀部向前移动，一手支撑床面，另一手支撑椅子或轮椅远侧扶手
3. 移动身体	被测者向前倾斜躯干，健手用力支撑，抬起臀部，以双足为支点旋转身体直至背对椅子或轮椅	双手同时撑起臀部朝椅子或轮椅方向移动
4. 转动身体坐进椅子或轮椅	确认双腿后侧贴近椅子或轮椅后，正对椅子或轮椅坐下	坐进椅子或轮椅，用双手支撑调整好姿势位置

（2）如厕：让能行走的被测者尝试独立走入卫生间、坐厕，需坐轮椅者尝试独自操纵轮椅进入卫生间，并自己完成刹车、去除侧板、抬起足蹬，不用器具完成轮椅至坐厕间的转移；如不能完成可以借助辅助器具或设备，甚至在他人的监护或帮助下尝试完成。观察要点具体内容详见表4-7-2。

表4-7-2 如厕转移的观察要点

动作	障碍		
	单侧上肢或躯体功能障碍	双侧下肢功能障碍	双侧协调障碍
1. 从床或椅子转移至卫生间	从床上或椅子上坐起，独立或用助行器走到卫生间	使用轮椅或合适的助行器转移到卫生间	使用轮椅或合适的助行器转移到卫生间
2. 进入卫生间并坐到坐厕上	打开卫生间门，走进卫生间；靠近坐厕，从健侧转身，直到坐厕正好位于身后；抓住扶手，然后小心地坐到坐厕上	打开卫生间门，进入卫生间；双上肢抓住扶手，双手同时撑起臀部向坐厕方向移动	打开卫生间门，进入卫生间；抓住扶手，从一侧转身坐到坐厕上
3. 脱下裤子	脱下裤子		
4. 如厕后清洁并穿上裤子	便后用厕纸完成清洁；穿裤子		
5. 从坐厕上站起再转移出卫生间	拉或撑住扶手，然后从坐厕站起，使用轮椅或合适的助行器转移出卫生间		

（3）入浴：让能行走的被测者尝试独立进入浴室、浴缸或淋浴，需坐轮椅者独自操纵轮椅进入卫生间，并自己完成刹车、去除侧板、抬起足蹬，不用器具完成轮椅至浴缸或浴椅的转移；如不能完成可以借助辅助器具或设备，甚至在他人的监护或帮助下尝试完成。

5. 量表法 功能性转移可用 Tinetti 移动表现评定量表和 FIM 量表进行评分。

（1）Tinetti 移动表现评定量表（Tinetti performance oriented mobility assessment，POMA）：见表 4-7-3。

形式：基于表现的量表。

目的：评定老年人的步态和平衡，用于评定老年人跌倒风险。

适用人群：老年人群。

所需时间：10~15 min。

环境或体位：可在医疗机构、家中进行。

材料或工具：无扶手的椅子、评分表、秒表、4.6 m 长的步行空间。

描述：该量表从步态和平衡两方面评定被测者完成 28 个任务的情况，评分项分为 0、1、2 三个等级。

解释：满分 28 分，分数小于 18 分为高跌倒风险；分数在 19~23 分为中度跌倒风险；分数大于 24 分为低跌倒风险。

表 4-7-3 Tinetti 移动表现评定量表

任务	表现	得分
一、平衡（患者坐在没有扶手的硬椅子上）		
坐位平衡	倚靠在椅子上	0
	平稳	1
由椅子上站起	没有帮助就无法完成	0
	需要用手支撑椅面站起	1
	无须用手支撑可站起	2
由椅子站起的尝试次数	没有帮助就无法完成	0
	需尝试 1 次以上才能完成	1
	1 次尝试就可站起	2
站起后 5 s 内的站立平衡	不稳（出现蹒跚、移步、躯干摇晃）	0
	使用助行器或其他支撑达到稳定	1
	无须支撑达到稳定	2
站立平衡	稳定	0
	稳定但脚的支撑面较宽或使用支撑	1
	无须支撑且脚的支撑面较窄	2
轻推被测者（双足并拢站）3 次	开始就会跌倒	0
	摇晃、抓住评定者	1
	稳定	2
闭眼平衡（双足并拢站）	不稳定	0
	稳定	1

（续表）

任务	表现	得分
转身 360 度	转身过程中脚步停顿	0
	不稳定（蹒跚或抓支撑物）	1
	稳定	2
坐下	不安全（对距离判断不好，或跌回椅子）	0
	使用手臂支撑或动作不顺畅	1
	安全，动作顺畅	2
平衡部分得分（总分 16 分）：		

二、步态
以舒适速度，使用辅具＿＿＿＿＿，走 3 m，需＿＿＿＿＿ s。

任务	表现	得分
步态的启动	有犹豫或有多次尝试方能启动	0
	无犹豫	1
步长与步高	右脚向前迈步时不超过左脚的步长	0
	右脚向前迈步超过左脚的步长	1
	右脚迈步没有实现足廓清	0
	右脚迈步实现足廓清	1
	左脚向前迈步时不超过右脚的步长	0
	左脚向前迈步时超过右脚的步长	1
	左脚迈步没有实现足廓清	0
	左脚迈步实现足廓清	1
步长对称	右脚与左脚的步长不对称	0
	右脚与左脚的步长对称	1
步态连贯	走路中途停下或不连贯	0
	走路连贯	1
路径	明显偏离	0
	稍有偏离或使用步行辅具	1
	不使用步行辅具且路径直	2
躯干	明显的摇晃或使用辅具	0
	无摇晃但需屈膝或有背痛或张开双臂以维持平衡	1
	无摇晃，无身体屈曲，无须张开双臂，无使用辅具	2
支撑	两足跟分开	0
	两足跟几乎触碰	1
步态部分得分（总分 12 分）：		
总得分（总分 28 分）：		

（2）FIM 量表：FIM 量表评定包括六个方面共 18 项功能，每一项分为 1~7 共 7 个等级，总积分最高 126 分，最低 18 分，得分越高，独立水平越好，反之越差。

6. 注意事项 评定过程中要注意防止被测者

由于平衡障碍而跌倒，或划伤肢体。

（二）步行功能评定

步行功能评定是功能独立性评定的重要方面，包括步行能力和上下楼梯。

1. 适应证　步行功能评定适用于神经系统和骨骼运动系统的病变或损伤影响步行功能的被测者，如脑外伤或脑血管意外引起的偏瘫、帕金森病、小脑疾患、脑瘫、截肢后安装假肢、髋关节置换术后等。

2. 禁忌证　站位平衡功能障碍者、下肢骨折未愈合者、各种原因所致的关节不稳。

3. 用物准备　秒表、行走通道、记录笔、橡皮及评分表。

4. 观察法

（1）收集资料：了解被测者既往的损伤、疾病、手术史以及辅具应用情况等，这些对于判断步态有重要参考价值。检查前要向被测者说明目的和检查方法，以充分取得被测者的合作。

（2）身体结构与功能：检查肌力、肌张力、关节活动范围等，尤其要注意神经系统和骨骼肌系统的检查，有助于分析步行功能障碍的原因。

（3）步态观察内容：①观察被测者的全身情况：如身体姿势，包括动态的和静态的姿势；②步态的总体状况：包括步行节律、稳定性、对称性、流畅性、身体重心的偏移、躯干的倾向、上肢摆动、被测者神态表情等。

5. 量表法　步行功能评定可运用功能性步态分析量表、起立行走试验和功能性步行分级量表进行评分。

（1）功能性步态分析量表（functional gait assessment，FGA）

形式：基于表现的量表。

目的：预测老年人及帕金森病患者的跌倒损伤的风险；筛查社区居住老年人跌倒风险。

适用人群：老年人群及帕金森病患者。

所需时间：5～10 min。

环境或体位：可在医疗机构、家中进行。

材料或工具：秒表、评分表、足够的步行空间。

描述：该量表评定被测者完成水平地面步行、改变步行速度、步行时水平方向转头、步行时垂直转头、步行和转身站住、步行时跨越障碍物、狭窄支撑面步行、闭目行走、向后退、上下台阶 10 个项目的完成质量，评分项分为 0～3 四个等级。FGA 具有良好的组间信度及重测信度和同时效度。

解释：满分 30 分，分数越高，步行能力越好。社区居住的老人，FGA≤20 分时为高跌倒风险，而帕金森病患者 FGA≤15 分时为高跌倒风险。

（2）起立行走试验（time up and go test，TUG）

形式：快速评定的工具。

目的：评定老年人的行走能力。

适用人群：老年人群。

所需时间：5～10 min。

环境或体位：可在医疗机构、家中进行。

材料或工具：有扶手的椅子、秒表、足够的步行空间。

评定方法：评定时被测者着平常穿的鞋，坐在有扶手的靠背椅上，身体靠在椅背上，双手放在扶手上。如果使用助行具（如手杖、助行架），则将助行具握在手中。在离座椅 3 m 远的地面上贴一条彩条或画一条可见的粗线或放一个明显的标记物。当测试者发出"开始"的指令后，患者从靠背椅上站起，站稳后，按照平时走路的步态，向前走 3 m，过粗线或标记物处后转身，然后走回到椅子前，再转身坐下，靠到椅背上。测试过程中不能给予任何躯体的帮助。测试者记录患者背部离开椅背到再次坐下（靠到椅背）所用的时间（以秒为单位）以及在完成测试过程中出现可能会摔倒的危险性。正式测试前，允许患者练习 1～2 次，以确保被测者理解整个测试过程。

评定结果：社区老年人时间大于 14 s 显示有高摔倒风险；髋关节骨折术后患者结果大于 24 s 在术后 6 个月内显示有跌倒风险。

（3）功能性步行分级量表（functional ambulation category scale，FAC）

0 级：被测者不能行走或在 2 人帮助下行走。

1 级：被测者需在 1 人连续扶持下减重并维持平衡。

2 级：被测者在 1 人持续或间断扶持下行走。

3 级：被测者无须他人直接的身体扶持，而在监督下行走。

4级:被测者能在平坦地面上独立行走,但在上下楼梯、上下坡和不平路面需要帮助。

5级:被测者能独立行走。

6. **注意事项** 评定过程中要注意防护,防止被测者跌倒,尤其是步态不稳的被测者。

(许梦雅)

第八节
手功能评定

手是运动和感觉器官,也是人类特有的器官,位于上肢的最远端,其生理解剖复杂,组织结构精细,上肢功能也在手集中表现,手具有多种感觉功能和执行功能活动的能力。手还具有灵活性和适应性,可对不同形状的物品或对象进行感受、抓握及功能性操作;特殊情形下可通过手势来进行沟通、情感表达,无论从解剖结构还是中枢调控角度来看,手都是人体最复杂的器官之一。手功能的完成,是基于手与上肢的皮肤、筋膜、关节、肌肉等"执行器官",而完成在于神经系统多层级的精密调控与信息整合处理,故手功能是脑功能重要的外在体现。完成丰富多彩的工作、生活,离不开脑功能和手功能的协同运动。

一、手功能概念

传统的手功能概念指手的感觉输入和运动输出两大类功能表现,忽略了手进行功能性活动的前提条件和手在人体中作用的完整性,是一个相对狭隘的定义。近年来,随着手与大脑联系的深入研究,赋予了手功能更完整的定义。手功能是基于上肢与手的各项功能性结构,在中枢调控和周围神经的支配下,以感觉、运动功能,以及人体平衡及协调功能为主的一系列表现,是人类最基本和最重要的功能之一。

二、手的主要功能

结构决定其功能,手的解剖结构复杂、精细,决定了手具有最基本的感觉和运动功能。手的皮肤分布着丰富的神经末梢及各类感觉小体,且手表面又同时受桡神经、尺神经和正中神经支配,故手还具有精细感觉功能;手部运动系统由27块骨骼和3群肌肉组成,决定了手具有复杂多样的运动功能。另外,手的很多解剖结构还具有基于或延续于前臂的特点,而以上肢各关节、躯干和下肢为支撑基础,在大脑的调控和神经的支配下手可以进行更为复杂的功能性活动。

(一)手的基本功能

1. **感觉功能** 手的感觉功能包括基本感觉功能和精细感觉功能:①手的基本感觉功能:包括浅感觉、深感觉和复合感觉;②手的精细感觉功能:包括两点辨别觉、实体觉、振动觉等。

2. **运动功能** 手具有复杂多样的运动功能,抓、握功能是基本运动功能。Napier将手部活动模式分为非抓握式和抓握式两种:①非抓握式的手部活动:是指手指或整个手掌推动或提举物体,如托举、推压等;②抓握式的手部活动:是以手抓握物体,又可细分为力量性抓握和精确性抓握。力量性抓握包括:球状抓握、钩状抓握、柱状抓握;精确性抓握包括:指尖对捏、侧捏、三指捏、三指抓握。抓握式手部活动的基础是拇指与其余四指的对指运动。

(二)手的功能性运动

手的很多解剖结构基于或延续于前臂,与上肢体现了整体性,可以单手或双手协调地完成任务。单手完成的任务也称掌内操作,可分为移动、转换及翻转等。在完成任务中可以应用一种或多种,如单手操作一串钥匙选出目标钥匙就具有这些特点。双手协调动作如扣纽扣;更加复杂的双手协调动作需要视觉参与,如穿针引线。这些都是在完成任务时手表现出的功能性运动。

三、手功能的影响因素

手的功能是上肢功能的主要体现,正常的功能活动是建立在正常的解剖结构基础上而实现的,需要多个系统配合完成,循环系统提供能量,骨骼系统提供支持,肌肉韧带提供动力,在神经系统的调控下完成。

（一）中枢运动神经系统

大脑皮质是最高级神经中枢，分化有运动、感觉等多个功能区。大脑皮质对运动的调节是通过锥体系和锥体外系实现。锥体系的主要功能是支配各种随意运动，特别是四肢远端的精巧运动；锥体外系主要调节肌肉张力，协调各肌群运动，维持姿势平衡和产生一些习惯性动作。正常情况下，在锥体系和锥体外系相互协调下，共同完成各项复杂精巧的随意活动，所以，只要影响锥体系和锥体外系均可以影响手的运动功能，如脑卒中、帕金森病等。

（二）周围神经系统

1. 臂丛神经　支配上肢的周围神经是臂丛神经。臂丛是由 $C_5 \sim C_8$ 神经前支和 T_1 神经前支的大部分组成，这些神经经过复杂的分分合合，最终形成上肢的五大主要神经，即腋神经、肌皮神经、正中神经、尺神经、桡神经。这些神经行走较长，且有些部位表浅或贴近骨骼，在生活和劳动中最易遭受创伤而造成手的功能障碍。桡神经损伤常表现为"垂腕"，尺神经损伤表现为"爪形手"，正中神经损伤造成"猿掌"，这些都会使手功能受损，造成功能障碍。

2. 感觉神经系统　感觉神经系统将人体和环境联系在一起，感受器位于环境和感觉神经之间，受到刺激后形成冲动，这些冲动经过感觉神经传入中枢神经系统，再经传导束传至高级中枢从而形成意识认知、反应或其他感受刺激。可以说感觉是运动的基础，没有正常的感觉输入必然会影响运动的产生。手能接受痛、湿、触、压觉等外部刺激，是人类重要的感觉器官。如果手的感觉减弱或缺如，也会影响手的功能。

（三）骨骼、肌肉韧带系统

上肢各关节的结构，各关节连接方式的多样化，以及整个上肢的长度都是为了使上肢终端的手得以充分发挥其功能，完成各种复杂的工作及生活活动。

1. 肩关节　肩部只有锁骨内端与躯干相连，与胸骨形成胸锁关节，而且盂肱关节本身接触面积小，肱骨头与肩胛盂的关节角度值差别较大，加上肩胛骨的联合运动，幅度很大，得以使远端的手在以上肢全长为半径的球形面上，得到充分的活动。

2. 肘关节　肘关节虽为单向运动，但由于有了前臂的旋转运动，更加扩大了手的运用范围及灵活性。

3. 手　手本身的结构，肌肉的高度发达，尤其是拇指的对掌、对指运动，使手指从单向运动发展为对立运动，更使手的功能达到了十分精致的程度，能够完成各种精细动作。

由此可见，上肢各关节的运动都与手的使用有关，上肢任何一个关节运动的受限，都会影响手功能的发挥。并且在骨骼肌肉系统损伤中常常伴有神经损伤，以及肌肉组织外科修复后的瘢痕、粘连、肿胀、组织缺损、伤口长期不愈合等，都会造成手功能障碍。

（四）循环系统

循环系统的基本功能之一是运输，运输功能是经过由循环系统的动脉、静脉，以及微血管构成的运输网络所完成的。它将营养物质及氧气输送到身体各组织器官和细胞，维持身体的平衡与新陈代谢，维持人体生理活动正常进行。对神经细胞有足够的养料，活跃神经细胞，促进神经细胞再生等都有帮助。在慢性缺血中可引起肌肉萎缩、挛缩，甚至出现疼痛等症状影响功能，如腕管综合征。

淋巴系统是循环系统的一个重要组成部分，为体液回流的辅助装置。人体某一部位发生病变时，可使某些部位的淋巴循环途径受阻，可以产生局部淋巴水肿，影响其相应的功能，如乳腺癌术后上肢的水肿。

四、手功能评定

人上肢的功能占全身功能的60％，手功能则占上肢功能的90％。完好的手功能在人们的工作及生活中起着非常重要的作用。手功能评定主要包括感觉功能和运动功能及手的功能性运动，手在日常生活活动、工作和业余爱好中的应用。

（一）感觉功能评定

手的感觉功能评定包括浅感觉评定、深感觉评定、复合感觉评定。评定方法和内容详见第三章的感觉功能评定。在此只总结手的感觉功能评定的注意事项,手部两点辨别觉的正常值,手部感觉评定常用方法。

1. 注意事项

(1) 充分解释以取得良好配合:评定前应向被测者充分解释评定的方法和评定的意义,使被测者能够充分理解评定步骤,取得良好配合。

(2) 体位舒适,避免暗示:选择被测者能够注意力集中的时段,被测者体位舒适,检查部位应放松,以提高检查准确性。如果被测者出现疲劳应推迟评定或休息后进行。避免任何暗示性问话,以获取准确的临床资料。

(3) 检查顺序:①先检查正常的一侧,使被测者知道什么是"正常",然后让被测者闭上双眼,或用东西遮上。②在两个测试之间,或指令较多时,可分步进行,请被测者睁眼,再告诉新的指令。③先检查浅感觉再检查深感觉和皮质感觉,根据感觉神经和它们支配和分布的皮区去检查。④采取左右、前后、远近端对比的原则,必要时多次重复检查。

(4) 温度觉检查:检查温度觉时,可以使用装有不同温度的水的试管或导热性能不同的材料。检查的理想温度凉水是 5～10 ℃,而温水是 40～45 ℃,选用的试管直径要小。目的是使管底面积与皮肤接触面不要过大,接触时间以 2～3 s 为宜。大大低于或高于上述温度的刺激往往引起疼感而非温度觉。在一般的检查中,判断患者能否分辨出冷、热刺激就可以了。

(5) 手指位置觉和运动觉检查:在检查手指位置觉和运动觉时,治疗师应用拇指、示指轻轻捏住被测者的手指远端两侧(图 4-8-1),如果远端关节的感觉正常,则无须检查近端关节的感觉。

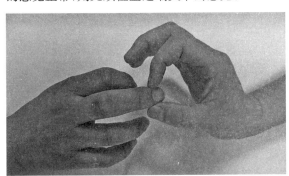

图 4-8-1 手指位置觉和运动觉检查

(6) 两点辨别觉的正常值:手指末节掌侧 2～3 mm;手指中节掌侧 4～5 mm;手指近节掌侧 5～6 mm;手指背侧 4～6 mm;手掌 8～12 mm;手背 20～30 mm。两点辨别距离越小,越接近正常值范围,说明该神经的感觉功能越好。

2. 感觉评定常用方法

(1) Semmes Weinstein 单丝测定法(SW 法):见表 4-8-1。

【被测者体位】仰卧或坐位,闭眼,身体暴露。

【测试工具】尼龙单丝数条。

【治疗师操作】治疗师用尼龙单丝对被测者手部不同部位进行轻触觉的检查,开始检查前,应与被测者解释清楚测试方法,使其与治疗师充分配合。治疗师持数值最小的单丝开始试验,使单丝垂直作用在被测者手指掌面皮肤上,不能滑动,预先告知被测者,当被测者有触感时即应告知治疗师,当单丝已弯而患者仍无感觉时,换大一号再次测试,直到连续两次单丝刚弯曲被测者即有感觉时为止,记下该号码。

【被测者反应】被测者若感受到刺激回答"有"。

【结果记录】根据测出感觉相应的单丝号查表得出对应结果。

表 4-8-1 SW 单丝测定法

记录用颜色	单丝号数	评定意义
绿	1.65～2.83	正常
蓝	3.22～3.61	轻触觉减弱
紫	3.84～4.31	保护感减弱
红	4.56～6.65	丧失保护觉
红线	>6.65	无法测试

(2) 英国医学研究会感觉评定法(the UK medical research council,MRC):见表 4-8-2。

【被测者体位】坐位,闭眼,身体暴露。

【测试工具】棉签或大头针、128 Hz 音叉。

【治疗师操作】治疗师用测试工具对被测者体表的不同部位进行深、浅感觉检查。

【被测者反应】被测者若感受到刺激回答"有"。

【结果记录】根据检查结果,查表得出对应结果。

表 4-8-2 感觉分级标准

分级	评判标准
S0	感觉缺失
S1	深感觉恢复
S2	部分浅痛觉、触觉恢复,可保护伤指免受损伤
S2⁺	同 S2,但有感觉过敏现象
S3	浅痛觉和触觉恢复,无皮肤感觉过敏现象
S3⁺	同 S3,有良好的定位能力,两点分辨觉接近正常
S4	感觉正常

（3）Moberg 触觉识别评定

【被测者体位】坐位,睁、闭眼。

【测试工具】12 cm×15 cm 的纸盒、螺母、回形针、硬币、别针、尖头螺丝、钥匙、铁垫圈、约 5 cm×2.5 cm 的双层绒布块、直径 2.5 cm 左右的绒布制棋子或绒布包裹的圆纽扣等 9 种物品。

【治疗师操作】将物品散布在纸盒旁 20 cm×15 cm 的范围内,让被测者尽快地、每次一件地将桌面上的物品捡到纸盒内。先用患侧手进行,在睁眼时捡一次,再闭眼捡一次;然后用健手睁、闭眼各捡一次。记录每次捡完所需的时间,并观察患者捡物品时用哪几个手指,何种捏法。

【被测者反应】被测者尽快地、每次一件地将桌面上的物品捡到纸盒内。先用患侧手进行,睁眼时捡一次,再闭眼捡一次;然后用健手睁、闭眼各捡一次。

【结果记录】记录利手、非利手完成时间(利手非利手所需完成时间参考值:在睁眼情况下,利手需要 7～10 s,非利手需要 8～11 s;在闭眼情况下,利手需要 13～17 s,非利手需要 14～18 s)。

（二）运动功能评定

运动功能评定包括肌张力、肌力、腕、手各关节活动度评定等,分级标准及常用评定方法详见第四章,在此只总结手的握力、捏力;水肿以及手的功能活动能力评定。

1. 握力及捏力　握力、捏力是等长肌力的表现形式,适用于 3 级以上肌力的检查,可以取得较为精确的定量评定,通常采用专门的器械进行。

（1）握力测试:①用握力计测试手握力大小,反映屈指肌肌力。握力计有多种型号,但用法和结果基本一致。握力大小以握力指数评定,握力指数＝手握力(kg)/体重(kg)×100%,握力指数正常值为大于 50%。测试时,将把手调至适当宽度,立位或坐位,上肢置于体侧自然下垂。然后屈肘 90°,前臂和腕处于中立位,用力握 2～3 次,取平均值(图 4-8-2),检查时避免用上肢其他肌群来代偿。②在用徒手肌力测定时,手的握力测试为被测者握住治疗师的示指、中指两个手指(图 4-8-3);手部其他肌群的肌力提倡治疗师与被测者应用相同的动作进行对抗。

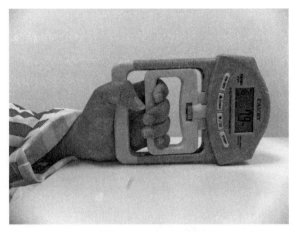

图 4-8-2　握力计测试

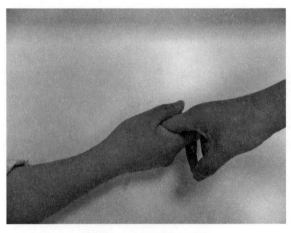

图 4-8-3　徒手握力测试

（2）捏力测试:用捏力计测试拇指与其他手指间的捏力大小,反映拇指对掌肌及四指屈肌的肌力。测试时调整好捏力计,用拇指分别与其他手指相对捏压捏力计 2～3 次,取最大值。正常值约为握力的 30%。

2. 手部水肿的评定　很多疾病可以引起手部水肿,水肿也是影响功能恢复的原因,也是康复中需要重点解决的问题,所以对于水肿需要进行评定并确定引起水肿的原因,以便制定相应的治疗方案。

(1) 手指围度测量方法:双手置于同一平面上,取手指周径变化最明显的部位测量。先确定体表解剖标志,如腕横纹、指间关节等,以此标志为起点测量手指周径变化最明显的部位,同样方法测量同一水平健侧的手指周径(图4-8-4)。

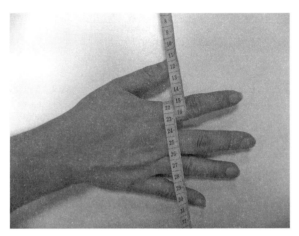

图 4-8-4　手指围度测量

(2) 水置换容积测量法:用于评定上肢和手体积的变化,评定是否存在水肿或萎缩,该法准确而简便,较常用。方法:采用 Brand 和 Wood 设计的体积测量器(图4-8-5),或采用大口杯子,将杯子放于托盘上,在需要测量部位的近心端进行标记,测量指尖到标记处的距离,并对健侧进行标记,将手浸入杯中,使杯内的水面与标记在一水平面,用量杯测量溢出水的体积,同样方法测量健侧肢体溢出水的体积,进行比较即可得出结论。

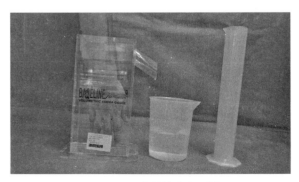

图 4-8-5　水置换容积测量

3. 手的功能活动能力评定　为评定患者上肢和手的功能障碍情况及其程度,为康复训练提供依据,并为训练过程中判断康复治疗效果提供标准,临床上必须采用公认的、有效的康复评定方法,对上肢及手的功能加以评定。上肢运动功能评定的方法较多,有些是专门针对上肢的评定方法,而有些则是在整体成套运动功能评定中,专用于评定上肢运动功能的部分项目。这些量表大体可分为手的运动状态和灵巧度两个方面。

(1) 运动状态评定

1) Brunnstrom 运动分期评定(手部分)

作者:由瑞典物理治疗师 Signe Brunnstrom 设计。

形式:以脑损伤后肢体功能恢复的特点进行分期,可独立操作。

目的:该量表旨在明确各期问题的重点所在,对其进行针对性的治疗。

适用人群:成年脑损伤患者。

所需时间:测试时间一般为 3～5 min。

环境或体位:安静、舒适,卧位或坐位。

材料或工具:不需要特殊工具。

描述:Brunnstrom 运动分期评定是根据脑损伤后中枢神经系统失去了对正常运动的控制能力,重新出现了在发育初期才具有的运动模式,评定是根据出现的各种异常模式对其进行分期,与发病时间无关。共分为6期(表4-8-3)。

解释:Brunnstrom 主要反映的是偏瘫患者运动模式质的变化,内容简洁,操作方便,适用于治疗师临床实际操作,被测者易于接受,由于各期的主要症状不同,所以治疗时的重点也不同。

表 4-8-3　Brunnstrom 手部分

阶段	手功能评价标准
I	无随意运动(弛缓期)
II	细微屈伸(痉挛期)
III	钩状抓握不能伸(联带运动达到高峰)
IV	侧捏、松开拇指 手指小范围伸
V	球状、圆柱状抓握 手指同时伸展(不能单独伸指)
VI	抓握均能完成,速度及准确性差

2) Fugl-Meyer 量表

作者:由瑞典医师 Fugl-Meyer 及其合作者

设计。

形式:运动模式量表积分。

目的:对运动模式进行量化评定,使其可以定量分析,评价康复效果。

适用人群:脑卒中患者。

所需时间:测试时间一般为5～8 min(腕、手部分)。

环境或体位:安静、舒适,坐位。

材料或工具:铅笔、圆柱体(直径3 cm左右)、网球。

描述:专门为脑卒中设计,分为运动及平衡、感觉和关节活动度、疼痛三部分,涉及上下肢,总分226分,其中腕部10分,手14分(表4-8-4)。

解释:对比初期与后期评定间的评分。可以明确问题所在,并对治疗计划及目标进行调整。总分可用于项目评定。

表4-8-4 Fugi-Meyer腕、手运动功能评分

评定体位为坐位	评定动作	0分	1分	2分
Ⅶ腕稳定性				
1	肩0°,肘屈90°,腕背屈	不能背屈腕关节达15°	可完成腕背屈,但不能抗拒阻力	施加轻微阻力仍可保持腕背屈
2	肩0°,肘屈90°,腕屈伸	不能随意屈伸	不能在全关节范围内主动活动腕关节	能平滑地不停顿地进行
Ⅷ手指				
3	集团屈曲	不能屈曲	能屈曲但不充分	能完全主动屈曲
4	集团伸展	不能伸展	能放松主动屈曲的手指	能完全主动伸展
5	钩状抓握	不能保持要求位置	握力微弱	能够抵抗相当大的阻力
6	侧捏	不能进行	能用拇指捏住一张纸,但不能抵抗拉力	可牢牢捏住纸
7	对捏(拇示指可挟住一根铅笔)	完全不能	捏力微弱	能抵抗相当的阻力
8	圆柱状抓握	完全不能	握力微弱	能抵抗相当的阻力
9	球形抓握	同上	同上	同上

3)运动评定量表(motor assessment scale, MAS)

作者:由Janet H. Carr和Roberta B. Shepherd在1985年设计。

形式:运动积分。

目的:应用MAS定量测定脑卒中患者的运动功能。

适用人群:脑损伤患者。

所需时间:一般为15～30 min。

环境或体位:安静、舒适,坐位。

材料或工具:桌子、圆柱体、直径为14 cm的球、钢笔帽、豆形软糖、铅笔、水杯、水、梳子、调羹、聚苯乙烯杯2个。

描述:此量表共包括9个评定项目(与手有关部分见表4-8-5),内容以患者的身体综合运动能力和肌张力为主。与上肢和手评定的内容有3项;每项活动分为6个动作,一些直接反映运动质量,一些则要求在规定时间完成;其优点为定量测评法,较为客观、准确,且内容有指导患者进行功能训练的作用,易于掌握、省时且敏感性较高,评定设备简便,易于推广。

解释:研究认为MAS的效度、信度都比较高,是一种可信有效的偏瘫评定量表。

具体内容见表4-8-5。

表4-8-5 运动评定量表手部分

体位	注意事项
手部运动	
1. 坐位,伸腕	治疗师让被测者坐于桌子旁边,前臂放在桌子上,将一圆柱体放在患者手中,让被测者伸腕使圆柱体离开桌面,肘关节不能屈曲

（续表）

体位	注意事项
2. 坐位，腕桡侧外展	治疗师让被测者的前臂放在以手尺侧接触桌面的中立位，拇指与前臂平行，腕伸位，手指握住一圆柱体，让被测者将手抬离桌面，肘关节不能屈曲与或旋前
3. 坐位，肘关节放在身旁，旋前旋后	肘关节无须支撑，屈曲 67.5°～90°
4. 向前够物，用双手将一直径为 14 cm 的球拣起，然后放下	球必须放在被测者前面足够远的地方，以至于被测者不得不充分伸直上肢去够物，肩关节必须向前，肘关节必须伸直，腕中立或腕伸位，手掌必须与球面接触
5. 从桌上拿起一个杯子，并放在身体的另一侧的桌上	保持杯子不变形
6. 拇指与其余四指连续对指，在 10 s 内达 14 次以上	每一手指依次与拇指接触，从示指开始；不允许拇指从一手指滑向另一手指或回碰
手部功能性运动	
1. 拣起钢笔帽，然后放下	被测者向前伸直上肢，拣起钢笔帽，然后放在靠近自己身体处的桌面上
2. 从一个杯子中拣起一粒豆形软糖，然后放到另一个杯子中	茶杯中放 8 粒豆形软糖，两个茶杯距离被测者为上肢的长度，被测试手从靠近健侧的杯子中拿豆形软糖，然后放在靠患侧的杯子中
3. 画水平线至一垂直线 10 次，20 s 内完成	至少有 5 条线与垂直线接触且在垂直线处停止
4. 拿铅笔在一页纸上快速点连续的点	被测者 5 s 内每 1 秒至少点 2 个点，被测者自己独立地拿起笔，像写字一样地握笔，必须是点的点，而不是用笔划
5. 拿调羹将水送到嘴里	不允许低头去够调羹，将水洒落
6. 拿起梳子梳头后部的头发	

4）Carroll 双侧上肢功能评定（Carroll upper extremities functional test，UEFT）

作者：由美国巴尔的摩大学康复医学部 D. Carroll 博士研究制订。

形式：运动分类、分阶积分。

目的：评定内容主要针对日常生活活动有关的上肢动作分。

适用人群：手外科术后；脑损伤成人患者。

所需时间：测试时间一般为 15 min。

环境或体位：安静、舒适、坐位。

材料或工具：测试用品①2.5 cm、5 cm、7.5 cm、10 cm 的 4 块不同大小的正方体木块（质量分别为 9 g、72 g、243 g、576 g）。②长 10 cm、直径 2.2 cm 和长 15 cm、直径 4 cm 不同大小的圆柱体铁管（质量分别为 125 g、500 g），11 cm×2.5 cm×1 cm 石板条（质量 61 g），直径 7.5 cm 木球（质量 100 g），直径 0.4 cm、0.64 cm、1.1 cm、1.6 cm 的 4 个不同大小的钢珠（质量分别为 0.34 g、1.0 g、6.3 g、6.6 g），外径 3.5 cm、内径 1.5 cm、厚 0.25 cm 的钢垫圈（质量为 14.5 g），熨斗 1 个（质量为 2 730 g），水壶 1 个（2.84 L），杯子 1 个（273 ml），铅笔和纸张。

描述：Ⅰ～Ⅳ类主要评定手的抓握和对捏功能，Ⅴ～Ⅵ类主要评定整个上肢功能和协调性，评分标准分为四个等级。

解释：0 分：全部活动不能完成，包括将物品推出其原来位置推出板外、推到桌上，或能拿起笔，但写不出可以辨认的字。1 分：只能完成一部分活动能拿起物品，但放不到指定位置上；在 27、28 项中能拿起水壶和杯子，但不能倒水等。2 分：能完成活动，但动作较慢或笨拙。3 分：能正常完成活动。

具体内容见表 4-8-6、表 4-8-7。

表 4-8-6　Carroll 上肢功能评定

分类	方法	测试用品规格（cm）	重量（g）
抓握	1. 抓起正方体木块	10×10×10	576
	2. 抓起正方体木块	7.5×7.5×7.5	243
	3. 抓起正方体木块	5×5×5	72
	4. 抓起正方体木块	2.5×2.5×2.5	9
握	5. 握圆柱体	直径 4，长 15	500
	6. 握圆柱体	直径 2.2，长 10	125
侧捏	7. 用拇指与示指侧捏起石板条	11×2.5×1	61
捏	8. 捏起木球	直径 7.5	100
	9～24. 分别用拇指与示指、中指、环指、小指捏起 4 个不同大小的玻璃球或钢珠	直径 1.6±	6.3
		直径 1.1±	6.6
		直径 0.6±	1.0
		直径 0.4±	0.34
放置	25. 把一个钢垫圈套在钉子上	外径 3.5，内径 1.5，厚 0.25±	14.5
	26. 把熨斗放在架子上		2 730
旋前旋后	27. 把壶里的水倒进一个杯子里	2.84 L	
	28. 把杯子里的水倒进另一个杯子（旋前）	273 ml±	

（续表）

分类	方法	测试用品规格（cm）	重量（g）
	29. 把杯子里的水倒进另一个杯子（旋后）		
	30. 把手由额头向后放在头后		
	31. 把手放在头顶		
	32. 把手放在嘴上		
	33. 写自己的名字		

表 4-8-7　Carroll 上肢功能评定意义

功能级别	分值
微弱	0～25
很差	26～50
差	51～75
功能不完全	76～89
完全有功能	90～98
功能达最大	99（利手）、96（非利手）

5）上肢运动研究量表（action research arm test，ARAT）

作者：Lyle 在 1981 年基于 Carroll 上肢功能测试而设计。

形式：运动分类积分。

目的：评定内容主要针对脑损伤后上肢功能状况，尤其是手功能情况。

适用人群：手外科术后；脑损伤成人患者。

所需时间：测试时间一般为 10 min。

环境或体位：安静、舒适，座位。

材料或工具：①2.5 cm、5 cm、7.5 cm、10 cm 4 块不同大小的正方体木块。②长 10 cm、直径 2.25 cm 和长 16 cm、直径 1 cm 圆柱钢管，10 cm× 2.5 cm×1 cm 石板条，直径 3.5 cm 螺丝帽，直径 0.6 cm、1.5 cm 的钢珠，玻璃水杯 2 个（图 4-8-6）。

描述：较 Carroll 双侧上肢功能评定简单，并有选择性跳跃，可大大节省评定步骤及时间。

解释：ARAT 共包含 4 个分项：抓（6 个项目）、握（4 个项目）、捏（6 个项目）及粗大运动（3 个项目），共 19 个细项，每个项目以 4 级分法评分：0 分代表无法完成动作，1 分代表只能完成一部分，2 分代表能完成但动作缓慢或笨拙，3 分代表可正常完成动作，总分 57 分（表 4-8-8）。

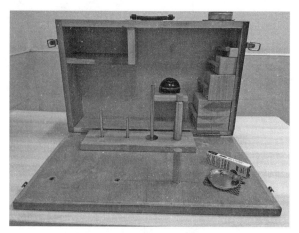

图 4-8-6　上肢运动研究量表工具

表 4-8-8　上肢运动研究量表

抓	抓一边长 10 cm 的正方体木块（如果得满分，则该部分总分得 18 分，并直接到"捏"部分）
	抓一边长 2.5 cm 的正方体木块（如果得 0 分，则该部分总分得 0 分，并直接到"捏"部分）
	抓一边长 5 cm 的正方体木块
	抓一边长 7.5 cm 的正方体木块
	抓一直径 5 cm 的球
	抓一 11 cm×2.5 cm×1 cm 的长方体
握	把一玻璃杯的水倒入另一玻璃杯（如果得满分，则该部分总分得 12 分，并直接到"捏"部分）
	握 2.25 cm 的圆柱体（如果得 0 分，则该部分总分得 0 分，并直接到"捏"部分）
	握直径 1 cm 的圆柱体
	把直径 3.5 cm 的螺帽放在螺钉顶端
捏	用无名指和拇指捏起直径 6 mm 的钢珠（如果得满分，则该部分总分得 18 分，并直接做粗大运动）
	用示指和拇指捏直径 1.5 cm 的钢珠（如果得 0 分，则该部分总分得 0 分，并直接做粗大运动）
	用中指和拇指捏起直径 6 mm 的钢珠
	用示指和拇指捏起直径 6 mm 的钢珠
	用中指和拇指捏起直径 1.5 cm 的钢珠
	用无名指和拇指捏起直径 1.5 cm 的钢珠
粗大运动	把手置于脑后（如果得满分 3 分，则该部分总分得 9 分，如果得 0 分，则该部分总分得 0 分，并结束）
	把手放在头
	手碰嘴

6）Wolf 运动功能评价量表（Wolf motor function test，WMFT）

作者：由 Steven L. Wolf 等人在 1989 年制定，Taub E. 等人在 1993 年、1998 年进一步完善。

形式:①运动计时及运动质量积分;②力量测试。

目的:评定内容主要针对脑卒中后上肢功能状况,尤其是手功能情况。

适用人群:脑损伤患者。

所需时间:测试时间一般为 15～20 min。

环境或体位:安静、舒适,坐位。

材料或工具:①餐桌 2 张(110 cm 高、73.5 cm高各一张)、长 78 cm×53 cm 画有标志线的评定板、64 cm×38 cm 大小毛巾、12.7 cm×7.6 cm 卡片 3 张、25.4 cm 正方体盒子、35.6 cm×21.6 cm×38.1 cm 大小的篮子、392 kg 易拉罐、固定的可以左右旋转钥匙的锁。②握力计、秒表、六角铅笔、回形针、棋子 3 个。③0.5 kg、1.0 kg、1.5 kg、2 kg 沙袋各 2 个。

描述:主要用于评定上肢运动功能及灵巧性。该量表包括 15 项单关节或多关节作业活动评定,1～6 为简单的关节运动,7～15 为复合的功能动作。对所有动作当场进行计时和动作质量打分(0～5 分,6 个分级),除能判定患者完成每一项作业质量外,还可测定患者完成作业活动的时间,反映患者上肢功能的连续性变化(表 4-8-9)。

解释:①评分标准:0 分:被测试的上肢不能产生任何动作。1 分:被测试的上肢不能参与功能性活动。但可以做出一些尝试性的动作。2 分:能完成。但要求非测试上肢给予较少的帮助,如稍微的调整或改变体位,或在完成的过程中需要尝试 2 次以上,或完成得非常慢。在双侧测试活动中被测试的上肢可以只是起到辅助作用。3 分:完成。但测试过程中受到以下因素影响,如共同运动或完成得比较慢,比较费力。4 分:完成。运动接近正常。但稍微有点慢,可能缺乏准确性、协调性或流畅性。5 分:完成。运动可正常完成。②时间记录最长为120 s,超过时记录为 120⁺。③握力测试测 3 次取平均值,2 次中间休息 1 min。④手负重放在盒子上时调整重量每次为 0.5 kg,每测试 3 次,休息2 min。WMFT 具有较高的信度、效度及内部一致性。可以敏感地发现各种治疗方法对于患者功能改善的细微影响,弥补了 FMA 可能带来的天花板效应。

表 4-8-9 Wolf 运动功能评价量表

评定项目	时间	得分
1. 前臂放到侧方的桌子上		
2. 前臂放到侧方桌子上的盒子上		
3. 侧方伸肘		
4. 负重侧方伸肘		
5. 手放到前面的桌上		
6. 手放到前面桌上的盒子上		
7. 手负重放到前面桌上的盒子上		kg
8. 前伸后回收		
9. 举起易拉罐		
10. 拿起铅笔		
11. 拿起回形针		
12. 堆棋子		
13. 翻卡片		
14. 握力测试		kg
15. 旋转在锁中的钥匙		
16. 折叠毛巾		
17. 拎起篮子		
总积分及平均时间		

7)手指总主动活动度(total active motion,TAM)

作者:美国手外科学会 1975 年推荐,中华医学会手外科学会 2000 年改进试行。

形式:活动度总积分法。

目的:手部肌腱损伤修复后手功能评定。

适用人群:成人手部肌腱外伤术后。

所需时间:测试时间一般为 10～15 min。

环境或体位:安静、舒适,坐位或卧位。

材料或工具:量角器。

描述:将掌指关节(MP)、近位指间关节(PIP)、远位指间关节(DIP)主动屈曲度之和,减去各关节主动伸直受限度之和,即为该手指总的主动活动度(TAM)。各关节伸直以 0°为准,过伸部分不计。

解释:总主动活动度=各关节屈曲活动度之和一各关节伸直受限度之和;即 TAM=(MP+PIP+DIP)-(MP+PIP+DIP);评定标准:优—活动范围正常、良—TAM＞健侧的 75%、可—TAM＞健侧的 50%、差—TAM＜健侧的 50%。

(2)灵巧度评定

1)Jebson 手功能评定:该评定由 7 项任务组成:①写,写一个短句子;②翻卡片,翻 3×5 英寸的卡片；③拾起和放置小物体，拾起小物体并把它们放入一个容器；④移动大的空罐头盒；⑤移动一个大的重罐头盒；⑥拾起棋子；⑦模拟进食。记录完成每项测验的时间，然后与已有的正常值比较。该试验主要用于衡量简单的握捏等操作的能力。

2）明尼苏达操作能力测试（MRMT）：这个评定包括5项任务（放置、翻转、移动、单手翻转放置、双手翻转放置），双手均需完成并两侧对比，测试结果和正常参考值相比较。该评定方法主要评定大的协调运动的灵活度。

3）普渡钉板试验：用别针、垫圈等小物体检查细小的协调运动，包括左手、右手、双手、先右手再左手再双手、组合手，每项子试验的结果都需要根据被测者的年龄和职业与正常参考值相比较。

4）9孔柱测试（nine-hole-peg test，NHPT）：起源于1985年，要求被测者迅速从小洞中捡出钉子然后放入其他洞内，记录每例被测者健手和患手分别完成任务所需的时间。该测试方法可定量、连续地测量被测者上肢的康复效果，因其具有简单便捷的特点，而被广泛应用在手功能灵巧度测试中，具有良好的重测信度和组间信度，可作为脑卒中患者上肢运动功能评定的可靠指标。

五、手腕部的特殊检查

（一）握拳尺偏试验（Finkelstein 征）

受试者握拳，拇指藏于掌心，腕关节向尺侧倾斜活动时可引起桡骨茎突部位剧痛，见于桡骨茎突狭窄性腱鞘炎（图4-8-7）。

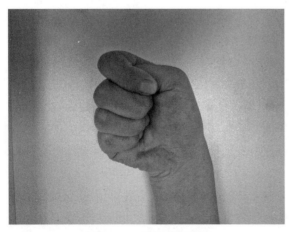

图 4-8-7　握拳尺偏试验

（二）腕伸肌紧张试验（Mills 征）

受试者肘关节伸直、前臂旋前、腕关节被动屈曲，引起肘外侧部疼痛，见于肱骨外上髁炎（网球肘）（图4-8-8）；屈腕抗阻试验阳性，受试者腕关节背伸，在抗阻力下做腕关节屈曲运动，肱骨内上髁处疼痛时即为阳性。见于肱骨内上髁炎（高尔夫肘）（图4-8-9）。

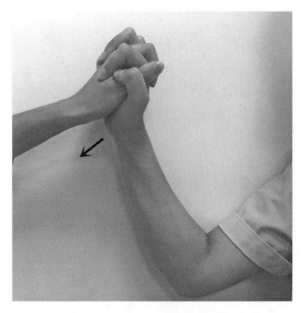

图 4-8-8　腕伸肌紧张试验

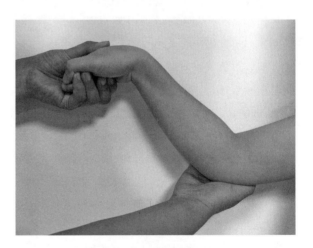

图 4-8-9　屈腕抗阻试验

（三）屈腕试验（Phalen 征）

检查时两手背相对，腕关节屈曲70°～90°，持续1 min后出现拇、示、中指的麻木及疼痛，偶向肘肩部放射，即为阳性。多见于正中神经卡压（腕管综合征）（图4-8-10）。

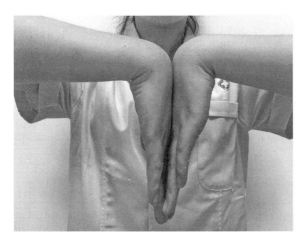

图 4-8-10　屈腕试验

（四）神经干叩击试验（Tinel 征）

神经损伤后，新生的神经纤维是未形成髓鞘的纤维，在叩击时感觉神经即可产生向该神经单一分布区的过敏感觉，即放射痛，为阳性（图 4-8-11）。本试验的意义是在神经修复后，利用叩击试验来检查神经生长到达的部位及判断其生长速度，正常时神经纤维的生长速度约为每日 1 mm。对于陈旧性神经损伤，当神经的近端形成假性神经瘤时，利用此试验可判断神经损伤部位。

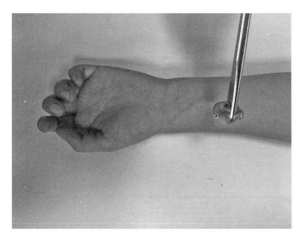

图 4-8-11　神经干叩击试验

（五）研磨试验（stress test）

用于诊断三角纤维软骨损伤。使受试者腕关节尺偏，检查者一只手固定尺骨端，另一只手固定尺侧腕骨部，使尺侧腕骨对着尺骨头向掌、背侧移动，出现疼痛、弹响和前臂的旋转功能障碍即为阳性（图 4-8-12）。

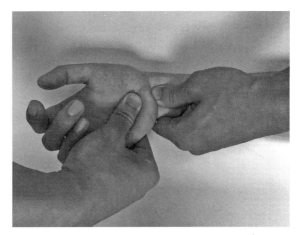

图 4-8-12　研磨试验

（六）Froment 征

嘱受试者示指和拇指同时夹一张纸，如拇内收肌瘫痪，无法做此动作，且用拇指的指间关节屈曲来代偿夹纸（图 4-8-13）。

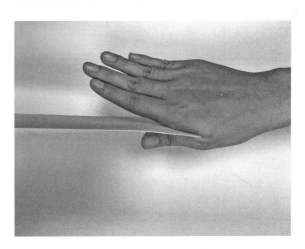

图 4-8-13　Froment 征

（七）内在肌紧张试验（intrinsic tightness）

嘱受试者的掌指关节放在伸直位，同时被动屈曲近侧指间关节，然后被动屈曲掌指关节。正常时掌指关节屈曲时近侧指间关节能被动屈曲，但在掌指关节伸直时，近侧指间关节不能充分屈曲，这多见于手内在肌紧张。

（八）外在伸肌紧张试验（extrinsic extensor tightness）

嘱受试者前臂旋前位，腕关节平伸，被动直伸掌指关节，屈曲近侧指间关节。正常时近侧指间关节可以被动屈曲，但当掌指关节置于屈曲位而近侧指间关节不能立即屈曲，这多见于腕部或手背伸肌腱粘连。

（九）艾伦试验

首先压住桡、尺动脉阻断血流,然后让受试者迅速地攥紧和松开拳头数次以使手内血液流出,随后让受试者伸开手指,此时手应该是白色的。然后松开一条动脉压紧另一条。正常情况下,手掌会迅速充血。如果充血缓慢提示动脉有完全性或不完全性闭塞。重复动作检测另一条动脉以评定其血供。

（王金宇）

参考文献

［1］王玉龙. 康复评定学. 2 版. 北京:人民卫生出版社,2013.

［2］恽晓平. 康复评定学. 2 版. 北京:华夏出版社,2014.

［3］王玉龙,张秀花. 康复评定技术. 2 版. 北京:人民卫生出版社,2014.

［4］张泓. 康复评定学. 北京:中国中医药出版社,2017.

［5］励建安,黄晓琳. 康复医学. 北京:人民卫生出版社,2016.

［6］贾杰. 手功能康复概论. 北京:电子工业出版社,2019.

［7］李雪萍,何成奇. 骨骼肌肉康复学评定方法. 北京:人民卫生出版社,2015.

第 五 章

认知功能评定

第一节
概　述

认知(cognition)是指人在对客观事物的认识过程中,对感觉输入信息获取、编码、操作、提取和使用的过程,是输入和输出之间发生的内部心理过程。这一过程包括知觉、注意、记忆及思维等。

一、认知功能的基本概念

认知功能属于大脑皮质的高级活动范畴,包括感觉、知觉、注意、记忆和执行功能等。

(一)感觉

感觉(sensation)是人脑对当前直接作用于感觉器官的客观事物个别属性的反映。人们通过感觉来反映客观事物的不同属性如色、香、味、冷、热和声音等,反映自身体内所发生的变化如身体的运动和位置等。人的感觉反映的仅仅是客观存在。

(二)知觉

人脑将当前作用于感觉器官的客观事物的各种属性(感觉)综合起来以整体的形式进行反映,即将感觉组织起来成为有意义的类型时,称其为知觉(perception)。

知觉是接纳感觉输入并将之转换成为具有心理含义的过程,因此知觉是高于感觉的感知水平,是纯心理性的大脑皮质的高级活动。从感觉到知觉是一个发生在大脑皮质的信息加工过程。各种感觉信息经多个联合皮质的分析器协同工作而成为有意义的结果。人们最终看到或听到的已经不是特异性感觉体验,而是对多种感觉刺激分析、综合并与以往经验和知识整合

的结果。

因此,知觉以感觉为基础,但不是感觉的简单相加。

(三)注意

注意(attention)是在一定时间内,从现有的信息中为进一步信息加工而选择刺激的过程,是心理活动指向一个符合当前活动需要的特定刺激,同时忽略或抑制无关刺激的能力。在多数情况下,需要排除外界刺激的干扰,借助于自己的意志努力使注意力较长时间集中于某种特定的对象上。

(四)记忆

记忆(memory)是人脑对所输入的信息进行编码、存储以及提取的过程,是过去经历过的事物在头脑中的反映。由于记忆功能的存在,人们能够利用以往的经验和学习新的知识。

(五)执行功能

执行功能(executive function)是指人独立完成有目的、自我控制的行为所必需的一组技能,包括计划、判断、决策、不适当反应(行为)的抑制、启动与控制有目的的行为、反应转移、动作行为的序列分析、问题解决等心智操作,是一种综合的运用能力。

二、认知功能障碍的分类及分型

当各种原因引起脑部组织损伤时,导致患者记忆、语言、视空间、执行、计算和理解判断等功能中的一项或多项受损,影响个体的日常生活或社会活动能力,称为认知功能障碍,又称高级脑功能障碍,包括知觉障碍、注意障碍、记忆障碍和执行功能障碍等(表5-1-1)。

表 5-1-1　认知功能障碍的分类

知觉障碍	躯体构图障碍	单侧忽略 躯体失认 疾病失认 手指失认 左右分辨困难
	视空间关系障碍	图形-背景分辨障碍 空间定位障碍 空间关系障碍 地形定向障碍 物体形态恒常性识别障碍 距离与深度知觉障碍
	失认症	视觉失认 触觉失认 听觉失认
	失用症	意念性失用 意念运动性失用 肢体运动性失用 口腔-面部失用 结构性失用 穿衣失用
注意障碍		反应时 注意广度 注意持久性 注意选择性 注意转移 注意分配
记忆障碍		瞬时记忆 短时记忆 长时记忆
执行功能障碍		启动能力 反应-抑制和变换能力 问题解决能力
定向力障碍		人物定向 地点定向 时间定向
交流障碍		
计算力障碍		
推理判断障碍		

三、认知功能评定的目的及意义

(一)认知功能评定的目的

1. 了解患者目前的认知损伤状况。
2. 帮助作业治疗师设定康复目标。
3. 制订康复方案。
4. 评量康复成效。
5. 准备出院计划。

(二)认知功能评定的意义

1. 作业治疗师可明确患者的认知障碍对其各项日常生活活动(包括日常生活、教育、工作、游戏和休闲、社会参与等)所造成的影响,将患者的治疗结合到日常生活中并加以应用。

2. 作业治疗师可判断患者尚存和潜在的代偿能力、障碍程度,确定使患者的功能行为达到最佳状态所需要的帮助水平及类型。

3. 作业治疗师可深入分析患者受损的认知功能如何受到活动需求和情境改变的影响。

四、认知功能评定的注意事项

1. 认知功能障碍评定的重点在于确定认知障碍对日常作业活动的影响。因此,更着重于观察认知障碍是否影响和在哪些方面影响以及如何影响日常活动。

2. 认知功能障碍的评定应尽可能采用标准化的定量检查方法,便于治疗前后对比。

3. 评定的重点应根据病史、脑损伤部位、认知障碍表现来确定。如左、右侧不同部位、不同脑结构的损伤具有各自的功能障碍特点,因此有助于评定方法和评定项目的选择。

4. 在检查过程中,若患者不能按照指令进行作业,作业治疗师应进一步给予提示。通过观察患者对提示的反馈,判断患者是否可以从提示中受益,从何种提示中受益,以及通过提示产生了什么样的变化。

5. 若患者同时合并失语症,作业治疗师应首先确定其语言理解(听、阅读)水平和最可靠的语言表达方式。根据情况,可采用"是"与"否"的简单问题或多选题要求患者回答;也可以采用一步命令(口头或文字),如果患者不能理解一步命令,则需要进一步做动作模仿检查。当患者既不能用"是"或"否"回答简单问题,也不能执行一步命令时,很难对其进行准确的认知功能评定。

6. 听觉或视觉障碍者有可能影响认知评定结果。因此,检查者在评定时应选择功能正常的感觉器官而不要通过损伤的感觉通道对认知进行评定。例如,对听力损伤者,可采用文字指令;对视觉损伤者,可采用放大的检查用品。

7. 认知障碍评定的得分虽然能够提示患者存在某种认知障碍和(或)障碍的程度,但不能告知该认知障碍发生的原因。因此,检查过程中除了注意得分这一结果外,还应注意患者如何完成该项作业,如何达到最终的分数以及检查过程中所给予的提示如何对其表现产生影响。通过细致的观察,对可能的原因进行分析、判断,为选择治疗方案提供更加明确的依据。

第二节
知觉功能评定

一、知觉及知觉障碍的分类

知觉是人类对客观事物的整体认识。人类认识客观事物始于感觉输入,感觉器官将外界的刺激信息输入神经系统进行识别和辨认,是人们认识客观事物最重要的环节。知觉是以感觉为基础,但不等于各种感觉信息的总和,要比感觉信息的叠加更为复杂。

知觉障碍是指在感觉传导系统完整的情况下,大脑皮质联合区特定区域对感觉刺激的解释和整合障碍,可见于各种原因所致的局灶性或弥漫性脑损伤的患者。损伤部位和损伤程度不同,知觉障碍的表现亦不相同。临床上常见的主要障碍有躯体构图障碍、空间关系障碍、失认症和失用症等,每一种类型的障碍又分为若干亚型(图5-2-1)。

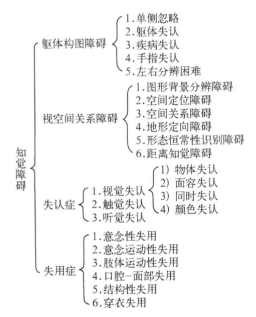

图 5-2-1　知觉障碍的分类

二、知觉功能评定

(一)躯体构图障碍

躯体构图(body image)是指本体感觉、触觉、视觉、肌肉运动知觉以及前庭觉传入信息整合后形成的神经性姿势模型,其中包含了对人体各部分之间相互关系的认识是一切运动的基础,身体的哪一部分移动、向哪里移动以及如何移动均有赖于对身体各部分及其关系的正确认识,认识身体及其各部分之间的关系也是理解人与物之间空间关系的前提。一个人穿衣服的能力部分依赖于躯体构图的完整。

躯体构图障碍(body image disturbance)是指与人体知觉有关的一组障碍,包括单侧忽略、疾病失认、手指失认、躯体失认,以及左右分辨困难,常见于脑血管病、脑外伤和截肢后幻肢现象。

1. 单侧忽略　单侧忽略(unilateral neglect)又称单侧不注意、单侧空间忽略、单侧空间失认,是脑损伤尤其是脑卒中后立即出现的最常见的行为认知障碍之一。患者的各种初级感觉(可以)完好无损,却不能对大脑损伤灶对侧身体或空间呈现的刺激(视觉、躯体感觉、听觉和运动觉刺激)做出反应。具体评定方法如下。

(1)二等分线段测验:由 Schenkenberg 等人设计(图5-2-2)。在一张白纸上平行画三组水平线段,每组含 6 条线段,长度分别为 10 cm、12 cm、14 cm、16 cm、18 cm、20 cm。最上端及最下端各有 1 条 15 cm 的线段作为示范之用,不作为结果统计。被测者挺胸坐位,嘱其用笔在每条线的中点处做一标记,将线等分为二。要求被测者注意每一条线段,尽量不要遗漏。每条线上只能画一个标记。

切分点偏移距离超出全长的 10%,或与正常组对照偏离大于 3 个标准者为异常。存在左侧忽略者,切分点常向右偏移。

(2)划销测验(图5-2-3):一张 26 cm×20 cm 的白纸上有 40 条线段,每条长 2.5 cm,线条排列貌似随机,实质上分为 7 个纵行,中间 1 个纵行有 4 条,其余每行有 6 条线段,分别分布在中间纵行的两侧。要求被测者划销所看到线段,最后分析未被划销的线条数目及偏向。

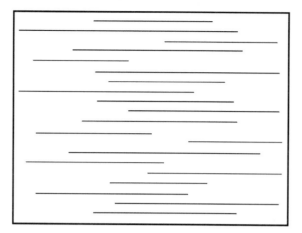

图 5-2-2 二等分线段测验

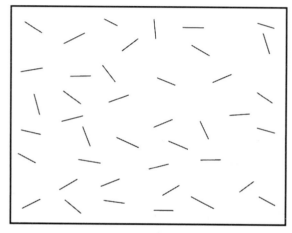

图 5-2-3 划销测验

正常者可划销所有线段;有左侧忽略者,左侧线段划少,甚至不划;也可以划销字母、数字、符号,或将一段文章中的某个同样的字用红笔圈起来。

(3)画图测验

1)临摹画房子:作业治疗师出示画好的房子,要求被测者按照样本临摹。只画出图形的一半,一侧缺失,或临摹的图画显著偏置在纸的一侧,均提示存在单侧忽略。

2)填表盘数字:要求被测者在已经画好的表盘里填写代表时间的数字,并将指针指向"10∶15"。单侧忽略的被测者,或者将所有数字挤在一边,或者不写表盘内半边的时间数字。

3)默画人像:左侧单侧忽略症被测者在默画一个人的时候,表现为左侧部分缺失、左半侧身体较瘦,或身体的某些部分歪斜向右侧。被测者画花时,左侧的花瓣和叶子缺失。

(4)双侧同时刺激检查:首先进行单侧感觉(视觉、听觉、触觉)刺激反应检查,然后双侧同时给予刺激,观察被测者的反应。单侧忽略症状较轻或处于恢复阶段时,仅给损伤灶对侧以感觉刺激(如耳边铃声)时可以出现反应;双侧同时给予刺激则表现出刺激损伤灶同侧有反应,但患侧不能反应或不能快速反应。

(5)功能检查:功能检查包括阅读、写字、命名放在被测者视野中线上的物品等。检查一侧肢体忽略时,可要求被测者根据指令指出或移动指定的肢体部位。

2. 躯体失认 躯体失认(somatognosia)指识别自己和他人身体各部位的能力障碍。躯体失认患者缺乏人体结构的概念,不能区别自己和检查者身体各个部位以及各部位之间的相互关系,多与其他认知障碍同时存在,如疾病失认、失用症、言语困难、空间知觉障碍等。自身失认(autotopagnosia)患者不能按照指令识别、命名或指出自己身体的各部位。具体评定方法如下。

(1)观察:观察是躯体失认的主要检查方法。观察的内容包括被测者如何摆放偏瘫的肢体、如何看待自己的偏瘫肢体等。例如,是否表示自己的肢体是属于其他人的,是否能够自发地认识到一侧肢体功能的丧失。

(2)按照指令指出人体部位:被测者要按照指令指出或回答以下身体部位(自己、检查者、人体画或人体拼图)的名称。例如,嘴、颏、鼻子、头发、肘、肩、膝、脚、后背等。在检查躯体失认时不要使用"左"和"右"字以避免合并左右分辨障碍的被测者被误诊。

在合理的时间内能够正确地说出所有部位的名称者为正常,否则提示异常。

单纯左右分辨障碍的患者能较好地辨别身体各部位;人体部位识别障碍的患者在人体部位识别及左右分辨检查中均会表现异常。

(3)模仿动作:要求被测者模仿作业治疗师的动作,如触摸下巴、左手、右小腿等。由于不是检查左右分辨障碍,因此被测者模仿时即便是镜像反应也属正常。

(4)要求被测者回答以下问题:①一般来说,

一个人的牙齿是在嘴的里面还是外面? ②你的腿是在你的胃下面吗? ③你的脚和胃,哪一个离你的鼻子更远? ④你的嘴是在眼睛的上方吗? ⑤你的脖子和肩膀,哪一个距离你的嘴更近? ⑥你的手指是在肘和手之间吗? ⑦什么在你的头顶上,头发还是眼睛? ⑧你的背是在前面还是在后面?

正常者应能在合理的时间内正确回答所有问题。

(5)画图测验:给被测者一支笔和一张白纸,嘱被测者在纸上画一个人。要求画出人体的10个部分,每部分1分,共计10分。这10个人体部分是:头、躯干、右臂、左臂、右腿、左腿、右手、左手、右脚、左脚。10分为正常;6~9分为轻度障碍;5分以下提示重度障碍。

3. **疾病失认** 疾病失认(anosognosia)是一种严重的躯体构图障碍,患者否认、忽视或不知道其患侧肢体的存在。患者的初级感觉系统功能正常,但不能表现出与之相应的知觉。具体评定方法如下。

(1)躯体感觉检查:系统的躯体感觉检查有助于诊断。

(2)与被测者交谈:通过交谈观察被测者是否意识到瘫痪的存在,对于瘫痪的主观感觉(是否漠不关心),如何解释胳膊为什么不能动。如果被测者否认肢体瘫痪的存在,或编造各种原因来解释肢体为何不能正常活动时,均提示存在疾病失认。

4. **手指失认** 手指失认是指在感觉存在的情况下不能按照指令识别自己的手指或他人的手指,包括不能命名或选择手指,不能指出被触及的手指。可以表现为单手失认或双手同时失认。手指失认是躯体构图障碍的一种表现形式。具体评定方法如下。

(1)手指图指认:在被测者面前出示一张手指图,嘱被测者将掌心朝下放置于桌面上。作业治疗师触及其某一手指后,要求被测者在图中指出刚刚被触及的手指,如右边第2个手指、左边第3个手指、右边第4个手指等。要求被测者睁眼和闭眼分别指认5次,然后进行比较。

(2)命名指认:作业治疗师说出手指的名称,要求被测者分别从自己的手、作业治疗师的手及手指图上指认(各10次)。

(3)动作模仿:被测者模仿手指动作,如示指弯曲、拇指与中指对指。

(4)绘图:要求被测者画一张手指图,观察各手指排列及分布。

5. **左右分辨困难** 左右分辨是指理解、区别和利用左右概念的能力,包括理解自身的左与右或对面作业治疗师的左与右。左右分辨障碍的患者不能命名或指出自身或对方身体的左、右侧。具体评定方法如下。

(1)按照口令做动作:作业治疗师发出动作要求,被测者执行。例如,"伸出你的左手""用你的左手摸你的右耳"。

(2)动作模仿:作业治疗师做一个动作要求被测者模仿,如将右手放在大腿上。观察被测者是否存在镜像模仿。

Benton于1983年发表了一个标准化检查方法——Benton左右定向检查法(表5-2-1)。作业治疗师坐在被测者对面,被测者按照指令分别指出自己、对方或人体模型的左、右侧。

表5-2-1　Benton左右定向检查表

	检查项目	得	分
1	伸出你的左手	1	0
2	指出你的右眼	1	0
3	触摸你的左耳	1	0
4	伸出你的右手	1	0
5	用你的左手触摸你的左耳	1	0
6	用你的左手触摸你的右眼	1	0
7	用你的右手触摸你的右膝	1	0
8	用你的左手触摸你的左眼	1	0
9	用你的左手触摸你的右耳	1	0
10	用你的右手触摸你的左膝	1	0
11	用你的右手触摸你的右耳	1	0
12	用你的右手触摸你的左眼	1	0
13	指我的眼睛	1	0
14	指我的左腿	1	0
15	指我的左耳	1	0
16	指我的右手	1	0
17	用你的右手摸我的左耳	1	0
18	用你的左手摸我的左眼	1	0

（续表）

	检查项目	得	分
19	把你的左手放在我的右肩上	1	0
20	用你的右手摸我的右眼	1	0
	总　分		

满分 20 分，17～20 分为正常，＜17 分为异常

（二）视空间关系障碍

视空间关系障碍包含多种症状，其共同之处在于观察两者之间或自己与两个或两个以上物体之间的空间位置关系时表现出障碍。视空间损害的患者不能或难于确定处在二维和三维空间的物品定位，即便用手接触和用眼睛看能够了解物品本身的信息，但仍有判断方向、角度和距离等方面的困难。

1. 图形背景分辨障碍　图形背景知觉是从背景中区别前景或不同形状的能力。这种能力使人们很容易在抽屉里发现要找的东西；在开车的时候能够专心注视道路情况，忽视其他与安全无关的环境与事物。图形背景分辨障碍指患者由于不能忽略无关的视觉刺激和选择必要的对象，因而不能从背景中区分出不同的形状。具体评定方法如下。

（1）辨认重叠图形：给被测者出示一张将三种物品重叠在一起的图片，然后要求被测者用手指点或者说出所见物品的名称，限 1 min 内完成辨认（图 5-2-4）。

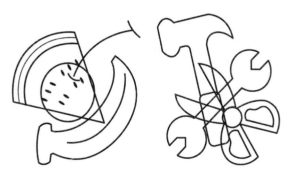

图 5-2-4　重叠图形辨认

（2）功能检查：可选择在卧室里，从白床单上拿起白色的浴巾或洗脸毛巾；穿衣时，找到袖子、扣子、扣眼儿以及衬衫的下部，或将衬衣按袖子的长短分开摆放；在厨房里，从柜橱里找出一件用具或从未按分类摆放的抽屉中找出勺子。

2. 空间定位障碍　空间定位即方位知觉，指对物体的方位概念如上、下、前、后、左、右、内、外、东、南、西、北等的认识。空间定位障碍的患者不能理解和判断物体与物体之间的方位关系。判断物体所处方位，除了视空间关系外，还需要语言理解。具体评定方法如下。

（1）绘图：将一张画有图案的纸放在被测者面前，令其在图案下方或上方画一个圆圈。

（2）图片检查：出示几张内容相同但位置不同的图片。如一只铅笔和一个本子，每张图片中铅笔分别位于本子的上方、侧方、后方。要求被测者描述每一张图片中铅笔与本子之间的位置关系。

（3）功能性检查（实物定位）：将一些物品如杯子、勺、茶盘放在被测者面前并根据要求安排这些物品的位置，例如，"将杯子放到盘子上""将勺子放到杯子里""将茶盘放到杯子旁"等。亦可将两块正方形积木放在被测者面前，要求被测者将其中一块积木围绕另一块积木来变换摆放位置，如放在它的上面、两侧、前面、后面。

3. 空间关系障碍　空间关系（spatial relation）指对两个或两个以上的物体之间以及它们与人体之间的相互位置关系的认识，如距离和相互间角度的知觉的建立等。不能判断两物体之间的空间位置关系以及物体与自身之间的位置关系时称为空间关系功能障碍。具体评定方法如下。

（1）连接点阵图：一张纸的左半边有一个点阵图，各点之间用线连接后形成一个图案。纸的右半边有一个相同图案的点阵图，要求被测者用线将点连接成一个和左侧一模一样的图案。

（2）十字标：准备一张空白纸、一张示范卡和一支笔，在示范卡不同的位置上画有若干个十字标。要求被测者完全按照示范卡将十字标及其位置在白纸上准确无误地复制出来。如果被测者不理解指令，作业治疗师则需要给被测者做示范。

（3）结构性运用检查：绘图如花朵、表盘等。观察画面的布局、表盘内代表时间的数字的排列情况。

（4）ADL 检查：在穿衣、梳洗、转移、进食等活动中观察被测者取、放物品，身体相应位置的变化等。

4. 地形定向障碍　地形定向指判断两地之间的关系。地形定向障碍指不能理解和记住两地之间的关系,形成空间地图并利用它去发现达到目的地的路线或解决有关地形问题上出现种种错误。

地形定向障碍常与空间关系综合征的其他问题并存。地形定向障碍是由于不能回忆以往熟悉的环境,还是不能利用视意象作为一个加工工具来解决患者面对的地形问题,至今尚难以确定。有学者认为,地形定向障碍是失认性障碍和遗忘共同导致的结果。具体评定方法如下。

(1)了解日常情况:向家属或陪护者了解被测者日常生活中有无迷路的情况。

(2)使用地图:将一张所在城市的交通地图展开放在被测者面前,作业治疗师指出当前所在地点,嘱被测者从该点出发并找出其回家的路线。

(3)功能评定:要求被测者描述一个熟悉的路线或画一个熟悉的路线图,如所住街区、居住的位置及主要的十字路口。

5. 物体形态恒常性识别障碍　物体形态恒常性是指识别两个具有相似形状但大小和位置不同的物体的能力。例如,区别 b 和 d、p 和 q、m 和 w 时需要具备这种能力。物体恒常性识别障碍患者不能观察或注意到物体的结构和形状上的细微差异,不能鉴别形状相似的物体,或者不能识别放置于不同角度(非常规角度)的物体。

评定的方法为将物品非常规摆放,如反放手表,或将形状相似、大小不同的几种物体混放在一起,要求被测者一一辨认。例如,一组物体为铅笔、钢笔、吸管、牙刷、手表;另一组物体可以是钥匙、曲别针、硬币、戒指。每一物体从不同角度呈现若干次(上下、正反颠倒)。

6. 距离与深度知觉障碍　存在距离与深度知觉障碍的患者在对物体的距离及深度的判断上常常有误。空间失定向是导致距离知觉异常的重要因素。具体评定方法如下。

(1)距离知觉:令被测者将摆放在桌子上的一件物体拿起来,或将物体悬吊在被测者面前让其抓取。

(2)深度知觉:令被测者倒一杯水,观察水是否从杯中溢出。

(三)失认症

失认症(agnosia)是对物品、人、声音、形状或气味的识别能力丧失的总称,是指在特定感觉正常的情况下,患者不能通过该感觉方式认识以往熟悉的事物,但仍可以利用其他感觉途径对其识别的一类症状。

失认症并非由于感觉障碍、智力衰退、意识不清、注意力不集中等情况所致,而是感觉信息向概念化水平的传输和整合过程受到破坏的结果。失认症的存在将使 ADL 能力和生活质量受到影响。失认症可局限于一种感觉方式上,根据感觉方式的不同,失认症分为视觉失认、触觉失认和听觉失认。

1. 视觉失认　视觉失认(visual agnosia)指不能识别视觉刺激的意义。患者能看见视觉刺激物(目标)但不能赋予其意义,即不知其是什么。症状时有波动,有时非常严重不能识别某物,有时又完全消失而能够识别。视觉失认包括物体失认、面容失认、同时失认及颜色失认。

(1)物体失认:物体失认是失认症中最常见的一种,指在视力和视野正常的情况下,患者不能通过用眼睛看来识别常用物品。虽然患者视神经功能正常——视觉刺激能够正常通过眼睛和视束到达视觉中枢,但由于对所见物品的各种属性和以往经验进行合成的功能受到损害,因而不能得到正确的解释,却仍然可以通过其他感觉如触、听觉识别出该物品。例如,拿一只铅笔问患者:"这是什么?"患者不认识,但手触摸后知道是铅笔。具体评定方法如下。

1)物品命名:将一些常用物品,如梳子、眼镜、钥匙、铅笔、硬币、牙刷等实物或照片逐一呈现,要求被测者辨认并命名。被测者有运动性失语时,可由作业治疗师说出物品的名称,要求被测者从上述诸多物品中挑出指定目标,如指出哪个是钥匙(物品选择)。作业治疗师也可以拿出一件物品如一把钥匙,然后让被测者从一张字词表中挑出"钥匙"一词(名称选择)。

2)物品特征描述和模仿应用:要求被测者针对实物或照片做特征性描述,包括形状、轮廓、表面特征、颜色及用途等。

3)复制图画:出示绘有常用的物品的线条图

画如花、自行车、房子等,要求被测者复制并命名。

4) 提示性视觉分辨:将一些常用物品放在被测者面前,根据作业治疗师描述的特征,要求被测者指出物品。例如,"医师用来听心脏的东西"。

5) 触摸命名:要求被测者闭目,用手触摸物品后对其命名。

(2) 面容失认:面容失认(prosopagnosia)指脑损伤后不能识别以往熟悉的面孔。面容失认患者可以分辨不同的面部表情,但不能分辨他(她)是谁。患者仅通过脸部特征不能认出熟人,还必须依赖其他提示如说话的声音、步态、服装或发型等才能识别。症状严重时,患者甚至不能识别亲朋好友,不能从镜子里认出自己。

面容失认的本质是在同一种类中不能区别不同的项目。因此,除了区别别人的面孔有困难外,在区别其他种类时也可能出现类似的情况,如识别动物或汽车。面容失认常与视野缺损或其他视觉失认并存,亦可在无物体失认的情况下独立存在。具体评定方法如下。

1) 面部特征描述:检查被测者分析和描述面部组成特征的能力。

2) 面部识别和命名:辨认和称呼亲人、朋友或公众人物如国家领导人、体育名人、电影明星、歌星等的照片。也可以让被测者照镜子,观察其是否能认出自己。

3) 面部匹配:从若干照片中挑选出两张相同的(面部的拍摄角度和光线可不一样)。

4) 其他特征识别:从声音、步态、服装等特征来识别熟人。

(3) 同时失认:同时失认(simultanagnosia)指不能同时完整地识别一个图像。患者在观看一幅动作或故事图画时可识别局部微小的细节,每次只能理解或识别其中的一个方面或一部分,却不能获得整体感,因而不能指出该幅图画的主题。复制时可将主要的具体细节分别记录下来,但不能将每一部分放在一起组成一幅完整的画。同时失认是视觉信息的整合障碍,常见病因为脑血管病,双侧脑肿瘤引起同时失认亦有报道。具体评定方法如下。

1) 数点:出示一张整版印有印刷符号如小圆点的作业纸,要求被测者数点。观察被测者是否仅

注意排列在中央的部分或其他某一部分。

2) 描述或复制图画:要求被测者就一幅通俗的情景画做描述。还可以让被测者复制一幅画,观察其是否能复制完整。

(4) 颜色失认:颜色失认(coloragnosia)指患者能感觉和区别两种不同颜色,但不能将颜色分类,即不能选择或指出检查者说出的颜色,是颜色信息的提取障碍,患者有颜色命名障碍时不能根据检查者的要求(用示指指定颜色)说出颜色的名称。由于不能命名颜色,因此不能将颜色的名称与颜色进行匹配,反之亦然。颜色失认常与面容失认或其他视失认并存。具体评定方法如下。

1) 颜色辨别:将两种不同的颜色放在一起,要求被测者回答是否相同。

2) 颜色分类(颜色-物品匹配检查):作业治疗师命名一种颜色,要求被测者从色卡或物品中挑出指定颜色,或在许多色卡中匹配相同颜色。

3) 颜色命名(视觉-言语检查):作业治疗师出示一种颜色,要求被测者说出颜色的名称,即对所见颜色进行命名。

4) 颜色知识(非颜色视觉检查)及应用:检查有关颜色信息的提取能力。向被测者提问:香蕉是什么颜色? 树叶是什么颜色? 等等。然后,给被测者绘有苹果、橘子、香蕉形状的无色图形,要求被测者用彩笔涂上相应的颜色(自由填充)。

2. 触觉失认 触觉失认(tactile agnosia)指不能通过触摸来识别物品的大小、形状、性质,从而判断手中的物品是什么。患者的触觉、温度觉、本体感觉以及注意力均正常,却不能在看不见手中物品的情况下(如闭目)通过用手触摸的方式来辨认从前早已熟悉的物品,不能命名物品的名称,不能说明和演示该物品的功能、用途等。触觉失认可累及单手或双手。临床上单纯性触觉失认极为少见。具体评定方法如下。

(1) 一般检查:深、浅感觉及复合感觉检查。

(2) 物品的语义相关性检查:要求被测者从3种物品(如短小的铅笔、橡皮、牙签)中,用手触摸选择出2个语义相关的物品(铅笔和橡皮)。如果被测者根据形态相似来选择如短铅笔和牙签,则回答错误。左、右手分别进行测试。

（3）物品的触觉性命名：将测试用物品用布遮盖或采用屏风隔断视线，被测者触摸物品后对其命名并描述物品的物理特征，左、右手分别进行测试。命名异常包括错语（如称饭碗为茶杯），物品的形状和取材描述错误（如将剪刀描述为"一个轴加上两个环""是一种很重要的工具，每天都要用"等），无反应等。

（4）物品的触觉性选择：在桌子上摆放各种物品，如球、铅笔、硬币、戒指、纽扣、积木、剪刀等，先让被测者闭眼（或采用屏风）用手触摸其中一件，辨认是何物，然后放回桌面，再让被测者睁开眼，从物品中挑出刚才触摸过的物品。

（5）几何图形的触觉性选择：用塑料片做 10 个几何图形，如椭圆形、三角形、五边形、正方形、六边形、八边形、十字形、菱形、梯形、圆形。先让被测者闭眼触摸其中一块，然后再睁开眼睛，试从绘画中寻找出与刚才触摸过的物品相同的图形。

3. 听觉失认　听觉失认（auditory agnosia）指不能识别一个声音的意义。听觉失认患者的听觉完全正常，患者可以判断有声音的存在，但失去领会任何声音意义的能力。听觉失认分为非言语性声音失认和言语性声音失认。具体评定方法如下。

（1）听力检查：可采用粗测或精测方法进行检查。粗测方法为：在安静的房间内，嘱被测者闭目坐于椅子上，并用手指堵塞一侧耳道，作业治疗师持机械手表自 1 m 以外逐渐移近被测者耳部，直至被试者听到声音为止。测量距离并将结果与正常人进行对照。听力正常时约在 1 m 处即可听到机械表声。精测时须使用规定频率的音叉或电测听设备进行测试。

（2）非言语性听觉失认：检查时可在被测者背后发出各种不同的声响，如敲门、碰杯子、拍手等，观察被测者能否判断是什么声音。

（3）言语性听觉失认：检查包括听理解、阅读理解、书写、自发语、复述、听写等。

（四）失用症

失用症（apraxia）是指由于不能正确地运用后天习得的技能运动，因而在没有瘫痪的情况下不能执行有目的的运动的运用障碍。它是一组反映运动系统在皮质功能水平上的障碍的综合征（躯体运动中枢除外）。

失用症的发生与肌力下降、肌张力异常、运动协调性障碍、感觉缺失、视空间障碍、语言理解困难、注意力差或不合作等无关。

根据症状表现和产生机制不同，将失用症分为意念性失用、意念运动性失用、肢体运动性失用、口腔-面部失用、结构性失用及穿衣失用。失用症多见于左侧脑损伤，且常合并失语。临床上，失用症好发于脑卒中患者和痴呆患者，故老年患者多见。

1. 意念性失用　意念性失用（ideational apraxia）是较严重的运用障碍。患者对于做一件事的目的和完成一件事需要做什么、怎样做和使用什么工具都缺乏正确的认识和理解。患者不能自动或根据指令完成有目的的协调、复杂的多步骤运动。虽然可以正确地完成复杂动作中的每一个分解动作，但不能把各分解动作按照一定的顺序排列组合成为连贯、协调的功能活动，表现为动作的逻辑顺序出现混乱，或某一个动作被省略、重复，也不能描述一项复杂活动的实施步骤，但动作模仿可以是正常的。

采用功能评定的方法：可要求被测者做梳头发、用钥匙开锁或演示刷牙的程序。如被测者表现为不能理解也不能描述动作；不能够执行口令也不能正确地使用实物完成规定任务；动作顺序混乱或物品挑选和使用错误（如，用牙刷梳头发；用梳子开锁；用没有牙膏的牙刷刷牙等）均属于意念性失用。

2. 意念运动性失用　患者不能执行运动的口头指令，也不能模仿他人的动作，但对过去学会的运动仍有记忆，可无意识地、自动地进行过去学过的动作，当发出指令要求其完成某种动作时却表现出障碍。如让患者徒手完成刷牙的动作，患者表示茫然，但递给牙刷时，会完成用牙刷刷牙的动作。

可采用功能评定的方法进行评定。如要求被测者做一些动作：咳嗽、用力用鼻子吸气、用打火机点烟、刮胡子、刷牙等，被测者在不用实物的情况下，能按口令完成大多数动作为正常；只有在给予实物时被测者才能完成大多数动作为意念运动性失用；即使给予实物也不能完成大多数动作为严重意念运动性失用。

意念运动性失用需与轻度偏瘫、运动障碍如帕金森病、肌张力异常、感觉障碍、癔病等所致的类似症状进行鉴别。

3. 肢体运动性失用　在排除肢体运动功能障碍疾病的情况下，患者肢体精细动作笨拙，如患者不能完成扣纽扣、系鞋带、穿针引线等。

4. 口腔-面部失用　患者不能按照指令完成面部、唇、舌、咽、喉、下颌等部位的复杂动作，如舔嘴唇、噘嘴、鼓腮、吹口哨、龇牙、眨眼、皱眉、咳嗽等动作，或表现为动作不协调、不正确或持续动作。

可采用功能评定的方法进行评定。如观察被测者是否能按指令完成伸舌、鼓腮、咳嗽、嗅味、吹灭火柴、用吸管饮水、咀嚼及做各种面部表情等动作。观察动作是否协调，流畅。

口腔-面部失用应注意与吞咽功能障碍相鉴别。

5. 结构性失用　结构性失用（constructional apraxia）指组合或构成活动障碍。正常情况下，人们在进行组合性的活动中，能清楚地观察每一个细节，理解各个部分之间的关系，并能将各个部分组合起来，构成完整的组合性活动，如复制、根据指令画图、组装二维或三维的模型或结构等。结构性失用的患者，在结构性活动中表现出困难，这是因为结构性失用患者丧失了对任务的空间分析能力，不理解部分与整体的关系。如不能根据指令完成画图、积木组装等，严重者不能完成穿衣、摆放餐具、组装家具等。具体评定方法如下。

(1) 复制几何图形：复制三维几何图形如长方体、立方体，或者复杂的二维平面几何图形。如简易精神状态检查量表（MMSE）中的两个相互交叉重叠的五边形。Rey-Osterrirth 复杂图形测验也可用于结构性失用的检查。

(2) 复制图画：被测者默画出房子、花、钟面等。

(3) 拼图：出示所拼图案，图案不宜过于复杂。

(4) 功能活动：采用立体拼插、组装玩具进行实物组装。通过穿衣、做饭、剪裁、组装家具等活动观察其日常生活活动能力是否受到影响。

6. 穿衣失用　穿衣失用（dressing apraxia）是指患者辨认不清衣服的上与下、前与后、里与外，因而不能自己穿衣服。

可采用功能评定方法进行评定。嘱被测者脱或穿上衣，观察其动作表现。如被测者是否不能决定从哪个部位开始穿或在哪儿找到袖孔？是否忽略穿身体半侧的衣服？穿衣时是否将衣服的里外及前后颠倒？扣子是否扣到错误的扣眼里？等等。

第三节 注意功能评定

一、注意

注意是完成各种作业活动的必要条件。注意障碍（attention deficit disorder）者不能处理用于顺利进行活动所必要的各种信息。

二、注意功能评定

注意是所有有意识作业的基础，在不同程度上受到运动、知觉、认知行为的影响。

（一）反应时的检查

反应时又称反应时间，指刺激作用于机体后到明显的反应开始时所需要的时间，即刺激与反应之间的时距。检查测量时，给被测者以单一的刺激，要求其在感受到刺激时尽可能快地对刺激做出反应，作业治疗师预先向被测者交代刺激是什么以及他要做的反应是什么，计时器记录从刺激呈现到被测者的反应开始时的时间间隔。可根据情况选择测定听觉反应时或视觉反应时。

（二）注意广度的检查

数字距尤其是倒叙数字距，是检查注意广度的常用检查方法。

数字距检查是被测者根据作业治疗师的要求正向复述或逆向复述（倒叙）逐渐延长的数字串的测试方法。检查方法如表 5-3-1。

表 5-3-1　数字距检查表

正向复述		逆向复述	
8—3	2	5—9	2
6—1	2	7—4	2
5—8—3	3	6—1—3	3

（续表）

正向复述		逆向复述	
8-4-2	3	7-4-5	3
3-4-1-9	4	6-2-3-1	4
9-2-5-7	4	5-9-6-2	4
8-6-7-3-4	5	8-7-2-4-6	5
1-5-7-3-2	5	3-1-6-4-7	5
4-3-5-4-7-8	6	8-3-5-4-1-6	6
6-9-2-5-8-7	6	9-2-3-8-5-4	6
8-6-1-7-4-2-5	7	3-1-2-9-8-6-7	7
8-1-6-9-3-4-7	7	6-7-5-9-1-2-3	7
3-8-1-4-2-6-7-5	8	2-5-8-1-7-9-4-3	8
5-6-2-9-3-1-7-8	8	9-1-4-7-5-3-6-2	8
4-8-1-9-7-3-5-2-6	9		
9-2-7-5-4-1-6-3-8	9		
得分:		得分:	

正数数字距检查是令被测者按照检查者所给予的数字顺序进行复述，通常从2位数开始，每一个水平做两次检查，即同一数字距水平测试两组不同的数字。一个水平的检查通过后（两次检查中通过任意一次即可）进入下一个水平的测试。如果两次均失败，则检查结束。数字距检查结果取最后通过的数字串水平。

作业治疗师以每秒1位数的速度说出一组数字，注意不要成串地将数字脱口而出，以免使检查的准确性受到影响（成串地念数字有助于复述，回忆电话号码即采用这种方法）。倒数检查采用同样的方法，不同之处是要求被测者从后向前逆向重复检查者说出的一组数字。

正常人正数数字距为7±2，数字距长短与年龄和受教育水平有关。一个年轻的知识分子，其数字距至少为6。数字距为5时，要根据被测者的年龄和文化水平判断其正常还是处于正常边缘。对于老人或文化水平较低者而言，数字距5应属于正常。数字距为4时则提示被测者处于临界状态或异常。数字距等于3时，被测者无疑存在确定的损伤。正常人的倒数数字距通常比正数少1位，即倒数数字距为6±2，一般不超过2位数。故数字距为3时提示被测者为临界状态或异常，而数字距等于2时则可确诊异常。

数字距减小是注意障碍的一个特征，常见于额叶损伤患者。注意排除由于听觉或语言障碍所引起的复述较差的结果。

（三）注意持久性的检查

1. 划销测验　给被测者一支笔，要求其以最快的速度准确地划去指定数字或字母，如要求被测者划去下列字母中的"C"和"E"（图5-3-1）。

BAFEIZJELJLANYAHNUIQYFEJINCNUUOEPUHBECAAJDJWI
ELKHGCANIAGHETLCALWHENYOUNOAECTALLIHBCAOJN
EOUHLLWEOCONAIYBTONEBNIGHTACEMEADLOVEAJUJC
LEMONAECUHUOEOJLCLAIHEPUAELJIAJJMQOPZMEPOM
CJHDOEPPCLKJMCKLELOOALCMKEOKJELLCJKLALEMON
CRTRECAOPNOATALLEJKOHJCLJJKEATALLJCKKKEOEMAT
JNKUHGOCUHJUJJEOKKCLKJJEOKJJJEOKJJJJKOPCUYQY

图5-3-1

被测者操作完毕后，分别统计正确划销字母与错误划销字母，并记录划销时间。根据下列公式计算被测者的注意持久性或稳定性指数，并作为治疗前后自身比较的指标。

$$注意持久性指数 = \frac{总查阅字母数}{划销时间} \times \frac{正确划销字母数 - 错误划销字母数}{应划销字母数}$$

2. 连续减7或倒背时间、成语　由于许多正常老年人和左半球局灶性损伤的患者在做连续减7的算数题时都会出现错误，而一年有多少个月对所有人来说都是十分熟悉的，因此倒数一年中的12个月是检查注意保持能力的较好方法。被测者应快速无误地完成该项作业。如被测者仍不能做，可让其倒数一个星期的7天。

（四）注意选择性的检查

检查在有外界干扰的情况下，被测者指向并集中于某一特定对象的能力。可采用视觉选择反应时测定或听觉选择反应时测定。检查需要使用专用仪器。

（五）注意转移的检查

按以下规则出两道题。

第一题，写两个数，上下排列，然后相加。将和的个位数写在右上方，将上排的数直接移到右下方，如此继续（图5-3-2）。

$$7\ 2\ 9\ 1\ 0\ 1\ 1\ 2\ 3\cdots\cdots$$
$$5\ 7\ 2\ 9\ 1\ 0\ 1\ 1\cdots\cdots$$

图 5-3-2　注意转移的检查一

第二题,开始上下两位数与第一题相同,只是将和的个位数写在右下方而把下面的数移到右上方(图5-3-3)。

$$7\ 5\ 2\ 7\ 9\ 6\ 5\ 1\cdots\cdots$$
$$5\ 2\ 7\ 9\ 6\ 5\ 1\ 6\cdots\cdots$$

图 5-3-3　注意转移的检查二

每隔半分钟发出"变"的口令,被测者在听到口令后立即改做另一题。将转换总数和转换错误数进行比较,并记录完成作业所需的时间。

(六)注意分配的检查

同时呈现出声和光刺激,要求被测者对刺激做出判断和反应。

(七)行为观察

行为观察也是判断患者注意力状况的一种重要方法。与被测者交谈时,注意观察被测者的谈话和行为。注意力不集中的被测者趋向于漫谈,常失去谈话主题,不能维持思维的连贯性,不能集中注意力于一项具体的任务上,在很短的时间内即出现注意的转移,检查中东张西望,周围环境中的任何响动都可能引起被测者的"探究反应"。漫不经心的行为也可使被测者由于缺乏条理性而容易丢失物品,不能掌握时间和完成任务,容易出现粗心的错误。

第四节
记忆功能评定

一、记忆

记忆是人对过去经历过事物的一种反应。从信息加工的观点看,记忆就是人脑对所输入的信息进行编码、存储以及提取的过程。由于记忆功能的存在,人们能够利用以往的经验和学习新的知识。记忆功能是人脑的基本认知功能之一,在很大程度上反映心理状态及认知功能的现有水平。

根据记忆编码方式不同和保持时间不同,将记忆分为瞬时记忆、短时记忆和长时记忆。各种记忆互有区别又相互联系(图5-4-1)。

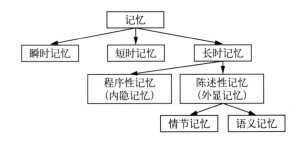

图 5-4-1　记忆的分类及其相互关系

瞬时记忆:信息保留的时间以毫秒计,最长1~2 s。又称感觉记忆。

短时记忆:信息保留的时间在1 min以内。又称工作记忆。

长时记忆:保留信息的时间在1 min以上,包括数日、数年直至终生。长时记忆中,根据时间长短,分为近期记忆和远期记忆;根据信息提取(回忆)过程有无意识的参与,分为程序性记忆和陈述性记忆。

近期记忆:长时记忆。保留信息的时间在数小时、数日、数月以内。

远期记忆:很长的长时记忆。保留信息的时间以年计,包括幼年时期发生的事件。

程序性记忆:又称内隐记忆。自动地、不需要有意识提取信息的记忆,即对信息的回忆不依赖于意识或认知过程,如条件反射和运动技巧。

陈述性记忆:又称外显记忆。是需要有意识提取信息的记忆,即对信息的回忆依赖于意识或认知过程。陈述性记忆又进一步分为情节性记忆和语义性记忆。

情节性记忆:与事件整个过程相关的记忆,包括发生时间、地点及相关条件背景,如个人亲身经历及重大公众事件。

二、记忆障碍

记忆随年龄的增长会有所减退;无论脑组织受到何种性质的损害,如脑肿瘤、脑出血、脑中毒、脑缺氧、脑部感染、脑外伤等,一旦损害波及有关记忆的部位均可导致记忆障碍。临床上常见的记忆障碍有记忆减退、遗忘和记忆错误。

（一）记忆减退

记忆减退是指记忆的识别、保存、再认和再现功能普遍减退，临床上比较多见。记忆减退临床上早期往往表现为再现减弱，特别是对日期、年代、专有名词、术语及概念等的回忆发生困难。这种长时记忆障碍可表现为近期和远期记忆减退，有的可表现为由近而远的记忆减退。记忆减退是痴呆患者早期出现的特征性表现；亦常见于神经衰弱、脑动脉硬化及其他的脑器质性损害的患者，也可见于正常老年人。

（二）遗忘

记忆的三个基本过程之一或全部受损时均会产生遗忘，单纯的遗忘（又称遗忘综合征）具有如下特征：①整体智力正常；②严重的顺行性遗忘；③逆行性遗忘；④短时记忆（工作记忆）正常或接近正常；⑤内隐记忆（程序性记忆）保留。

临床上将遗忘分为心理性和器质性两类。心理性遗忘由情绪因素所致，是暂时性的可以治疗的障碍。器质性遗忘指器质性脑病引起的遗忘，遗忘持续时间的长短与脑损伤部位有关，间脑损伤（如Korsakoff综合征）的逆行性遗忘可持续数十年，而海马损伤造成的逆行性遗忘仅存在数月。慢性弥漫性脑病如老年性痴呆、麻痹性痴呆或某些亚急性病变累及海马等记忆回路结构时，可出现遗忘综合征，有定向障碍、注意力减退和近期遗忘。

（三）虚构

虚构是一种再现发生歪曲的记忆错误。患者以从未发生的经历回答提问，回答不仅不真实且奇特、古怪，或者以既往的经历回答当前的提问。由于其虚构的情节不能保持，这次虚构的内容下次不一定记住，故其内容常变化不定，多见于器质性脑病。虚构与内侧前额叶损伤密切相关。虚构与遗忘同时并存称为科尔萨科夫综合征（Korsakov's syndrome），又名遗忘-虚构综合征；其特点为顺行性遗忘、虚构和定向障碍，往往有欣快情绪而否认患病。主要见于慢性酒精中毒、脑外伤、脑肿瘤等脑器质性病变，亦可见于老年性及动脉硬化性精神病。

三、记忆功能评定

全面考察记忆功能包括对不同类型记忆的评定。由于视觉与言语信息的记忆加工过程各自具有特异性，故尚需分别对视觉和言语记忆进行评定。

（一）瞬时记忆评定

言语记忆的常用检查方法为数字顺背和倒背测验，即数字广度测验。一次重复的数字长度在7加减2为正常，低于5为瞬时记忆缺陷。应详细记录每一遍口令后被测者复述正确的数字长度，如"复述7位数字，其中2/7第1遍即复述正确，4/7重复第3遍复述正确"亦可连续100减7再减7，要求被测者说出减5次的得数。

另一个方法是作业治疗师说出4个不相关的词，如足球、手表、盘子、蓝天，速度为每秒1个。随后要求被测者立即复述，正常者能立即说出3～4个词，作业治疗师重复5遍仍未答对者为异常。只能说出1个，甚至1个也说不出，表明被测者瞬时记忆缺陷。

非言语记忆可用画图或指物来检查。如出示4张图形卡片，让被测者看30 s后将图卡收起或遮盖，要求被测者立即将所看到的图形默画出来。不能再现图形或再现的图形部分缺失、歪曲或不紧凑均为异常（图5-4-2）。

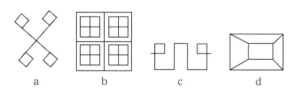

图5-4-2　视觉图形记忆检查

在一间嘈杂或让人眼花缭乱的房间里对被测者进行正式的记忆测试，其结果要比在一间安静的房间里所测试的结果差。从功能上讲，一个偏瘫患者在一个繁忙的诊所中记住所教给的单手系鞋带的方法可能会有困难，但是在一间安静的屋子里会记住更复杂的穿衣技术。因此，区别记忆和注意缺陷十分重要。

（二）短时记忆评定

要求被测者在停顿30 s后，回忆在瞬时记忆检查中所用的言语和非言语检查方法。

（三）长时记忆评定

长时记忆的评定分别从情节记忆、语义记忆和程序记忆（内隐记忆）等不同侧面进行。

1. 情节记忆 指对个人亲身经历有关的事件及重大公众事件的信息的记忆，涉及事件的时间、地点及活动内容。评定时从顺行和逆行记忆两方面考察被测者的再现和再认能力有助于发现遗忘的特点。

情节性记忆障碍是长时记忆障碍的最常见表现。情节性记忆障碍包括逆行性遗忘和顺行性遗忘两种类型。逆行性遗忘指患者不能回忆病前某一时段的经历（如回忆不起受伤前他在什么地方，正在做什么事情）或公众事件，遗忘可能是完全的或部分的；顺行性遗忘指表现为病后不能学习新信息，也不能回忆近期本人所经历过的事情，例如对如何受伤、如何住院等回忆不起来，不能回忆当天早些时候的对话等。脑卒中患者近期记忆出现障碍时，由于不能学习新知识而影响康复进程和疗效。老年性痴呆患者顺行性和逆行性记忆障碍可并存。

（1）顺行性情节记忆评定：识记新信息能力的测验，分为言语和非言语检查以鉴别左右脑损伤以及损伤的定位。具体评定方法如下。

言语检查分为3种。具体内容：①回忆复杂的言语信息：给被测者念一段故事，故事中包含15～30个内容。念完故事后，要求被测者重复故事的情节，作业治疗师记录回忆的情况。②词汇表学习：使用一张列有15个词的表，作业治疗师以每秒1词的速度高声念出，然后要求被测者重复所有能够记住的词汇，可不按顺序回忆。全过程重复5次后，作业治疗师再念第二张写有15个词的表。要求被测者在第二张表回忆1遍后立即回忆第一张表中的词汇。③词汇再认：测验由20～50个测验词汇和20～50个干扰词汇组成。每一个词呈现3 s，然后将干扰和测验词汇放在一起，让被测者从中挑出刚才出现过的词汇。

非言语检查分为两种。①视觉再现：几何图形自由回忆，Rey-Osterrieth复杂图形记忆测验可用来测验被测者的视觉记忆能力（图5-4-3）。首先

被测者按要求临摹图案，然后在临摹后 10～30 min，让被测者根据记忆自由地将图案重画出来。根据再现的完整性、准确性、布局、计划性、画面干净与否、对称性等多种因素进行评定。②新面容再认：测验由 20～50 个陌生人的面部照片和20～50 个起干扰作用的人的面部照片组成。每一个照片呈现 3 s。然后将干扰和测验照片放在一起，让被测者从中挑选出刚才出现过的照片。顺行性遗忘患者在回忆测验中可能仅能回忆几个词，但再现测验则完全可以正常。

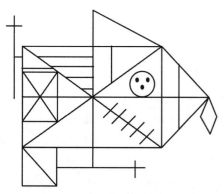

图 5-4-3 Rey-Osterrieth 复杂图形记忆测验

（2）逆行性情节记忆评定：逆行性记忆检查包括自传性记忆、著名事件以及著名人物记忆等。根据被测者的年龄及文化水平，可采用问卷式提问，对成长的不同时期（如儿童期、青壮年期以及近期）的个人经历和病前发生的重大社会事件进行回顾。在问及个人经历时需要亲属或知情者证实其准确性，著名人物辨认时需指出其姓名、身份以及与之相关的历史年代，如朱镕基及历任国务院总理。

2. 语义记忆 语义记忆是指有关常识和概念以及语言信息的记忆，与情节记忆相反，语义记忆与时间、地点无关。例如，中国的首都是北京，水的沸点是 100 ℃，周长的定义等。评定包括常识测验、词汇测验、分类测验以及物品命名测验等。具体评定方法如下。

（1）常识测验：对被测者进行提问，如篮球是什么形状的？钟表有什么用？国庆节是哪一天？一年有多少个月？等等。

（2）词汇测验：对词汇作词义解释，例如冬天、约束、胜利、新鲜、疲劳等。

（3）分类测验：如水果类、蔬菜类、交通工具

类等。

（4）物品命名与指物测验：物品命名指对实物进行命名，而指物则是根据口令将指定物品从混放在一起的物品堆中挑出，如手表、牙刷等。

3. 程序性记忆（内隐记忆）　信息回忆不依赖于意识和认知过程，学习记忆通过操作来表现而无须用语言来表达。例如：学习骑自行车和弹奏乐器。对内隐记忆进行检查时，不要求被测者有意识地去回忆所识记的内容，而是要求其完成某项操作任务，在进行操作的过程中不知不觉地反映出被测者保持某种信息的状况。例如：给被测者示范一个简单的魔术表演，随后让其模仿。

在检查过程中，注意排除由于视觉、语言或注意障碍本身所引起的异常结果。

（四）问卷

为了更真实地反映患者实际生活中的具体情况，可以采用问卷的方式（表5-4-1）对记忆障碍进行更为接近日常生活活动的测验。

表5-4-1　日常记忆问卷

1	在日常生活中会忘记把一些日常用品放在何处
2	认不出曾经到过的地方
3	忘记到商店买什么东西
4	忘记在近几天别人告诉的事情，或需要别人的提示才能记起
5	认不出时常接触的好友或亲人
6	有"提笔忘字""话在嘴边说不出"的情况，需要别人提示
7	忘记了日前发生的重要事情及细节
8	刚说的话或事情，转身的工夫就忘
9	忘记了与自己有关的一些重要信息，例如生日、住址等等
10	忘记了在家里或工作单位常做的事情的细节
11	忘记了在一般情况下可找到某些东西的地方，或在不适当的地方找东西
12	在所熟识的行程、路线或建筑物内迷失方向或走错路
13	重复地向某人说其刚说过的内容或重复问同一个问题
14	无法学习新事物、新游戏的规则
15	对生活中的变化无所适从等

（五）标准化的成套记忆测验

临床中，可选用记忆的筛查测验和成套测验指导记忆的评定。简易精神状态检查量表（MMSE）、常识记忆注意测验量表（IMCT）、认知功能筛查量表（CCSE）、长谷川痴呆量表（HDS）中均包括记忆测验的部分。成套测验有韦氏成人记忆量表、Rivermead行为记忆测验以及中科院心理所编制的临床记忆量表。

第五节
执行功能评定

一、执行功能

执行功能（executive function）指人独立完成有目的、自我控制的行为所必需的一组技能，包括计划、判断、决策、不适当反应（行为）的抑制、启动与控制有目的的行为、反应转移、动作行为的序列分析、问题解决等心智操作。有些学者认为注意和工作记忆也属于执行功能范畴。

执行功能障碍的重要特征问题是解决能力的丧失或下降。主要表现在以下三个方面。

1. 不能认识存在的问题。在进行一项活动中，患者意识不到有任何差错。在分析问题时，不能区别解决问题关键要素，理解问题片面、具体，不能形成抽象概念；过分重视某一个特征而忽略其他关键性的特征；或在进行一项活动时，强调许多无关的因素或特点，因而无法选择关键性的特征。

2. 不能计划和实施所选择的解决方法。患者不能制定切合实际的计划，选择无效方案或策略导致花费过多的精力与时间。

3. 不能检验解决问题是否得到满意的解决；也不能通过结果来判断问题是否得到满意的解决，患者不能计划、组织和实施复杂的作业或工作。思维片面，不能够举一反三。

执行功能障碍将影响患者日常生活的各个方面：患者去朋友家串门需要乘车却搞不清楚该乘哪路公共汽车；不明白该怎样安排一顿饭；在一定的社会环境或处境中不知该如何做或表现为不恰当的反应。

二、执行功能评定

（一）启动能力的评定

要求被测者在 1 min 内尽可能多地列举出以"高"开头的词组。人名、地点和衍生词（如高兴的衍生词，如高兴的、高兴地、不高兴的等）不允许使用。高中毕业文化水平以上的正常人 1 min 内至少可以说出 8～9 个单词。对于失语症患者，可以设计卡片供其挑选。

（二）反应-抑制和变换能力检查

1. 做-不做测验　当作业治疗师举起两个手指时，要求被测者举起一个手指；当作业治疗师举起一个手指时，要求被测者举起两个手指。另外一种检查方法是，作业治疗师敲击一下桌底面（以避免视觉提示），被测者举起一个手指；敲击两下，被测者不动。亦可共做 10 遍。检查时要确认被测者理解检查要求。完全模仿检查者动作或反复持续一个动作均提示被测者缺乏适当的反应抑制，不能按不同的刺激来变换应答是额叶损伤的特征性表现。

2. 交替变换测验　要求被测者复制由方波和三角波交替并连续组成的图形。额叶损伤患者不能根据刺激改变而改变应答，表现出持续状态，即一直重复一个形状而不是交替变化（图 5-5-1）。

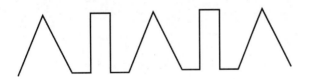

图 5-5-1　交替变换测验

3. 序列运动（动作）检查

（1）Luria 三步连续动作：Luria 的三步动作（图 5-5-2）要求被测者连续做三个动作，即依次握拳、手的尺侧缘放在桌面上和手掌朝下平放在桌面上（握拳—切—拍）。

（2）手的交替运动：作业治疗师示范动作要求，首先同时完成一手（如左手）握拳，另一手（如右手）五指伸展的动作，然后将动作颠倒即左手五指伸展，右手握拳。要求被测者交替连续完成这组动作。

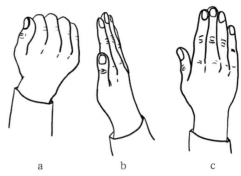

图 5-5-2　Luria 三步序列动作检查

4. ADL 检查　要求被测者实际演示刷牙、梳头、吃饭等动作。观察被测者是否存在反复进行片段动作的现象。

持续状态和不能完成序列动作均为异常反应。肢体运动障碍患者在进行该类检查时也可以表现异常。因此，确定反应异常之前应首先排除运动障碍对测验的干扰。

（三）问题解决能力的检查

1. 谚语解释　谚语解释测验是为了检查被测者抽象概括能力，考查被测者理解口头隐喻的能力。谚语是在民间流传的固定语句，是用简单通俗的话来反映出深刻的道理。尽量选择与被测者受教育水平和背景相应的成语或谚语，解释其引申含义。额叶损伤的患者由于不能抑制无关的联系与选择，或过分强调事物的某一面，因此谚语常常做具体的解释，而不是运用抽象思维。检查者提出谚语，如"三个臭皮匠赛过诸葛亮""过河拆桥"等，被测者往往仅直接简单解释为"三个皮匠比诸葛亮强""过了河就把桥拆了"，表明被测者在认识和选择事物的主要和共同特征方面存在缺陷。

谚语解释必须与其他检查所见一致。

2. 类比测验

（1）相似性测验：通过检查被测者识别一对事物或物品在概念上的相同之处的表现，考察其对比和分类、抽象与概括的心智操作能力。

给被测者出示成对的词组，如：①西红柿—白菜；②手表—皮尺；③诗—小说。

要求被测者通过比较上述两种事物或物品指出其在概念上的相似之处。

正确的回答必须是抽象的概括或总体分类；额

叶损伤或痴呆患者仅指出它们的非主要特征,只回答出一对词组中一个词的性质,或所作的概括与其不相关或不恰当。例如,对西红柿和白菜,正确的回答应该是它们都是蔬菜;如果回答它们都是食品,长在地里或都是可以吃的,它们都可以在超市里买到并且都有营养,说明被测者在概念的形成上存在缺陷。亦可以采用韦氏成人智力量表中的相似性检查项目。

(2) 差异性测验:检查方法与相似性检查相同。给被测者出示成对词组:①狼—狗;②床—椅子;③河—运河。

要求被测者在比较之后,指出两者的区别。

3. 推理测验 在解决某些问题时,要在所提供的条件中,通过推理去寻找规律并验证这种规律。因此,推理测验是评定问题解决能力的一个重要部分。推理测验可选择如下内容。

(1) 言语推理:娟比红高,红比丽高,飞比娟高。

请问哪项回答是正确的? a. 丽比娟高;b. 飞比红高;c. 丽比飞高;d. 红比飞高。

(2) 非言语推理①数字推理:①1、5、9、13、?②5+3+2=151022、9+2+4=183652、8+6+3=482466、5+4+5=202541、7+2+5=? ②图形推理:可采用瑞文(Raven)推理测验进行测试。此测试由无意义图形成,较少受文化背景知识的影响,可测验知觉辨别能力、类同比较能力、比较推理能力、抽象推理能力以及综合运用能力。

4. 判断力测验 要求被测者根据自己的估计回答问题。例如:你认为报酬最好的工作有哪些?中国男人的平均身高是多少?一斤鸡蛋大约有几个?家里最大的东西是什么?火车的速度有多快?一个篮球场有多大?所提问题不能从一般性知识中直接提取,而是需要经过推理、与自身知识库中的信息进行比较后得出。额叶损伤患者常常给予异乎寻常的回答。

5. 实际问题解决能力测验 问题解决能力或行为是思维的一种形式,是抽象概念形成能力的具体表现。问题解决的操作过程分为对实际情况(问题)的分析,选择解决方案并实施方案及评定所用方法三个阶段。判断被测者在实际情境中的表现也应当围绕这三个阶段进行。具体评定方法如下。

(1) 简单问题:简单问题指问题清楚、显而易见。分析问题时提供所有的相关信息,而无关信息少。解决问题的方法通常仅需要1～3个步骤即可完成。例如:有九个球其中一个质量较其他球轻。要求被测者用天平称两次将其找出。

(2) 功能性检查:可以向被测者提出各种突发事件应如何处理的问题。例如,你在早上 8 点前 2 min 起床,突然想起自己要在 8 点到市中心出席一个重要的会议,你该怎样做?假设你在湖边散步,看见一个 2 岁的小孩独自在湖边玩耍,你会怎样做?假如当你回家时发现水管破裂,厨房被水浸泡,你会怎样做?被测者在每天实际生活中的实际表现也还需要从家属或住院期间医务人员处了解。

还可以给被测者出题。例如,假设你为 14 个人准备早餐。牛奶 3 元/杯,豆浆 1.5 元/杯,鸡蛋 2.5 元/个,蛋糕 2 元/块。你共有 50 元,能买什么?

第六节
定向力评定

一、定向力

定向力(orientation)指一个人对时间、地点、人物以及自身状态的认识能力。前者称为对周围环境的定向力,后者称为自我定向力。

定向障碍(disorientation)对环境或自身状况的认识能力丧失或认识错误即称为定向障碍。定向障碍分为以下几种。

1. 时间定向障碍 指患者分不清具体时间。如分不清上午、下午等。

2. 地点定向障碍 指患者分不清自己所在的具体地点。如把医院认为是自己的家。

3. 人物定向障碍 指患者分不清周围其他人的身份。如把医师认为是家人,把家人说成是陌生人等。

4. 自身的定向障碍 指患者对自己的姓名、年龄等分不清。如一个 76 岁的老人,认为自己 45 岁;一个教师认为自己是一个优秀的画家等。

5. 双重定向障碍　指患者同时存在两种定向障碍。

二、定向力评定

1. 时间定向　通过以下提问进行评定：今天的日期（哪年哪月哪日）？今天是星期几？现在的时间（被检查者不允许看表）？

2. 地点定向　通过以下提问进行评定：你现在在哪里？你现在所在的医院是哪里？你家在哪里？

3. 人物定向　通过以下提问进行评定：你认识他（陪同人员）？家里的主要成员？名字？

4. 自身定向　通过以下提问进行评定：你叫什么名字？你的年龄多大？你的职业是什么？

在上述定向检查中回答不准确，则表明有定向障碍。

良好的定向力与其他认知活动如注意力和记忆密切相关。

临床中，简易精神状态检查量表（MMSE）、常识记忆注意测验量表（IMCT）、认知功能筛查量表（CCSE）、神经行为认知状态测验（NCSE）、洛文斯顿认知成套测验（LOTCA）、明尼苏达认知测验（CAM）、瑞金简易记忆测试量表（RISMET）中均包括定向力测验的部分。

第七节
其他认知功能评定

一、其他认知功能

认知功能还包括判断推理能力、交流能力、计算能力等等，是获取和理解信息进行判断和决策的高级脑功能活动。

（一）判断推理能力

判断推理能力是指人们根据一定的先知条件，通过自己拥有的知识、思维进行判定、推断，对事物得出自己的结论的能力。

脑损伤后会出现以判断推理问题为主的思维障碍。表现为分析和综合信息困难，抽象推理能力降低，判断差，解决问题能力差。

（二）交流障碍

交流障碍是指信息在传递和交换过程中，由于意图受到干扰或误解，而导致沟通失真的现象。即患者不能正确传递自己的信息，不能正确接收到信息。

交流障碍是脑损伤后一个常见问题。较高级的语言障碍损伤后可影响交流能力。如以运动为基础的语言障碍，患者找词有问题，想表达但难以构造复杂的句子，呈现为欲言又止。

（三）计算能力

计算能力是指人们能够正确认识和理解数字，并进行加、减、乘、除等简单运算能力，包括口算和笔算。高级的计算能力指解应用题和运用数学概念解决实际问题。

二、其他认知功能评定

（一）判断推理能力的评定

可参考本章第五节执行功能评定中推理、判断测验的内容。

临床中，神经行为认知状态测验（NCSE）、洛文斯顿认知成套测验（LOTCA）、明尼苏达认知测验（CAM）、瑞金简易记忆测试量表（RISMET）中均包括推理判断能力测验的部分。

（二）交流障碍的评定

可进行口头、书面及肢体语言的理解及表达检测。

较高级的语言障碍损伤后可持续很长时间，可反映思维障碍，如表达思想时，逻辑顺序组织差，关于一个主题，不能产生多种思考，交流行为差。

交流能力与其他认知活动如注意力和记忆密切相关。

临床中，简易精神状态检查量表（MMSE）、蒙特利尔认知评定量表（MoCA）、韦氏智力量表（WIS）、常识记忆注意测验量表（IMCT）、神经行为认知状态测验（NCSE）、瑞金简易记忆测试量表（RISMET）、认知功能筛查量表（CCSE）中均包括理解与表达能力测验的部分。

（三）计算能力的评定

可进行加、减、乘、除的运算检测。

临床中,简易精神状态检查量表(MMSE)、韦氏智力量表(WIS)、神经行为认知状态测验(NCSE)、明尼苏达认知测验(CAM)、瑞金简易记忆测试量表(RISMET)、常识记忆注意测验量表(IMCT)、认知功能筛查量表(CCSE)、长谷川痴呆量表(HDS)中均包括计算能力测验的部分。

综合认知功能评定

一、综合认知功能

认知是人类特有的一种感知世界、认识世界的功能,是认识和知晓事物过程。认知功能往往不是单纯一种认知功能的体现,而是多种认知功能的综合体现,且不能简单划分清楚。

一个人的综合认知功能状态直接影响其日常生活活动能力。如在日常生活中需要具有良好的定向力、注意力、记忆、执行能力、计算力、推理判断能力等等,才可以完成去商场购物活动。

二、临床常用的综合认知功能评定量表

(一)简易精神状态检查量表(mini-mental state examination,MMSE)

作者:由 Marshall F. Folstein, Susan E. Folstein, Paul R. McHugh 等设计。

形式:以口头回答及纸笔形式进行。

目的:该量表主要用于进行临床认知功能状态的简单筛查。

适用人群:有神经疾病、精神心理疾病及躯体疾病的成年人。

所需时间:测试时间为 5~10 min。

环境或体位:无特殊要求。

材料或工具:调查问卷、手表、铅笔、四张白纸。

描述:该表简单易行,是广为使用的认知功能筛查量表。包括 11 项问题,分别评定被测者的定向力、注意力、简单计算、记忆、语言、动作计划和构建能力。英文版满分为 30 分,中文版增列了 3 项问题,满分为 33 分。

解释:测验成绩与文化水平密切相关,正常界值划分标准为:文盲＞17 分,小学＞20 分,初中及以上＞24 分。

示例:注意力和计算 连续减 7 系列(100－7＝? 连续 5 次)。

(二)神经行为认知状态测验(the neurobehavioral cognitive status examination,NCSE 或 Cognistat)

作者:由 Ralph J. Kiernan, Jonathan Mueller, J. William Langston 等设计。

形式:以调查问卷的形式进行。

目的:针对那些不能忍受长时间或复杂问题的人进行认知功能筛查。

适用人群:12 岁以上的患者。

所需时间:一般患者用时 10 min;认知障碍患者 20~30 min。

环境或体位:安静的房间。

材料或工具:手册和 8 个令牌。

描述:可较快速评定被测者的各层面认知功能。共包括 13 项子测验,分别评定意识、定向力、注意力、语言、结构组织能力、记忆能力、计算能力和推理能力等方面的认知功能。该量表对认知功能起初步筛查作用,而并非取代传统成套神经心理测验,即一旦发现有某一认知领域功能的异常,则建议由针对性地使用更详尽的评定方法进行评定。

解释:测试分数被绘制在图表上,提供了其认知功能优势及弱点的直接视觉提示。

可以分析其认知功能的状态。状态曲线分为四个层次:平均、温和、较重及严重的。个体结果可与年龄有正相关性。

示例:注意力/定向力(如,你的姓名? 地址? 年龄?)。

(三)蒙特利尔认知评定量表(Montreal cognitive assessment,MoCA)

作者:由 Ziad Nasreddine, Natalie Phillips, Simon Charbonneau, Victor Whitehead, Isabelle Collin, Jeffrey Cummings, Howard Chertkow 等设计。

形式:以口头回答及纸笔形式进行。

目的:该量表旨在测评轻度认知障碍的患者。

适用人群:成年人。

所需时间:测试时间一般为 10 min。

环境或体位:无特殊要求。

材料或工具:量表和铅笔。

描述:MoCA 含 8 个检测维度:视空间和执行功能、命名、记忆力、注意力、语言、抽象能力、延迟回忆与定向力,总分 30 分。

MoCA 项目容易理解,可操作性强,耗时短。与 MMSE 相比,MoCA 更加强调了对执行功能和注意力方面的认知功能评定。

解释:MoCA 多数以 26 分作为认知功能障碍出现的界值。

示例:相似性测验。

抽象的概括/总体分类(要求患者比较橘子和香蕉的相似之处)。

(四)明尼苏达认知测验(cognitive assessment of Minnesota,CAM)

作者:由 Ruth A. Rustad, Terry L. DeGroot, Margaret L. Jungkunz, Karen S. Freeberg, Laureen G. Borowick, Ann M. Wanttie 等设计。

形式:以口头回答及纸笔形式进行。

目的:该量表旨在快速评定从简单到复杂分级的各种认知技能。

适用人群:各种脑损伤的成年人。

所需时间:测试时间一般为 40 min,为避免疲劳可分为 1～2 次进行。

环境或体位:在安静的环境里,坐在桌子旁边进行。

材料或工具:手册、测试卡、计分表;纸、磁带、方块尺子、剪刀、计时器、铅笔和物品的列表。

描述:是针对脑损伤患者的认知功能评定量表。共包括 17 项子测验,分别评定定向力、注意力、记忆、视觉忽略、执行能力、简单数学计算能力、计划、问题解决、抽象推理和安全判断等认知功能。

解释:将评定分数加在一起,得到一个总分(0～80 分)。测试分数被绘制在图表上,提供了其认知功能优势及弱点的直接视觉提示。

示例:注意力/执行能力(如:"现在我要给你做三个动作,然后请你重复,请仔细观察")。

(五)Blessed 痴呆量表(Blessed dementia scale,BDS,又称 Blessed-Roth dementia scale)

作者:由 G. Blessed, B. E. Tomlinson, M. Roth 等设计。

形式:以半结构化访谈及完成任务的评级量表和检查表。

目的:该量表通过患者日常生活活动能力及简单的心理测试来量化患者的认知状态。

适用人群:老年痴呆患者。

所需时间:测试时间一般为 20 min。

环境或体位:无特殊要求。

材料或工具:量表和铅笔。

描述:包括 22 个与个人能力有关的项目。

BDS 是一种常用的筛查认知功能缺损的量表。可以评定日常活动、习惯和个性方面过去 6 个月来的变化,通过询问知情者来评测,可用于电话访问。BDS 作为一种可以检查痴呆患者认知功能和神经病理改变之间关系的量表被广泛用于多种临床研究,该量表主要包括近记忆、远记忆和注意力。与 MMSE 相比,BDS 更为简单方便,可应用于言语贫乏的患者检测,甚至可用于电话筛查。

解释:得分从 0～28。总分越高表明认知状态越差。

示例:日常生活活动的改变(如:能否正确处理小量的金钱;是否沉溺于过去)。

(六)洛文斯顿认知成套测验(Loewenstein occupational therapy cognition assesment,LOTCA)

作者:由 Malka Itzkovich, Betty Elazar, Sarah Averbuch, Noomi Katz 等设计。

形式:以问答、动手及纸笔形式进行。

目的:用于评定脑损伤患者的认知功能状态。

适用人群:各种脑损伤的成年人。

所需时间:评定时间为 30～45 min,可分次评定。

环境或体位:无特殊要求。

材料或工具:手册、测试箱、剪刀、梳子、铅笔。

描述:是针对脑损伤的患者所发展的认知功能评定量表。共包括 20 项子测验,分别属于定向力、知觉、视觉动作组织和思维运作等四大范畴。此外,注意力的评定由作业治疗师观察被测者在评定过程中的表现给予评分。

解释:每一小节的分数可以看作该领域的认知状态,得分越高表明状态越好。

示例:思维运作(范畴测验、几何推理等)。

(七)执行功能表现测验(executive function performance test,EFPT)

作者:由 Carolyn M. Baum,Tracy Morrison,Michelle Hahn,Dorothy F. Edwards 等设计。

形式:标准化评分量表。

目的:评定被测者的执行功能状况,并评定被测者在 IADL 所需辅助的等级。

适用人群:认知功能障碍的各类成年人群。

所需时间:测试时间为 30~40 min。

环境:在家庭环境或模拟家庭的空间中。

工具:肥皂、毛巾、烹饪相关的工具(锅、杯子、调羹等)、笔、电话簿、秒表、剪刀等。

描述:主要通过观察被测者执行洗手、简单烹饪、打电话、服药及付账单等日常活动,评定其各种执行功能,包括起始能力、组织、排序、安全判断和完成活动等方面。该量表已被证实具有较好的信度与效度,但完成这一测试需要较长的时间,并事先准备好工具与场地,较为费时。

(八)作业治疗日常活动神经行为量表(A-ONE)

作者:由 Gudron Arnadottir 设计。

形式:评分量表。

目的:评定因神经行为学原因而导致 ADL 功能下降的患者,帮助作业治疗师进行临床思维的构建,确定治疗方案,了解患者的预后以及功能水平。

适用人群:16 岁以上的因皮质受损而导致神经行为缺陷的患者。

所需时间:第一部分评定时间约为 25 min。

环境或体位:在患者的床边进行评定,在床附近有洗手池等日常设施。

材料或工具:穿衣、进食、个人修饰的常用工具,若患者平时有使用的辅具如拐杖、眼镜等,可允许患者使用。

描述:此量表由功能独立量表(functional independence scale)和特定神经行为损伤次量表(neurobehavioral specific impairment subscale)所组成。

主要通过观察被测者执行进食、个人卫生及盥洗、穿脱衣物、移动转移,以及功能性沟通等五大类日常生活活动的表现,评定被测者是否有特定的认知或知觉功能的问题。在认知功能的评定方面,主要包括注意力、记忆和执行功能的组织、排序和特定性行为等。

解释:功能独立量表的得分显示患者的功能水平以及在各个日常生活活动中所需的辅助等级,特定神经行为损伤次量表的得分则显示患者在各个认知方面的损伤情况和损伤程度,并可根据该评定结果对患者的大脑皮质损伤区域进行定位,以此制订治疗计划。

(九)瑞金简易记忆测试量表(Ruijin short memory test,RISMET)

作者:由上海交通大学医学院附属瑞金医院王刚等设计。

形式:以口头回答及纸笔形式进行。

目的:RISMET 作为国内编制的认知障碍疾病的筛查量表,体现了中国人群的心理特点和文化背景。

适用人群:认知功能障碍的成人。

所需时间:测试时间一般为 10~15 min。

环境或体位:无特殊要求。

材料或工具:调查问卷、白纸和铅笔。

描述:是一种认知筛查测试简易量表,包括定向力、瞬间记忆、逆行性记忆、相似性、画钟测验、计算力、语言流利性及回忆 8 个分项,总分 30 分。2013 年原作者将原量表中的画钟测验删除,替换为画骰子测验,修订为 RISMET-Ⅱ。RISMET 与其他认知量表相比,增强了对执行功能及视空间能力以及语言功能考察的比重,纳入了对远期记忆的评定,几乎涵盖了认知功能所有重要结构领域。

RISMET 耗时短,易操作。与之前的国外来源的经典认知筛查量表 MMSE 相比,RISMET 增加了相似性和画骰子试验,更加强调了对执行功能的评定,同时强调了语言功能,增加了语言流利性检测项目,易于考察语义记忆及语言功能。与 MoCA 相比,RISMET 更加适合汉族人群心理,未涉及英文字母及教堂等西方文化标志性的物件,而吸收了其语言流利性的检测,由于考虑作为筛查目的,故未限制时间,仅按照造词量给分。

解释:≤23分时,提示存在认知功能障碍。

示例:时间及人物定向力(让患者说出今天的日期、自己的姓名、年龄及生日)。

(马　力)

参考文献

[1] 王玉龙,张秀花.康复评定技术.2版.北京:人民卫生出版社,2014.

[2] 闵水平.作业治疗技术.北京:人民卫生出版社,2010.

[3] 窦祖林.作业治疗学.北京:人民卫生出版社,2008.

[4] 恽晓平.康复疗法评定学.2版.北京:华夏出版社,2005.

[5] 薛漪评.生理疾病职能治疗学.2版.台北:禾枫书局,2016.

[6] 王刚.痴呆及认知障碍神经心理测评量表手册.北京:科学出版社,2014.

[7] INA ELFANT ASHER. Occupational Therapy Assessment Tools：An Annotated Index. 3rd edition. AOTA Press, 2007.

第六章

社会心理功能评定

概　述

一、社会心理功能基本概念

社会心理是指在社会环境之下理解个体行为的过程。它包括了心理学（个人价值、兴趣、自我概念等）和社会学（角色活动、人际交往、自我表达、应对技能等）两个方面。

作业治疗起源于在心理健康领域的实践与拓展，其与心理健康的联系紧密且长久，为存在精神障碍和躯体障碍以及各类作业表现问题的患者或群体提供服务。心理健康领域的作业治疗的主要目的是帮人们应对精神疾病和情绪疾病所带来的日常生活中的问题，作业治疗师通过评定及筛查等手段，发现问题的所在，并根据所存在的问题制定相应的治疗计划。心理健康领域的作业治疗有别于以躯体功能为主的作业治疗领域，其在患者上存在明显的差异，时常会碰到患者的不合作或不适应的情况出现，而躯体功能的恢复相较于心理健康的恢复则要显著得多。

可以肯定的是，所有的患者都会在生活中的某个阶段受到不同的精神健康问题的困扰，这无疑是对患者社会心理功能的挑战。出现社会心理功能障碍的原因可能包括焦虑、抑郁、无效的应对，或是其他精神健康方面的问题。患者在生活、工作、社会等各个领域的参与是作业治疗的首要目标，为患者提供支持，帮助其提高各个层面的参与程度，也是作业治疗师在社会心理作业治疗领域的实践中首先应当考虑的。

出现社会心理功能障碍的患者常常会在运动（如精神运动活动）、感觉（如幻觉、妄想等）、认知（如决策能力和解决问题的能力）、个人内部认识（自我概念及感觉）、社会交往（社会化及沟通能力）、自我照顾（如基本日常生活活动能力及工具性日常生活活动能力）、生产力（工作或职业）以及休闲（兴趣爱好及娱乐性活动）这八个方面存在不同程度的障碍。

二、社会心理功能评定的目的及意义

在社会心理健康领域中作业治疗的评定与实践是为了帮助患者意识到自身所具备的能力，掌握面对挑战时的应对技巧，有能力重新回归工作与社会并做出一定贡献的良好的心理健康状态（WHO，2013），这也是作业治疗对于患者社会心理功能健康程度最主要的评判标准。存在社会心理功能障碍的患者在咨询或就诊的过程之中并不会直接描述其目前所存在的症状，他们更倾向于谈论自己当前无法完成的活动以及症状在日常生活中给他们造成的困扰。

作业治疗师对存在心理健康障碍的患者进行社会心理功能评定的主要目的是为了明确患者目前存在的问题，帮助患者克服在自我照料、料理家务、工作、学习、休闲和社会参与等方面的限制与阻碍，改善其行为、日常生活独立程度、社会互动及参与，利用作业活动促进或提高患者的身心健康和生活质量。这整个流程需要以患者对其自身所期望达到的目标为导引。

三、社会心理功能评定使用对象

从事社会心理健康领域的作业治疗师所服务的

对象所涵盖的年龄层次较为广泛,大多数案例的年龄段分布在青年至老年这一区间内(13~64岁)。

接受社会心理功能评定的患者的诊断多数为:①情感性精神障碍(affective disorder);②精神分裂症(schizophrenia);③酒精滥用(alcohol substance use);④焦虑(anxiety);⑤抑郁(depression);⑥创伤后应激障碍(post-traumatic stress disorder,PTSD);⑦精神发育迟滞(mental retardation);⑧人格障碍(personality disorder)。

除此以外,也有部分患者会在某一阶段或是受到某一刺激之后出现心理活动失调和外部社会适应不良,产生短暂性影响心理状态的情况,也被称作一般心理问题,也可通过社会心理功能的评定发现患者存在的问题及其当前的严重程度,并且还可以作为衡量患者心理功能恢复情况的重要工具进行使用。

四、社会心理功能评定常用方法

社会心理功能评定的主要形式有观察法、会谈法和量表评定法。在进行会谈前,作业治疗师首先需要为被评定的患者建立一个安静、舒适、私密性较高的评定环境。在会谈过程中,作业治疗师应与被测者建立良好的关系,鼓励其充分表达自我和暴露自我。作业治疗师在会谈过程中需要注意自己的姿态,应面对被测者,在倾听的同时保持眼神的交流,态度亲切且温和,对于被测者的言行举止不应带有批判的态度。

作业治疗师在对患者进行社会心理功能评定时可以使用多种不同的评定方式和评定工具,用以鉴别患者存在问题的领域。当患者出现社会心理功能障碍时,常会表现在躯体、心理、行为、认知等方面出现不同程度的障碍进而引发其作业活动能力的减退或丧失。首先对患者当前作业活动表现进行评定(如COPM、OCAIRS、OPHI-Ⅱ等),可以使作业治疗师掌握目前患者在社会、心理及自我维护方面的问题,为后续治疗方案的制订打下基础。作业活动表现的评定一般围绕患者本身(兴趣、价值观、生活经验等)和作业活动(作业角色、活动、所处作业环境)进行。其次,作业治疗师可以使用其他评定方式对患者各方面功能表现做进一步的信息收集以及筛查,此过程既可采用晤谈或访问的方式进行,对患者或其照料者进行采访,也可以通过使用特定评定量表对患者各方面的能力及表现进行评定。综上所述,社会心理功能评定将获得以下重要内容。

1. 历史信息(history) 个人背景、教育背景、作业活动史、家庭史、社交史。

2. 患者的外貌及仪表(appearance) 是否整齐还是疏于打理、不修边幅。

3. 患者对评定者的态度(attitude) 当患者与作业治疗师交谈时的态度及表现。

4. 情绪(emotion)和情感(feelings) 抑郁或欣快感。

5. 思想(thought) 是否与所谈论话题相关,是否出现了任何形式的妄想。

6. 知觉 是否出现任何形式的幻觉。

7. 言语 语句是否使用得当,用词是否恰当。

8. 定向力 对于时间、地点、人物等的定向力。

9. 记忆 即刻记忆、短时记忆和长时记忆。

10. 洞察力(insight) 患者对于自身疾病的认识。

11. 解决问题的能力与判断力(problem solving and judgement) 患者所表现出的行为和心理运动的活动。

12. 日常生活活动能力 患者是否能独立完成还是需要不同程度的帮助。

13. 兴趣和爱好(interests and hobbies) 是否对一些领域存在探索的热情。

除了通过使用访谈、观察、标准化量表等方法来获得患者的基本信息和进行筛查以外,作业治疗师还可以使用投射技术(如墨迹测试、主题统觉测验、画人测验等)来识别患者更深层次的思想,以及内心的冲突所带来的问题。

第二节
自我概念评定

一、自我概念定义及其发展

自我概念(self-concept),即患者对自身存在的一种体验,这是一个人通过经验、反省和他人的反馈,逐步加深对自身了解的过程。自我概念是一个有机的认知结构,由态度、情感、信仰和价值观等组成,贯穿整个经验和行动,并把患者表现出来的各种特定习惯、能力、思想、观点等组织起来。Baumeister 于 1999 年将自我概念定义为:自我概念是个人对自我的一种信念,包括了自身的属性和自我的含义。自我概念是由反映评价(人们从他人那里得到的有关自己的信息)、社会比较(人们通过在社会中与他人比较来确定衡量自己的标准)和自我感觉(患者看待自己的方式)三部分构成。自我概念起着自我引导(保持自我看法一致性)、自我解释(通过一定经验对于患者所具有的意义,从而塑造自身经验解释系统)、自我期望(自我概念引导着患者对自身的期望)、自我成败归因作用(患者根据自身成败体验,参照自身经验对自己的行为后果进行归因)的重要作用。

二、自我概念的分类

自我概念是社会心理学和人本主义心理学中的核心内容。美国人本主义心理学家 Carl Rogers 在 1959 年提出的观点认为,自我概念包括三个不同的组成部分,分别是:

(一)患者对自己的看法:自我印象

自我印象(self-image),是一种心理形象,它并不一定与现实相吻合,比如一个极为消瘦的厌食症患者在自己的心中的形象可能是异常肥胖的,但是事实却并非如此。一个人的自我印象常受到多方面因素的影响,如来自父母、朋友、媒体的影响。概括起来说,在自我印象之中,包括了患者对自身躯体形象的描述,或高或矮,或胖或瘦;患者对自身社会角色的定位,是学生还是老师,是家庭主妇还是足球队员,帮助我们识别在各个社会场景之中自身的定位以及对自身的期待;患者对自身特征的认识,是慷慨的、冲动的、容易忧愁的;以及患者抽象性陈述,如我是人,我是宇宙中的一份子等等。

(二)患者对自身的重视程度:自尊或自我价值

自尊或自我价值(self-esteem or self-worth),象征着患者对自身的认可程度,或是对自身的重视

程度。一个人通常都会对自身有所评价,可能是较为积极的看法或是较为消极的看法。自尊程度较高的患者,往往自我悦纳,不担心他人的看法,对自己的能力较为自信;而自尊程度较低的患者,往往缺乏信心,羡慕别人的作为,担心别人如何看待自己。

(三)患者对自身能力的认可程度:自我效能

自我效能(self-efficiency),指的是患者对自身能否利用所拥有的技能去完成某项任务的自信程度,是个体、环境与行动三者之间的交互决定的。它表明了患者对自身能否在一定水平上完成任务的能力判断、信念程度,以及自我把控感。它与患者个人能力水平相关,但并不代表个体的真实能力水平。自我效能决定了患者对任务的选择、坚持性,以及努力程度,也影响患者在执行任务过程中的思维模式和情感反馈模式。

(四)患者希望自己真正成为什么样的人:理想自我

理想自我(ideal-self)是一个人理想化的自我版本,是根据患者的生活经历、社会需求以及所钦佩的榜样所创造出来的。患者理想中的自我与其自身印象存在差异,则可能会影响患者对自身的重视程度。一个人的理想自我与其实际经验之间往往存在差异,这就是不一致性的体现。

三、自我概念的评定

当作业治疗师对患者的自我概念进行评定时,可以从自我印象、自尊或自我价值以及理想自我与现实自我之间的一致性着手进行。评定的方法一般采用会谈、观察、投射技术以及量表测验的方式。

(一)自我印象

当评定患者的自我印象时,作业治疗师可以使用访谈、观察和投射技术的形式。

1. **访谈** 尤其是对于躯体功能存在障碍、缺损或是可能存在体像障碍的患者来说,作业治疗师在访谈的过程中可以围绕被测者对自身躯体形象的理解进行询问,如被测者对自己的外表的满意程度如何,外表是否给被测者带来了威胁,如何看待身体上已有的改变等,尽量选择开放式问题或半结

构式问题引导被测者主动讲述当前所处的状态。

2. 观察　在作业治疗师初次接诊患者进行面谈时，便可以对患者进行观察。观察要点包括：①患者的外表及着装；②患者身体部位的变化；③交流与访谈过程中患者的眼神及表情；④患者与他人的互动情况；⑤患者是否可以避免某些动作或行为等。

3. 投射技术　又称为投射测验，是一类使用缺乏完整测验的材料进行的人格测验，如模糊的墨迹或未完成的句子等，通过被测者的想象而将其心理活动从内心深处透露或投射出来的一种测验，如洛夏墨迹测验、主题统觉测验（thematic apperception test，TAT）、绘人测验等。

（二）自尊或自我价值

对患者自尊程度的评价，除了可以通过综合判断的方式之外，还可以使用标准化量表进行评定。

1. 自尊量表（self-esteem scale，SES）

作者：由 Rosenberg 于 1965 年编制。

形式：通过采用自我评定的方式。

目的：该量表旨在让被测者对自我尊重程度有直观的了解。

适用人群：可以广泛应用于各类人群。

所需时间：测试时间一般为 5～10 min。

环境或体位：无特殊要求。

材料或工具：纸、笔、评分量表。

描述：自尊量表（SES）目前是我国使用最多的自尊测量工具。该量表由 5 个正向计分和 5 个反向计分的条目组成。设计中充分考虑了测定的便捷性，被测者直接报告这些描述是否符合他们自己。该量表由 10 个条目组成。分四级评分，1 表示非常符合，2 表示符合，3 表示不符合，4 表示很不符合。总分范围是 10～40 分，分值越高，自尊程度越高。本量表已被广泛应用，它简明、易于评分，是对自己的积极或消极感受的直接评定，具体内容见表 6-2-1。

2. 成人自我知觉档案表（adult self-perception profile）

作者：由 Messer 和 Harter 等人于 1988 年编制。

形式：采用固定选项的问卷形式进行，可以单独进行评定，也可以小组形式进行评定。

表 6-2-1　自尊量表（self-esteem scale，SES）

	非常符合	符合	不符合	很不符合
1. 我感到我是一个有价值的人，至少与其他人在同一水平上	4	3	2	1
2. 我感到我有许多好的品质	4	3	2	1
3. 归根结底，我倾向于觉得自己是一个失败者	1	2	3	4
4. 我能像大多数人一样把事情做好	4	3	2	1
5. 我感到自己值得自豪的地方不多	1	2	3	4
6. 我对自己持肯定态度	4	3	2	1
7. 总的来说，我对自己是满意的	4	3	2	1
8. 我希望我能为自己赢得更多尊重	1	2	3	4
9. 我确实时常感到自己毫无用处	1	2	3	4
10. 我时常认为自己一无是处	1	2	3	4

目的：本量表通过评定患者在自身能力与自我直觉等多个领域的不足，对患者的自我价值进行评定。

适用人群：18 岁及以上的成年人。

所需时间：测试时间一般为 20 min。

环境或体位：无特殊要求。

材料或工具：手册、问卷、铅笔。

描述：这项问卷包括了 50 个强制性选择题分布于 12 个分量表中，所评定的内容包括了社交能力、工作能力、养成能力、运动能力、外表、适当行为、道德、家庭管理、亲密关系、智力以及幽默感共 11 个领域的自我价值评定。在每个分量表中，有一半的项目是为了反映能力不足。各个类别的分数将反映被测者在各个领域的自我察觉程度。这项评定还有青少年版和儿童版。

解释：该量表得分值可以通过类别和独立项目两种不同的方式进行计算。评定者将被测者的每个项目所得分数进行汇总、平均，以得出患者对自身能力的描述，再加上总体自我价值感的分数。作业治疗干预的目的是为了减少患者在某些领域自身能力的评价与其所预计的重要性之间的差异。

（三）自我效能

自我效能是患者认为自身在面对环境挑战时是否能采取适应性的行为的一种知觉和信念。这种"能做什么"的认知反映了一种患者对环境的控制感。因此自我效能感是以是否有自信完成活动来看待患者处理生活中各种压力的能力，一般需要患者进行自我评价。

一般自我效能感量表（general self-effiency scale，GSES）

作者：由德国心理学家 Schwarzer 和他的同事于 1981 年编制。该量表中文版由张建新和 Schwarzer 研制，中文量表由张建新于 1995 年编译，2001 年由王才康等人翻译修订。

形式：通过采用自我评定的方式。

目的：衡量个体有效应对各种压力情境方面的能力。

适用人群：适用于 12 岁以上人群。

所需时间：测试一般为 5 min。

环境或体位：无特殊要求。

材料或工具：评分表和笔。

描述：该量表共有 10 个项目，涉及个体遇到挫折和困难时的自信心。

解释：该量表采用 Likert 量表的 1～4 分进行评分，从完全不正确到非常正确，总分 10～40 分，分数越高说明自我效能感越强。该量表为单位量量，没有分量表，因此只统计总量表分。

表 6-2-2　一般自我效能感量表
（general self-effiency scale，GSES）

[指导语]以下 10 个句子关于你平时对你自己的一般看法，请你根据你的实际情况（实际感受），在右面合适的□内打"√"。答案没有对错之分，对每一个句子无须多考虑

		完全不正确	有点正确	多数正确	完全正确
1	如果我尽力去做的话，我总是能够解决问题的				
2	即使别人反对我，我仍有办法取得我所要的				
3	对我来说，坚持理想和达成目标是轻而易举的				
4	我自信能有效地应付任何突如其来的事情				
5	以我的才智，我定能应付意料之外的情况				

（续表）

6	如果我付出必要的努力，我一定能解决大多数的难题			
7	我能冷静地面对困难，因为我信赖自己处理问题的能力			
8	面对一个难题时，我通常能找到几个解决方法			
9	有麻烦的时候，我通常能想到一些应付的方法			
10	无论什么事在我身上发生，我都能应付自如			

第三节
情绪和情感评定

一、情绪和情感的定义

情绪与情感通常可以看做是一个统一的心理过程，是患者对客观事物的态度体验和相应的行为反应，它们包括了：①主观体验：患者对不同情绪和情感状态的自我感受；②外部表现：所呈现的面部表情、姿态表情、语调表情；③生理唤醒：情绪与情感变化所引起的广泛的神经生理反应。

然而，情绪与情感从产生的基础和特征表现来看，两者之间还是存在一定区别的。情绪的出现相对较早，多与患者的生理性需求密切相关，如婴儿一生下来，就有哭、笑等情绪表现，这些多与食物、水、困倦等生理性需求需要满足有关。情感则出现得较晚，多与人的社会性需要相联系，如幼儿时期，随着心智的成熟和社会认知的发展而产生的，患者出现求知、交往、艺术陶冶、人生追求等社会性需要。由此可以看出，情绪是人和动物共有的，但只有人才会有情感。

情绪与情感之间既存在相互的联系，又存在互相之间的区别。情绪的发生一般由事物的表面现象所引起，具有情境性、激动性、暂时性的特点；而情感的产生与对事物的深刻认识相关，具有稳定性、深刻性、持久性的特点。情感是基于情绪的发展而产生的，又通过情绪才得以表达，而情绪的变

化又恰恰反映了情感的深度。

二、常见异常情绪及评定方法

情绪异常是指出现情绪紧张、兴奋、烦躁易怒、焦虑，或抑郁、惊恐不安、善悲好哭等为主要表现的症状。本章节主要列举以下几种常见情绪异常以及评定方法。

（一）焦虑

人们对环境中一些即将面临的，可能会造成危险和威胁的重大事件，或者预示要做出重大努力的情况进行适应时，心理上出现紧张和一种不愉快的期待，这种情绪就是焦虑（anxiety）。焦虑是一种很普遍的现象，几乎人人都有过焦虑的体验。适度焦虑可提高动机水平，增强工作和学习动力，然而，过度的、无端的焦虑也会构成一种病理性情感。在临床上，焦虑指一种与环境不相称的痛苦情绪体验。

临床上常用的评定焦虑的量表主要包括宗氏焦虑自评量表、状态-特质焦虑问卷、汉密尔顿焦虑量表和 Liebowitz 社交焦虑量表等。

1. 宗氏焦虑自评量表（self-rating anxiety scale, SAS）

作者：由 Zung 于 1971 年编制。

形式：通过采用自我评定的方式。

目的：旨在评定患者焦虑程度的主观感受。

适用人群：具有较为广泛的适用范围，主要用于具有焦虑症状的成年人。

环境或体位：无特殊要求。

材料或工具：评分表和笔。

描述：该量表包括 20 个项目，由 20 个与焦虑有关的症状表现组成，被测者可以通过自评的方式完成评定。患者根据当前或近 1 周的实际情况进行回答。在患者完成量表填写后，可以根据测算依据自行计分或是作业治疗师帮助被测者进行计分。焦虑自评量表在无环境因素干扰的情况之下可以较为准确的反应患者当前的自身状态。SAS 按照时间频度分为四个评分等级，患者通过自身近 1 周症状出现的频率选择符合自身状况的等级。具体内容见表 6-3-1。

解释：由自评者评定结束后，将 20 个项目的各个得分相加即得，再乘以 1.25 以后取得分的整数部分，就得到标准分。也可以查"粗分标准分换算表"作相同的转换。标准分越高，症状越严重。一般来说，焦虑总分低于 50 分者为正常；50～60 分者为轻度，61～70 分者是中度，70 分以上者是重度焦虑。SAS 的 20 个项目中，第 5、9、13、17、19 条，此 5 个项目的计分，必须反向计算。

表 6-3-1 宗氏焦虑自评量表

评定项目	没有或很少时间有	少部分时间有	相当多时间有	绝大部分或全部时间有
1. 我觉得比平时容易紧张和着急（焦虑）				
2. 我无缘无故地感到害怕（害怕）				
3. 我容易心里烦乱或觉得惊恐（惊恐）				
4. 我觉得我可能将要发疯（发疯感）				
5. 我觉得一切都很好，也不会发生什么不幸（不幸预感）				
6. 我手脚发抖打颤（手足颤抖）				
7. 我因为头痛、颈痛和背痛而苦恼（躯体疼痛）				
8. 我感觉容易衰弱和疲乏（乏力）				
9. 我觉得心平气和，并且容易安静坐着（静坐不能）				
10. 我觉得心跳得快（心悸）				
11. 我因为一阵阵头晕而苦恼（头昏）				
12. 我有晕倒发作，或觉得要晕倒似的（晕厥感）				
13. 我呼气吸气都感到很容易（呼吸困难）				
14. 我手脚麻木和刺痛（手足刺痛）				

评定项目	没有或很少时间有	少部分时间有	相当多时间有	绝大部分或全部时间有
15. 我因胃痛和消化不良而苦恼（胃痛或消化不良）				
16. 我常常要小便（尿意频数）				
17. 我的手常常是干燥温暖的（多汗）				
18. 我脸红发热（面部潮红）				
19. 我容易入睡并且一夜睡得很好（睡眠障碍）				
20. 我做恶梦（恶梦）				

2. 状态-特质焦虑问卷（state-trait anxiety inventory，STAI）

作者：由 Spielberger、Gorsuch、Lushene 等人于 1983 年编制。

形式：是一种问卷形式的评定工具，以自评为主。

目的：STAI 旨在为鉴别、评定短暂的焦虑情绪状态和人格特质性焦虑倾向，为不同的研究目的和临床实践服务。

适用人群：适用于初中或初中以上文化水平的具有焦虑症状的成年人，可用于评定各类身心功能障碍的焦虑情绪，可以作为各类职业人群的焦虑筛查工具，亦可以评价心理治疗、药物治疗的效果。

所需时间：测试时间一般为 10～20 min。

环境或体位：无特殊要求。

材料或工具：问卷、铅笔。

描述：STAI 中涉及状态焦虑（state anxiety）和特质焦虑（trait anxiety）两个概念。特质焦虑指患者对广泛的威胁性刺激做出焦虑反应的一种相对稳定的行为倾向；而状态焦虑是觉察到危险性刺激而产生的一种短暂的情绪状态，包括患者的紧张、担心、不安、困扰及自主神经系统的过度兴奋。STAI 的特征是可以将状态焦虑与特质焦虑这两种不同性质的焦虑进行辨别区分，并且在我国使用广泛，中文译本信度、效度极高。

解释：状态-特质焦虑问卷由评价两种不同焦虑类型的分量表组成，共 40 个条目。1～20 项为状态焦虑分量表（STAI-Form Y-I，S-AI），其中半数为描述负性情绪的条目，半数为描述正性情绪条目，主要用于评定患者即刻的或最近某一特定时间或情境的恐惧、紧张、忧虑和神经质的体验或感受。21～40 项为特质焦虑分量表（STAI-Form Y-I，T-

AI），用于评定较稳定的焦虑、紧张性人格特质，其中有 11 项为描述负性情绪的条目，9 项描述正性情绪。STAI 采用四点评分法。S-AI：1＝完全没有，2＝有些，3＝中等程度，4＝非常明显；其中 10 项为反向计分。T-AI：1＝几乎没有，2＝有些，3＝经常，4＝几乎总是如此；也有 10 项为反向计分。

3. 汉密尔顿焦虑量表（Hamilton axiety scale，HAMA）

作者：由 Hamilton 于 1959 年编制。

形式：通常使用交谈和观察相结合的方式进行评定。

目的：本量表是焦虑症的重要诊断工具，在临床上常将其作为焦虑症的诊断及程度划分的依据。

适用人群：适用于具有焦虑症状的成年人。

环境或体位：无特殊要求。

材料或工具：手册、评分卡、计分表和铅笔。

描述：HAMA 用来评定患者的主观体验，可以评定患者最近 1 周的焦虑状况，并可用作患者的疗效评定，分为 4 级评分：1 表示症状轻微；2 表示有肯定的症状，但不影响社会功能；3 表示症状严重，需要干预，或已影响生活和活动；4 表示症状极重，严重影响社会功能。HAMA 分为躯体性和精神性两大类因子结构，总分能够较好地反映病情严重程度，一般超过 14 分为肯定有焦虑，超过 21 分为肯定有明显焦虑，超过 29 分为严重焦虑。

4. Liebowitz 社交焦虑量表（Liebowitz social anxiety scale，LSAS）

作者：由 Liebowitz 于 1987 年编制。

形式：是一种问卷形式的评定工具，自评和他评的方式均可。

目的：旨在评定患者的社会交往范围以及其在

社会交往中所表现出的恐惧程度,有助于社交焦虑症的确诊。

适用人群:适用于存在社交焦虑症状的成年人,儿童及青少年另有版本适用。

环境或体位:无特殊要求。

材料或工具:手册、评分卡、计分表和铅笔。

描述:该量表是临床上广泛应用的评定社交焦虑的量表,该量表共 48 题,分别描述 24 个场景,每个场景 2 个问题,将社交焦虑的回避和害怕症状分开评定。解释:该量表是一个 4 点自评量表,评分如下:害怕(0 表示无,1 表示轻度,2 表示中度,3 表示严重);回避(0 表示从未回避,1 表示患者 1%~33% 的时间会发生回避,2 表示患者 34%~66% 的时间会发生回避,3 表示患者 67%~100% 的时间会发生回避)。该量表在多中心研究中都得出较好的信度和效度,以 38 分作为诊断界值,有满意的灵敏度和特异性。

(二)抑郁

抑郁(depression)发作的主要表现为:显著而持久的情感低落、抑郁悲观;思维联想速度缓慢、反应迟钝;患者意志活动呈显著持久的抑制;不同程度的躯体功能障碍以及认知功能的减退等。

抑郁的评定较焦虑复杂,抑郁既是一组临床综合征,又是一种具有特定诊断标准的精神障碍。不同的抑郁量表的设计所依据的抑郁概念并不一致,有的侧重心境,有的侧重认知,有的侧重生理症状如食欲、性欲、睡眠紊乱等。目前多使用的大多数量表都以抑郁症状为评定的主要内容,主观痛苦体验是评定的核心。临床上常用的主要评定抑郁的量表包括宗氏抑郁自评量表、汉密尔顿抑郁量表、老年抑郁量表、蒙哥马利抑郁量表、医院焦虑和抑郁量表等。

1. 宗氏抑郁自评量表(self-rating depression scale,SDS)

作者:由 Zung 于 1971 年编制。

形式:通过采用自我评定的方式。

目的:SDS 能较准确地反映有抑郁倾向的精神病患者的主观感受,可作为门诊了解抑郁症状主要的自评工具。

适用人群:具有较为广泛的适用范围,主要用于具有抑郁症状的成年人。

环境或体位:无特殊要求。

材料或工具:评分表和笔。

描述:SDS 是一个含有 20 个项目的自评量表,用于评定抑郁的主观感受及其在治疗中的变化。评定时间为最近 1 周。SDS 采用 4 级评分,主要评定项目为所定义的症状出现的频度:"1"表示没有或很少时间有;"2"为小部分时间有;"3"是相当多时间有;"4"是绝大部分或全部时间有,所有项目得分相加即得总分,总分大于 40 分或标准分超过 60 分即可判定有抑郁情绪(表 6-3-2)。

表 6-3-2　宗氏抑郁自评量表

评定项目	很少	有时	经常	持续
1. 我感到情绪沮丧,郁闷				
2. 我感到早晨心情最好				
3. 我要哭或想哭				
4. 我夜间睡眠不好				
5. 我吃饭像平时一样多				
6. 我的性功能正常				
7. 我感到体重减轻				
8. 我为便秘烦恼				
9. 我的心跳比平时快				
10. 我无故感到疲劳				
11. 我的头脑像往常一样清楚				
12. 我做事情像平时一样不感到困难				
13. 我坐卧不安,难以保持平静				
14. 我对未来感到有希望				
15. 我比平时更容易激怒				
16. 我觉得决定什么事很容易				
17. 我感到自己是有用的和不可缺少的人				
18. 我的生活很有意义				
19. 假若我死了别人会过得更好				
20. 我仍旧喜爱自己平时喜爱的东西				

2. 汉密尔顿抑郁量表(Hamilton rating scale for depression,HRSD)

作者:由 Hamilton 于 1967 年编制。

形式:通常使用交谈和观察相结合的方式进行评定。

目的:本量表是抑郁症的重要诊断工具,在临床上常将其用于抑郁症的诊断及程度划分的依据。

适用人群:适用于多种疾病包括躯体疾病伴发抑郁症状的群体的评定。

所需时间:测试时间一般为 15～20 min。

环境或体位:无特殊要求。

材料或工具:评分卡、计分表和铅笔。

描述:该量表是应用最为广泛的抑郁症状他评量表之一,常作为编制其他量表的校标和临床验证的金标准。该量表有 17 项和 24 项两个版本,可归纳为 7 个因子结构:①焦虑/躯体化;②体质量;③认知障碍;④日夜变化;⑤迟缓;⑥睡眠障碍;⑦绝望感。该量表评定最近 1 周的情况,大部分项目采用 0～4 分的 5 级评分,少数项目为 0～2 分的 3 级评分。

解释:若受试者的总分>35 分为严重抑郁;>20 分可能是轻度或中度的抑郁;<8 分则无抑郁症状。17 项版本分别为 24、17 和 7 分。

3. 老年抑郁量表(the geriatric depression scale, GDS)

作者:由 Yesavage 等于 1982 年编制。

形式:采用自我评定的问卷方式进行。

目的:该量表旨在更为敏感地对老年抑郁患者所特有的躯体症状进行筛查,以确诊老年抑郁。

环境或体位:无特殊要求。

材料或工具:评分卡、问卷和铅笔。

描述:该量表共 30 个条目,采用"是""否"的定式回答,避免出现混淆,便于老年人掌握,其中 20 条为正向计分题,10 条为反向计分题,总分 30 分,一般 0～10 分可视为正常范围,11～20 分为轻度抑郁,21～30 分为中重度抑郁。该量表内部一致性信度为 0.94,与 HAMD 的校标效度为 0.83,不失为一个评定老年抑郁的有效工具。

(三) 情绪的综合评定

临床上除了专门针对焦虑或抑郁的评定量表外,还有一些综合评定焦虑、抑郁情绪的量表,主要用于对焦虑和抑郁症状的筛查,常用的有医院焦虑和抑郁量表及症状自评量表。

1. 医院焦虑和抑郁量表(hospital anxiety and depression scale, HAD)

作者:由 Zigmond 和 Snaitch 于 1983 年编制。

形式:通过问卷方式进行评定。

目的:该量表主要应用于综合医院患者的焦虑和抑郁情绪的筛查。

适用人群:适用于当前处于综合医院的患者。

所需时间:测试时间一般为 10 min。

环境或体位:无特殊要求。

材料或工具:计分表和铅笔。

描述:HAD 由 14 个条目组成,其中 7 个条目评定焦虑,7 个条目评定抑郁,所有条目相加即得总分,并分别获得焦虑分和抑郁分。目前的研究发现,9 分作为临界值,在综合医院识别焦虑和抑郁的灵敏度分别为 73.89% 和 77.66%,特异度分别为 0.76 和 0.79。HAD 作为一个筛查量表,能快速评定患者的焦虑、抑郁情绪,最佳用途是作为综合医院筛查存在焦虑或抑郁症状的可疑患者的工具,对筛查阳性的患者应进一步深入检查以明确诊断,并予以进一步治疗。

2. 抑郁-焦虑-压力量表(depression, anxiety and stress scales, DASS)

形式:采用自我评定的问卷方式进行。

目的:该量表是一种用于评定三种相关的消极情绪的量表,旨在测量抑郁、焦虑和压力三种消极情绪,区分其目前的严重程度。

适用人群:DASS 有三个版本,分别为儿童版、青少年版以及成人版,但是目前的研究并不建议儿童使用本量表。

环境或体位:无特殊要求。

材料或工具:评分卡、问卷和铅笔。

描述:原始版的 DASS 量表共包含 42 个项目,根据所测试的不良情绪不同被分为 3 个类别,每个类别包含 14 个项目。焦虑量表主要用于评定自动觉醒程度、骨骼肌反应、情境焦虑和焦虑情绪的主观体验。压力量表对于评定慢性非特异性觉醒的程度较为敏感,其评定项目中还包括放松困难、紧张唤醒、情绪波动、反应过度及不耐烦。每个项目根据严重程度或发生频率被分为四个等级以评定受试者在近 1 周内所经历的每个项目的程度。抑郁、焦虑、压力的得分是通过分别汇总三个分量表项目的得分所得出的。DASS 量表还有包含 21 个项目的简易版本,是将三个分量表中的项目分别由

14 项缩减至 7 项得到的。

3. 症状自评量表(symptom check list，SCL-90)

作者：由 Derogatis 等人于 1975 年编制。

形式：采用自我评定的问卷方式进行。

目的：旨在对多种心理问题和精神障碍进行评定，还可用于衡量精神障碍预后和治疗的进展情况。

适用人群：适用于 16 岁以上的人群。

所需时间：测试时间一般为 15～20 min。

环境或体位：无特殊要求。

材料或工具：计分表、问卷和铅笔。

描述：SCL-90 量表包括 90 个条目，是一个 5 点自评量表，用于评定患者最近 1 周的情况，内容包含较广泛的精神病症状学内容，如思维、情感、行为、人际关系、饮食睡眠等。该量表采用 1～5 分 5 级评分，可计算总分和 9 个因子分，包括：躯体化(F1)、强迫症状(F2)、人际关系敏感(F3)、抑郁(F4)、焦虑(F5)、敌对(F6)、恐惧(F7)、偏执(F8)、精神病性(F9)。按照我国的常模来看，总分＞160 分，或任一因子分＞2 分，需考虑筛选阳性，并需进一步诊断治疗。SCL-90 能较全面地评定包括焦虑和抑郁在内的精神症状，在临床上应用广泛。

第四节
压力和压力应对评定

一、压力的定义

压力(pressure)通常被用来描述人们在面对工作、人际关系、个人责任等的要求时所感受到的心理和精神上的紧张状态。压力类型有正性压力、中性压力、负性压力。正性压力是好的压力，它会激发患者朝向成就和健康的水平；中性压力被认为是无关紧要或无所谓的信息或感官刺激；负性压力是真实的或想象中的威胁事件，患者对它的解释是厌恶和消极的，它会产生恐惧或愤怒的情绪，常被简称为压力。压力与生活伴随而存在，人活着就有压力，不可能存在完全没有压力的人生。外在的环境出现了变化，或者自己的内心出现了变化，或者环境和我们的内心一同变化，压力就会产生，内心会出现不舒适的感受。这种不舒适的感觉会影响到患者的日常生活，引起患者生理、心理、行为上的改变。

压力的消极作用甚于积极作用，主要表现为出现一系列心理的、生理的和行为的应激症状：①生理症状：新陈代谢活动发生紊乱、呼吸急促、心跳加快加强、消化液分泌减少、头晕头疼、食欲减退、腹痛腹泻、疲惫不堪，致使患者逐渐患上各种慢性疾病甚至诱发潜在的心身疾病，比如胃溃疡、癌症。②心理症状：具体表现为情绪不稳定、对周围环境不满意、疲劳无力感、不安、易激怒、反应过敏。③行为症状：消极怠工、工作效率下降、逃避责任、跳槽；生活习惯改变；常与他人发生冲突、人际关系恶化、不良嗜好增多，更有甚者表现为自杀、杀人等破坏性反应。

二、压力的常见成因及应对方式

(一)压力产生的原因

引起心理压力产生的原因就是压力源，它既可以是社会文化因素的，也可以是生理心理上的，包括社会化所要求的改变、突发的创伤体验、慢性紧张等。

压力的影响因素大致可以分为两类：一类是患者因素，如人格、经历体验等；另一类是社会文化或环境因素，如社会支持和要求等。性情抑郁的患者在工作、学习和生活中会因为更多地考虑负面结果而影响正常的运行机制，更容易感受到心理压力，过去积极或消极的经历体验不仅会对今后的行为产生影响，而且其本身也会对患者产生强度不同的心理压力。

(二)压力的应对方式

压力应对从主动性上可以分为主动认知、主动行为和回避型应对三种。

主动认知应对表现为从有利方面看待压力，回忆和吸取过去的经验，考虑多种变通方法等。主动行为应对是指采取积极行动，做有益于事态发展的事情。而回避型应对则表现为封闭情感，自我忍受等。主动认知和主动行为应对能减缓压力所造成的不良影响,而回避型应对会加重压力对身体的消极影响。

压力应对从策略上可以分为情绪定向应对和问题定向应对。

情绪定向应对以情绪体验和情绪表现为特征,与患者心理的自我防御机制有关,如伤心痛哭、借故发火、自我安慰等。而问题定向应对是指应对压力源,即处理引起压力的事件本身,分析问题、思考解决问题的方法,最后付诸行动。

三、压力的评定

1. 应对方式问卷(coping style questionnaire, CSQ)

作者:由肖计划等参照国内外应对研究的问卷内容以及有关"应对"的理论,根据我国文化背景编制而成。

形式:采用自我评定的问卷方式进行。

目的:旨在对不同群体的应对行为做出指导,用于各种心理障碍的行为研究,为心理治疗和康复治疗提供指导。

适用人群:适用于文化程度在初中及初中以上的青少年、成年和老年人以及除患有痴呆和重性精神病之外的各类心理障碍求助者。

环境或体位:无特殊要求。

材料或工具:计分表、问卷和铅笔。

描述:该量表共 62 个条目四级评分计 6 个因子分。分别为解决问题倾向性、自责倾向性、求助倾向性、幻想倾向性、退避倾向性、合理化倾向性。它可解释患者或群体的应对行为差异,并且不同类型的应对方式还可以反映人的心理发展成熟的程度。

2. 社会再适应量表(the social readjustment rating scale, SRRS)

作者:由 Holmes 和 Rahe 两人于 1967 年编制。

形式:采用自我评定的问卷方式进行。

目的:旨在测量患者所经历的重大生活事件及对其健康的影响程度。

环境或体位:无特殊要求。

材料或工具:计分表、问卷和铅笔。

描述:该量表由 43 个(成年人量表)或者 39 个(未成年人量表)可能促成疾病的、有压力的生活事件组成。SRRS 可以分为成年人使用版及未成年人使用版。使用者逐一对照量表中的生活事件,如果在最近 12 个月中发生过该事件,做上记号;如果在最近 12 个月中未发生过该事件,不做记号。对照完后,将所有做过记号的事件的生活变化单位(LCU)数字相加,得数为总分。当总分超过 300时,被测者面临生病的风险;当总分介于 150 和 299 之间时,被测者面临生病的中等风险;当总分低于 149 时,被测者面临的生病风险微不足道。

(李文兮)

参考文献

[1] CATANA B, VIRGINIA C S, JAIME P M. Occupational therapy for mental health: A vision for participation. Philadelphia: F. A. Davis Company, 2011.

[2] 戴晓阳. 常用心理评定量表手册. 北京:人民军医出版社,2010.

第七章

发育相关评定

概　述

一、发育评定相关概念

（一）评定目的

儿童发育理论体系涵盖了儿童从婴幼儿期到青少年期所经历的生理及心理上的各种变化。通过面谈、观察，根据儿童的发育情况选择适用的标准化评定工具进行评定，可以辅助制定目标及干预计划，预测儿童的生长发育进程等。儿童发育评定有以下五个目的：①辅助并再次验证医学诊断；②确定儿童发育、功能，以及参与程度；③辅助制定干预计划；④获得测评结果；⑤测量研究中的变量。

1. 辅助并再次验证医学诊断　评定的主要目的之一是通过对照儿童发育标准辅助诊断。如标准化评定常被用于确定儿童是否有明显的发育迟缓或功能障碍，是否需要介入康复治疗。当被结合应用于其他专业人员操作的测试中时，作业治疗师评定的标准化测试结果可以辅助医师或心理学家得出医学或教育的诊断。

2. 确定发育、功能和参与的程度　评定的另一目的是了解儿童的功能水平，包括发育水平、功能状况、儿童在各种环境中的参与水平。通过将近期的评定结果与早期的评定结果相比较，标准化评定常可以判断功能改善的进度。定期的评定也可以为治疗师提供有价值的信息。查阅儿童的测试结果可以辅助确定进步领域，以此辅助治疗师确定干预目标的优先顺序。此外，从标准化或非标准化的角度观察儿童在游戏、学习、社交和自我照顾的

表现；与照顾者或老师面谈关于儿童在家或在学校的日程安排及表现；发育、教育和就医经历；回顾相关的医疗或教育记录等都是评定过程中相当重要的组成部分。

3. 制订干预计划　评定的第三个目的是制订干预计划。通过评定，治疗师得出儿童功能水平等方面的信息，以此确定治疗干预的介入点。一般标准化评定有制订治疗目标的参照标准，并且能够测评儿童的变化。有参照标准的评定可用于教育机构中，如夏威夷早期学习档案（Hawaii early learning profile，HELP）、婴幼儿评定诊断和训练系统（assessment，evaluation and programming system for infants and children）和学校功能评定（school functional assessment，SFA）等评定工具。

4. 获得测评结果　作业治疗师需要求证其干预的有效性。当大量儿童参与相似的干预计划且使用标准化评定工具评定现状是否有改变时，可以将数据结合分析，为治疗计划提供信息。这些数据可用于制定和调整计划，并为后续计划提供参考。

5. 测量研究中的变量　在标准化评定中，标准分被用于统计操作和分析。测试得分不仅可用于描述性研究也可被用于实验性研究。标准化评定可以获取特殊人群或小组的描述性数据。实验性研究可以比较干预前后的得分或两种不同干预的得分。通过描述性研究和实验性研究所获得的数据，不仅提高了对测试群体的认识，也为作业治疗干预的有效性提供证据。

（二）评定意义

1. 从儿童角度看　通过作业治疗评定，可以加深家长及患儿对功能障碍和活动能力的了解，辅

助制订合适的治疗目标,提高信心,促使家长及儿童更主动的参与治疗,将训练融入日常生活,提高儿童及家庭的生活质量。

2. 从作业治疗师角度看　治疗师通过全面、系统的标准化及非标准化的评定,可以对服务对象有全面的认识,了解需要介入干预的领域,制订更为合适的康复计划。

3. 从社会角度看　通过评定,发现服务对象在社会中存在的问题,如环境状况、社交情况、政策法规等方面所存在的缺陷,为社会如何帮助特殊儿童提供相关依据。

(三)评定团队

儿童评定过程通常由多学科专业人员共同完成。各学科专业人员整合各自专业领域的评定结果,最终形成对服务对象最有效的干预目标及计划。儿科所应用的三种团队模式为:多学科合作模式、学科间合作模式和跨学科合作模式(表7-1-1)。

团队成员可包括物理治疗师、言语治疗师、护士、心理学家、医师、社会工作者、教师或特教老师、父母/照顾者、儿童及其他成员等。

表7-1-1　团队合作模式比较

比较内容	多学科团队合作模式	学科间团队合作模式	跨学科团队合作模式
评定程序	各学科分别规划并完成评定	团队成员协作制定评定计划;各学科单独或与其他团队成员共同进行各自的评定	团队成员协作制订评定计划,共同进行评定;通常由一至两名专业人员进行评定,其他人员观察评定过程
方案规划	分享评定结果;团队成员就各自的专业领域制订不同计划	分享和整合评定结果;团队合作制定干预计划,通常包括特定学科的干预措施	分享评定结果;团队合作共同制定出干预计划;整个团队都执行该计划
交流形式	非正式、偶尔	定期交流;频繁但非正式的沟通	经常沟通交流,以此获得支持、监督、分享知识及技能,根据需要互相协助调整计划
计划实施	专业人员实施与专业领域相关部分的计划	团队成员执行计划中与其专业领域相关的部分;综合考虑其他学科的目标	团队中的主要治疗成员与儿童及家长一起实施该计划,并得到团队其他成员的支持

二、康复评定的注意事项

(一)选择合适的测评工具

儿童作业治疗师所用的一些标准化评定,其年龄跨度较大,并且包括了不同的行为能力和作业领域。所以首先需要确定选择学习哪种或哪些测试。治疗师必须明确哪种测试最能与其工作的环境,以及在该环境中接受治疗的儿童相匹配。

某些标准化评定能有效地评定更特殊的功能领域,如感觉统合及运用能力测试(sensory intergration and praxis tests,SIPT)、感觉量表(sensory profile,SP)或视觉发育测验Ⅱ(developmental test of visual perception-Ⅱ,DTVP-Ⅱ)等。测试者应与在此环境中工作的治疗师一起商议决定哪种评定量表更常用。同时也应根据被测者的特性来决定使用哪种测试最恰当。有些儿童可能不能依从标准化评定的程序,作业治疗师由于所评儿童的行为、认知、运动技能或注意力受限而无法完成标准化测试时,他们常会调整标准化评定的过程或让父母代述进行测评。但这些调整不符合标准化原则,不能再以标准化数据作为评定结果。

(二)选择和准备最佳的测试环境

测试环境必须符合测试手册中所规定的。一般要求环境光线良好,没有视听觉的干扰。如果没有独立的治疗室,可以用屏风或分隔板在房间中隔出一个角落。

评定应选择在儿童状态最佳的时间段。评定婴幼儿时,应该询问照顾者最佳的测试时间,避免在测试过程中出现瞌睡或需要进食等方面的干扰。评定大龄儿童时,应考虑该儿童在学校或其他活动的安排,如刚消耗了大量体力的儿童,其粗大运动的耐力会低于正常水平。

评定前,治疗师应提前准备好测试环境。桌椅等应符合儿童的体型,以儿童能将双足平放于地上,并能舒适地伸手拿东西为宜。如儿童使用轮椅或其他辅助用具时,可以直接坐于辅具上完成评定。一般婴幼儿的最佳坐位是坐于家长腿上。治疗师应注意将评定工具放置于自己方便使用,受试儿童看不到或拿不到的地方。通常,治疗师椅子旁边可放置一个较低的椅子,用于放置评定所使用的工具箱。

每位治疗师都应考虑如何在有效的评定操作中进行必要的调整。许多测试的操作手册既大又重，而且在评定中并不能随手翻阅，计分表也不能提供操作方法和计分的完整信息。这时治疗师们可用一些方法来解决这类问题，如准备一张提示卡，在卡上记录操作和计分的特殊标准，包括读给受试儿童听的指令等。除此之外，还可以在计分表上使用颜色代码或制作有操作提示的计分表。

（三）操作测试项目

首先治疗师应非常熟悉评定工具，这样才能保证专注于儿童的表现上，而非专注于操作测试的技术上。因为在测评过程中，如果治疗师不能仔细观察儿童的反应，会遗漏很多有价值的信息。另外，幼童注意力的专注时间通常较短，治疗师必须利用有限的时间让儿童参与测试活动。

在熟悉测试的前提下，治疗师可以根据需要调整测试速度。治疗师做记录或与受试儿童家长交谈时，可以让儿童稍作休息、玩耍、吃点心或上厕所。大多数标准化评定在顺序或安排测试项目上都具有灵活性，治疗师可以根据评定情况灵活运用。有时因为儿童疲劳或时间限制，评定不能一次完成。大多数测试提供了两次完成操作的指导方法，在开始评定前治疗师也应该熟悉这些指导方法。

（四）解释量表

治疗师应掌握如何解读评定结果，了解某种结论能否代表儿童的行为。在解释受试儿童的评定得分时，除了评定手册内规定的指导方法和解释标准，还应考虑其他相关因素。如受试儿童对测试环境的反应是否与平常相似；如果受试儿童在测试中没有表现出最佳状态，是什么影响了儿童的表现；评定期间父母对儿童行为的判断是否可以参考等问题。

（五）患儿隐私

在进行评定前，必须得到父母或监护人的同意。知情同意书可以包含评定的原因、所用评定的类型、评定的目的及其结果等书面解释。家长可得到书面的评定结果，并清楚知道是否需要后续干预。如果这些信息需要用于研究，则需要另外签署

知情同意书。虽然由于交流信息和咨询等原因，治疗师之间会讨论案例，但不能在电梯、餐厅、走廊等公共场所口头交流患儿的信息。

（六）沟通评定结果

给家长的书面报告应用通俗易懂的语言撰写，以客观的口吻表达，同时清晰地阐明结论和建议。当讨论评定结果时，与专业人员交流和与家长交流的要求不同。当与家长交流时，治疗师应考虑到家长的教育背景和接受这些信息时的感受。双语家庭中，家长对中文的熟悉程度如何。如果其家人的中文能力欠佳，可考虑用英文或翻译。另外，治疗师也需考虑家长的情绪反应。当父母听到自己年幼的孩子有发育迟缓时，会在情感上发生较大波动，因此进行这方面交流时要注意自己的表述方式。每位儿童都有各自的优缺点，治疗师应客观地与家长交流儿童的情况，不能因儿童的现况而责备家长，因为很多父母已在不断的自责中。治疗师也应该给家长询问评定过程和评定结果等问题的时间。讨论的语言应该是客观、积极的，强调分享评定结果并共同制定干预方案。

（七）评定过程中的文化因素

掌握来自不同文化背景的儿童在评定中如何表现是重要的。首次评定的儿童可能不能理解测试的某些规则，如他们可能不知道需要在限定的时间内完成某项任务或必须按治疗师的指令进行。测试结果欠佳可能是因为该活动对他们而言没有意义；物品或活动可能看起来没有相关性；没有玩过评定的物品，不知道该怎么使用等。

治疗师可以通过一些方法来确定受试儿童不能独立完成测试项目的原因，是不熟悉环境还是因自身问题导致其确实无法完成任务。例如，照顾者或家长等在旁边能让受试儿童感到安心，询问儿童熟悉的各种测试物品等。家长也可以代为示范如何进行这些测试项目，特别是涉及肢体互动或亲子互动的行为。这种调整能让儿童表现得更好。同时再次强调，如果这类调整不符合标准化评定的过程和要求，便不能再用标准分解释。但评定过程也提供了关于受试儿童能力的大量描述性信息。

标准化评定应该谨慎用于不同文化背景的儿童。常评定不同文化或不同种族儿童的作业治疗

师们,可能希望形成该文化背景下普通儿童行为模式的"常模"。这些数据可以根据儿童优势和需求提供更符合实际的评定结果。另外,家人、照顾者或其他儿童熟悉的人员在各种环境下观察儿童的表现也是必要的评定过程。

第二节
发育评定

一、正常发育

发育是指个体根据自身的遗传信息,适应所处的环境,获得已成熟个体的行动方式的过程。判断脑的发育是否成熟要依据三个方面:一是从结构上,即肉眼观察其形态、测量其重量;二是在显微镜下观察神经轴索的髓鞘化、树突的成长状态;三是在功能上通过观察作为统合、分化作用的姿势反应、自发运动的发育阶段来进行。

中枢神经系统的成熟过程是从脊髓开始向脑干、大脑发育,即从低级中枢向高级中枢发育的过程。新生儿时期,脊髓的发育已经完全,脑干与中脑出现部分发育,大脑皮质呈现未分化的状态,所有的运动都是反射性的。反射(reflex)是机体对内、外环境刺激的不随意且按照一定模式的应答,它是神经系统生理活动的基本形式。

(一)反射活动是动作行为产生的前提

发育性反射与一般的深、浅反射不同,前者只有当某一水平的反射出现之后,才能完成与之相应的运动动作。如紧张性颈反射在4~6月龄内出现,有助于儿童竖直颈部,上抬前胸并保持姿势的对称性。又如翻正反应出现后,有利于翻身、坐起等动作的形成。如果该反射延迟出现,则可能影响前述动作。在治疗时,治疗师也常用反射活动来促进日常生活动作的学习。

深、浅反射主要为脊髓节段反射,除了脊髓节段的反射弧以外,冲动也可沿着脊髓上行到大脑皮质,而后再经锥体束下降至脊髓前角细胞。深、浅反射是指肌肉突然受牵拉或身体表面受到刺激,引起的肌肉快速收缩的反应。

(二)反射发育具有时间性

反射包括脊髓水平、脑干水平、中脑水平及大脑皮质水平的不同层次的反射,各种水平的反射出现与消失具有时间性规律。原始反射是胎儿最早出现的运动形式,随着年龄的增长而减弱直至消失,原始反射的消失标志着神经系统发育分化的完成及新的运动技能的出现。

各种水平的反射均在一定阶段出现或消失。如果原始反射在一定的发育阶段延迟出现延迟消失或持续存在,则可视为病理现象。正常的反射发育的时间性可分为四种:①出生即有且终身存在,如吞咽反射、牵张反射;②出生即有且短期存在,如吸吮反射、抓握反射、拥抱反射;③出生以后形成且短期存在,如紧张性颈反射、阳性支持反应;④出生以后形成且长期存在,如翻正反应、保护性伸展反应。

二、发育异常

发育异常可分为两方面,即发育迟滞和发育解离。脑性瘫痪、精神发育迟滞、先天性神经肌肉疾病等属于发育迟滞。发育解离指的是与发育相关的各个领域上的发育阶段有明显的差异。例如,脑性瘫痪儿童运动发育与精神发育的阶段不均衡,出现两者之间的解离。另外,如步行发育延迟的儿童,18月龄时智能发育正常,神经学方面无异常,姿势反应的发育也未见明显迟滞,但仍未出现下肢抗重力肌的活动性和交替运动的发育,坐位移动方式是以下肢两侧屈肌同时运动向前蹭行,存在明显的运动发育和精神发育的解离。另外,在康复领域中超前发育有时也被定义为发育异常。

三、发育评定

通过发育评定可以确定儿童的发育阶段、发育中存在的异常、制定治疗的关键点,指导正确的干预策略。目前对发育的评定包括以下各个方面。

(一)反射的评定方法

1. 脊髓水平反射 包括屈肌收缩反射、伸肌伸张反射、交叉伸展反射。

2. 脑干水平反射 脑干水平反射属于静态性姿势反射,随着头在空间的位置或头与躯干之间位置关系的变化而发生肌张力的改变。脑干水平的反射是一种整合性反射,直接影响脊髓水平的反射活动,包括了紧张性颈反射、紧张性迷路反射以及联合反应、阳性支持反应、阴性支持反应。

3. 中脑水平反射　中脑水平反射的出现标志获得性运动进入了成熟阶段。翻正反射在中脑水平被整合,该反应在调整头在空间位置以及头与身体的位置关系中发挥作用,不仅维持姿势,而且也是运动形成和调整的基础。包括颈部翻正反应、躯干翻正反应、头部迷路翻正反应、视觉翻正反应。

4. 大脑水平的反应　大脑水平的反应主要表现在机体平衡功能上,对前庭、视觉及触觉刺激信息进行整合,是大脑皮质、基底神经节及小脑相互作用的有效结合。这类反应从出生后第六个月开始出现,并且维持终生。这类发育的成熟,促进了翻身、爬行、蹲、跪、站立以及行走等动作的完成,包括平衡反应、保护性伸展反应。

5. 其他反射及反应　包括原始性反射和自主性反射,分别有反射性步行、抓握反射、口唇反射、吸吮反射、抬躯反射、拥抱反射等。

(二)常用的婴幼儿发育量表

运动发育迟缓早期诊断的主要要点有以下几方面:婴幼发育是否达到运动发育的里程碑;医师的临床诊断;父母对儿童发育情况的回顾;家长对儿童近期行为的陈述;儿童发育筛查等。

1. 丹佛发育筛查测验(Denver developmental screening test,DDST)

作者:由 William K. Frankenburg、Josiah Dodds 和 Philip Archer 等设计形成。

形式:标准化任务行为和观察性筛查量表。

目的:该量表为儿童发育的早期鉴别提供了简单的方法。提供了儿童发育的简要概述。

适用人群:1月龄~6岁的儿童。

所需时间:15~20 min。

环境或体位:家长可以抱着受试儿童;每个测试项都有所需体位的描述。

材料或工具:技术手册、评分表、成套评定工具(包括11个木制物品和玩具)、铅笔。

描述:评定包括四个能区,有 125 个项目:个人-社交能区、精细运动能区、粗大运动能区、语言能区。计算儿童年龄后,治疗师从年龄线往下进行每一项测评(或根据被测的能力范围选择开始项),然后往后测试直到儿童无法连续完成三个项目后结束评定。量表上的每一项都是按发育的时间顺序排列的,以通过、未通过或拒绝参与作为评定结果。评定时的反应将被记录在测试表上。没有观察到的项目可以通过询问家长完成。项目得分与年龄相关,根据年龄确定发育是否属于正常范围。

解释:评定可得出正常、异常、可疑或未能测试四种结果。治疗师应严谨地解释评定结果,并建议对儿童进行持续的观察。筛查测试是观察儿童在整体环境中的表现,所以技术指导手册中指出,治疗师也是该环境中的影响因素之一。Denver Ⅱ 在评分、解释和参考方面有所调整,但只是筛查性量表而不是诊断性量表。

2. 贝利婴幼儿神经发育筛查量表(Bayley infant neurodevelopmental screener,BINS)

作者:由 Glen P. Anlward 设计形成。

形式:以行为观察为主的量表。

目的:BINS量表旨在确定婴儿是否有神经损伤或发育迟缓。作为筛查性量表,它确定婴幼儿是否需要进一步评定。

适用人群:3~24 月龄的婴幼儿。

所需时间:5~10 min。

环境或体位:家长在场且不受干扰的环境,一岁以下的婴儿可躺在用垫子或毯子平铺的桌面上,较大的儿童可用桌子、椅子和楼梯。每项测试都描述了评定的体位。

材料或工具:包括指南、记录表、纸笔、卡片和评定箱内的操作物品。

描述:BINS由 6 项组成,专为不同发育年龄组设定。每一组包括 11~13 个项目,评定四个方面的能力:基础神经功能、视听觉功能、语言和运动表达能力及认知发育。BINS包括了贝利婴儿发展量表第二版的项目,但这些测试项是被用来评定运动质量及是否出现运动。每项都包括姿势、所用物品、操作方法及评分标准等说明。项目得分为 1 分(可完成)和 0 分(不可完成);总分是得分项的总和。

解释:总分被分为低危、中危和高危三个等级,并辅助确定功能障碍的类型:是否是完全性、是否是退行性或进行性。单项病征(例如肌张力低下,异常的眼球运动)可以在测试中观察并做进一步评定。

3. 其他量表　发育评定量表种类繁多,常用的有新生儿行为神经测定的方法、婴儿神经运动检查、格塞尔发育诊断量表、中国儿童发展中心婴幼儿发育量表、Harris婴幼儿神经运动测验等。治疗师可根据评定领域及评定需求按需选择合适的测评工具。

第三节
运动功能评定

一、运动发育规律

(一)运动发育是抗重力的发育过程

儿童从出生时的仰卧位、俯卧位,经过翻身、坐、站直至行走,是随着儿童身体抗重力屈曲活动与抗重力伸展活动逐渐发育,不断克服地心引力,从水平位逐渐发育成与地面相垂直的体位的发育过程。

抗重力伸展姿势控制的发育早于抗重力屈曲姿势控制的发育。初期发育的伸展模式可以让婴幼儿从生理的屈曲模式上解放出来,随着儿童的生长发育,早期出现的伸展模式不断抑制生理的屈曲模式,在该过程中逐步修正并不断完善,并逐渐发育成熟。

(二)运动发育的顺序

1. 由头侧向尾侧的发育　指儿童的运动(motor)发育从抬头开始,逐渐向坐位、立位、步行发育。也就是说,脊柱支持的稳定性是从颈椎开始逐渐发育至胸、腰、骶椎,由头侧向尾侧的发育过程。

2. 由近端向远端的发育　指由中枢向末梢方向发育,如上肢运动功能的发育首先是肩胛带稳定后,手指的精细运动才得以发育,前者的发育为后者做准备。

在该发育规律中,运动能力与姿势控制的发育两者是不可截然分开的,由头向尾的发育与由近端

向远端的发育两者间存在着相互作用,这种作用发生在各个方向上,如头部的控制发育建立在躯干的控制和肩胛带稳定性的基础上,而肩胛带的稳定性又是手运动的基础,相互间存在着相辅相成的关系。

3. 由整体运动向分离运动的分化　正常小儿开始运动时,呈全身性整体运动,无论什么样的动作都与全身有关,比如翻身运动开始时没有体轴的回旋,是全身整体的翻身,渐渐地开始出现身体的一部分与整体分离进行独立的活动,进一步组合为屈曲运动模式与伸展运动模式等各种不同的运动模式组合,早期的分离运动只是不规则的出现,随着中枢神经系统的成熟,整体运动被抑制,选择性的、分离的、精细的动作逐渐出现,直至持续存在。

4. 由矢状面向冠状面、再向水平面发育　正常儿童在获得姿势控制的发育过程中身体各个面上的运动发育顺序如下:①应用抗重力伸展与抗重力屈曲获得在矢状面上姿势及运动的控制;②利用侧屈运动学习并获得在冠状面上的翻正反应;③通过体轴内的回旋获得在水平面上的姿势控制。各个发育阶段中也存在着上述三者各自重复的过程。

二、不同体位的运动发育

(一)仰卧位及俯卧位姿势的运动发育

1. 仰卧位　随着儿童的运动发育,其身体的基底面逐渐缩小。以新生儿和六个月的儿童为例,新生儿头经常转向一侧,上、下肢呈外旋、外展的半屈曲位,四肢基本上呈对称体位。上肢的肩、肘、腕关节,下肢的髋、膝、踝关节均呈屈曲位,呈现整体屈曲模式。躯干与上、下肢均着床,基底支持面积最大。而6月龄的儿童可抬头,可从仰卧位向俯卧位翻身。髋关节屈曲角度可达90°,下肢外旋、膝屈曲,两手可抓自己的脚。

2. 俯卧位　俯卧位发育过程与仰卧位发育过程相同,运动模式也是从简单到复杂,身体重心逐渐抬高,基底支持面积逐渐缩小,姿势调节机制逐渐成熟。

(二)坐位姿势的运动发育

儿童坐位姿势发育过程为全前倾姿势、半全前倾姿势、半前倾姿势、稍前倾姿势、扶腰坐姿势、拱

背坐姿势、直腰坐姿势、扭身坐、可在坐位自由玩耍、长时间独立稳定坐位玩耍、在坐位上缓慢抬起双下肢。

（三）立位及步行的运动发育

立位姿势的运动发育是由原始反射的阳性支持开始，立位平衡反应出现后，便出现了独站和步行，体现了由反射到随意运动和连续不断发育的特点。

（四）手功能的发育

精细运动多为小肌肉或小肌群的运动，在全身大肌群发育后迅速发育。手的基本动作包括：非抓握动作和抓握动作两大类。抓握动作是儿童最早出现和最基本的精细动作，在此基础上发展出写字、画画和生活自理动作的技巧。

三、运动功能评定方法

（一）观察与询问

1. 观察　治疗师观察儿童自发活动的质量、是否可以移动、移动方式如何、是否需要辅助、如何用手玩玩具、双手协调情况、环境发生变化时的表现、对医务人员的态度等情况。

2. 询问　询问家长儿童的日常安排、日常生活中哪些活动是有困难或需要辅助的、儿童的就医经历、运动发育史、家庭基本情况等信息。

（二）标准化测试

运动评定记录了运动能力的组成和与运动相关的功能及结构，包括力量、协调性、灵活性和其他精神运动和（或）神经肌肉等因素。运动表现包括各项能力的组成，如运动感知、感觉运动、技能或推理能力等。大多数测试包括行为任务，有的也包含物品操作。这些任务涵盖了简单的运动功能和复杂的技能，包括推理、解决问题、视知觉等各种因素。运动评定致力于评定运动的组成（如平衡）、运动行为任务（如书写）、特殊人群（如脑瘫儿童）或运动失能（如失用症）。许多限时，应用手工工具或装配任务的活动可以测评儿童的工作能力。

1. Alberta 婴儿动作量表（Alerta infant motor scale，AIMS）

作者：由 Martha Piper 和 Johanna Darrah 设计完成。

形式：以行为为基础的观察量表。

目的：AIMS 量表旨在测评婴儿从出生到独立行走阶段的运动发育。其目的是鉴定婴儿的运动发育迟缓，评定婴儿运动发育落后的程度。

适用人群：出生至 18 月龄的婴儿。

所需时间：10～20 min。

环境或体位：按每项测试要求，将婴儿起始位放置于俯卧位、仰卧位、坐位和站立位进行评定。

材料或工具：AIMS 评定记录表、评定手册、铅笔、考虑到对婴儿有保护作用的平面。

描述：58 个评定项论述了三个方面的运动表现：负重、姿势和抗重力运动。治疗师可以使用 AIMS 记录本和记分表，观察并记录婴儿在俯卧位、仰卧位、坐位和站立位肌肉的抗重力及控制能力。项目标记为观察到（1 分）或未观察到（0 分）。

解释：得分统计后绘制在图表上，标出百分位，以便与同龄的标准样本作比较。图表可以显示儿童完成每个运动项目的年龄和百分位。

2. Peabody 运动发育量表（Peabody developmental motor scales，PDMS-2）

作者：由 M. Rhonda Folio 和 Rebecca R. Fewell 设计完成。

形式：以任务行为为主的分级量表。

目的：该量表为粗大和精细运动技能提供了进一步的评定，同时也帮助制定训练计划。它也可以用于研究和测量，患儿与同龄儿童相比存在的问题以及自身的进步，为特殊儿童提供了一种新的评定和管理模式。

适用人群：出生～6 岁儿童，包括有运动、语言及听力障碍的儿童。

所需时间：45～60 min，特殊儿童的测试可以额外延长时间。

环境或体位：有小台阶的房间或室外，无干扰；量表对每个项目的操作体位进行了详细的描述。

材料或工具：成套工具，包含手册、操作指南、记录表/总结表、记录册、项目手册、发育图表和工具（黑色鞋带、方珠、骰子、有螺旋帽盖的瓶子、纽扣固带、木钉板和木钉、模型纸板、书、卷尺、纸胶带、有划黑线的表格、形状块）；另外一些材料包括特制的普通物品（勺子、毛巾）以及玩具、纸张、绘画用具、剪刀、小零食、粗线、计时器、垫子。

描述:该测试包含 249 项,包括粗大运动和精细运动。子量表分为反射、姿势、移动、实物操作、抓握和视觉-运动整合等六大领域。根据实际年龄确定测试起点,基础水平是通过实际测试项目确定,直到向上得到连续的三个 2 分,向下得到连续的三个 0 分时结束评定。根据提供的评分标准,项目的评分为 0 分(无法完成)、1 分(部分完成)或 2 分(完成)。测试分数是将各个子量表得分相加得出。

解释:测试的结果为 5 个得分项:原始分数、相当年龄、百分位、子测试的标准分和发育商。总分包括精细运动商,粗大运动商和总运动商。百分位等级用来表示被测者的优势和不足,从而确定训练和治疗的内容。完成总结表后,治疗师可以选取合适的运动项目对儿童进行训练,促进儿童在特定技能领域的发展。

3. 粗大运动功能测试(gross motor function measure,GMFM-88,GMFM-66)

作者:GMFM-88 由 Dianne Russell、Peter Rosenbaum 和 Carolyn Gowland 等设计。GMFM-66 由 Dianne Russell、Peter Rosenbaum 和 Lisa Avery 等设计。

形式:以行为为基础的分级量表;GMFM-66 将数据库转换为区间水平的总分并进行分析。

目的:GMFM 的两个版本都是用来测量脑瘫儿童运动功能改变。GMFM-66 是 GMFM-88 的较新版本,使用和解释的部分进行了更新。GMFM-88 最适用于评定粗大运动功能分级系统(GMFCS)中得分为"严重"的Ⅲ、Ⅳ、Ⅴ级儿童,而 GMFM-66 更适用于评定 GMFCS 为Ⅰ级和Ⅱ级的儿童。

适用人群:GMFM-88:用于 5 月龄~16 岁的脑瘫儿童、唐氏综合征和成骨不全患儿。GMFM-66 仅适用于同一年龄段的脑瘫儿童。

所需时间:GMFM-88 需要 45~60 min,GMFM-66 所需的时间较少。

环境或体位:有平稳、坚硬地面的舒适环境,可容纳足够设备的空间,能让儿童自由活动(如跑 4.5 m);再次评定的条件应该保持一致。

材料或工具:手册,标准设备,可用的台阶(至少五级)。

描述:GMFM-88 有 88 个测试项目,分为五个维度:仰卧和翻身、爬和跪、坐、站及步行和跑跳。GMFM-66 保留了原 88 项中的 66 项。测试者进行粗大运动评定时,每个项目最多重复三次。每项评分分为四个等级:0 级为不能启动(完全不能做)、1 级为启动、2 级为部分完成、3 级为完成、NT 为未测试。GMFM-88 使用了顺序标度;GMFM-66 已经过 Rasch 分析,所以测试水平是间隔的。

解释:目标得分可以根据治疗师确定的维度来计算,这些维度可能会随着时间而发生变化。GMFM-66 通过手册中包含的计算机程序进行评分和分析。

运动功能的评定不只是观察儿童的发育水平,同时还要观察运动发育与儿童的社会性、交流能力、智能发育之间的关系,评定要扩展至儿童与家庭成员间的关系,及家庭环境对儿童的影响等方面的内容。

第四节
感觉统合评定

一、感觉统合定义

感觉统合(sensory integration)对作业治疗学具有非常重要的意义。大脑功能是人类行为的关键因素,因此了解大脑功能对干预儿童发育、学习和互动方式有更深入的意义。

(一)感觉统合理论的介绍

Ayres 将感觉统合定义为:组织身体及环境感觉的过程,使身体能在环境中更有效率的应用。虽然视觉是学习过程的核心,但感觉统合理论更聚焦于前庭觉、本体觉及触觉。感觉统合理论研究的是大脑与行为间的关系。脑功能检查是人类活动中的重要检查之一,影响着儿童日常生活中的作业活动表现。感觉统合贯穿了神经生物领域的理论以及临床经验,是日常生活中人们所需关注的领域,对于儿童和家庭都非常重要。

（二）感觉统合发育和儿童作业间的关系

感觉统合理论关注了儿童发育的状况，特别是儿童早期原始的感觉运动经历。从感觉统合的观点中得知早期原始感觉对儿童发育具有非常重要的意义，是婴幼儿期与世界互动的开始。随着儿童的成长，视觉和听觉所涉及的作业活动不断增加，以身体为中心的感觉提供了更为复杂的作业活动。

在感觉统合理论形成前，关于前庭、触觉和本体觉的内容在儿童发育方面甚少谈及。所以感觉统合理论致力于研究感觉障碍与儿童发育障碍之间的关系及原因。10岁前儿童的感觉统合能力快速发育，一般7～8岁儿童的感觉统合能力已达到和成人相似的水平。

（三）感觉统合理论的假设

如同所有理论一样，感觉统合理论有许多基本假设。这些假设与感觉统合的神经或行为基础相关。

1. 中枢神经系统的可塑性　可塑性指的是大脑结构发生改变的能力。感觉统合理论发展形成的介入治疗能影响到脑部结构的改变，因为脑部结构具有可塑性。

2. 感觉统合持续性发展　每个阶段的行为表现为更复杂的行为提供了基础。感觉统合的理论认为刚出生或有学习障碍的儿童，其大脑发育不成熟。治疗的目的是提供外周刺激，作用于脑部，使其成熟，从而协助大脑整合所收集的信息。

3. 大脑是整体的运作　高阶层统合功能是依赖较低阶层的整合及感觉动作的经验而逐步形成。感觉统合理论将大脑的高阶层中心作为负责抽象思考、知觉、推理、语言和学习的区域，而感觉统合主要发生在低阶层中心。

4. 适应性互动对感觉统合非常重要　适应性互动使个体在接受挑战或学习新事物的环境下或环境改变时，可以适应环境。适应性互动可以提升感觉统合，同时适应性互动的能力也体现了感觉统合的功能水平。

5. 参与感觉动作活动形成感觉统合的内在驱动　有感觉统合失能的儿童常表现为没有动机去主动参与、尝试新的挑战或活动。介入治疗使儿童具有更强烈的内在动机，从而提高感觉统合能力。

二、感觉统合问题的类型

（一）运用能力障碍

感觉统合理论中，运用能力是指计划新动作的能力。个体需有一种或多种感觉类型处理的缺损，才界定为以感觉统合为主的运用能力障碍。不同类型的动作运用能力与不同感觉系统的失能相关。

1. 姿势性障碍　姿势被认为是前庭觉与本体觉处理共同形成的外在表现，因此，尽管其不是一种运用失能，但仍认为它能反映出两侧的整合能力及顺序性缺陷，也能反映出本体感觉运用的功能障碍。

2. 触觉辨别问题　触觉辨别不足被认为是触觉信息处理的外在表现。是触觉运用能力障碍的表现，根据标准化测试得分来进行判断。通常触觉辨别测试都来自于感觉统合及能力运用的测验。

3. 双侧整合与顺序问题　存在双侧整合与顺序问题的儿童通常对控制身体双侧协调运动和运动顺序有困难。

4. 本体运用能力障碍　具有本体运用能力障碍的患者必定在本体感觉处理上存在问题，通常在前庭觉和触觉处理上也存在问题。患者对于后馈依赖性动作和前馈依赖性动作都有困难，常伴有粗大和精细运动问题。

（二）感觉调节障碍

感觉调节障碍指的是对环境或身体而来的感觉刺激产生过多或过少的反应，导致个体无法对外在环境产生适当的反应。

1. 反应不足　指个体无法对某种感觉输入的强度及频率产生适当及正确的反应。个体常出现过度调节或毫无反应的状况。一般认为，反应不足的儿童具有较高的神经阈值，所以需要更多的刺激以激发反应。这类儿童常会寻求更强的感觉刺激，这样的反应常使他们陷入危险或受伤的状态中。

2. 过度反应　指个体对某些感觉刺激反应过度。这类儿童的神经阈值很低，只要一点刺激就可以引起反应。通常这类儿童表现为对某些感觉十分惧怕或厌恶，而这些感觉对一般人而言没有威胁。这类情况常导致拒绝、退缩或激烈反抗的行为。

三、感觉统合评定

（一）感觉统合及功能性评定

感觉统合会影响个人在日常生活角色和活动中的表现。然而感觉统合障碍的存在不能确定功能会受影响。因为作业治疗师聚焦于作业和角色表现，所以感觉统合评定用于评定整体日常生活角色和活动。这种评定被称为"由上而下"的方式。在"由上而下"的方式中，治疗师从评定儿童完成日常生活的能力开始。

（二）感觉统合及运用能力测验

感觉统合及运用能力测验（sensory integration and praxis test，SIPT）是评定某些感觉统合障碍最具广泛性和统计意义的重要部分，尤其是运用能力和触觉辨别。除了SIPT，神经动作表现的临床观察和感觉调节的评定可提供更完整的感觉统合评定。临床观察提供额外的信息，尤其是关于前庭觉和本体觉方面的处理信息。感觉调节的评定提供感觉防御、重力不安全感、对感觉的厌恶感和感觉注册的信息。

SIPT是针对4～8岁伴有轻度至中度学习障碍或动作障碍的儿童设计的。SIPT的17个测试都是个别进行的；整个量表耗时1.5～2 h完成。该测验主要用于了解儿童感觉统合障碍和干预计划。SIPT可被分为四个方面：①形状和空间，视觉动作协调和构建能力；②触觉辨别；③运用能力；④前庭觉和本体觉处理。SIPT是依据南加州感觉统合测验（southern California sensory integration tests，SCSIT）和南加州旋转后眼球震颤测验（southern California postrotary nystagmus test，SCPNT）的2项测验设计的。此外，Ayres又发展了四个新的运用能力测验。

（三）完整的评定

1. **基本信息** 感觉统合是疾病诊断之外的障碍，患儿有动作计划或感觉调节的问题，但又没有其他明确原因，则会被诊断为感觉统合障碍。因此，医学或心理学的诊断与患儿的问题是否会被评定为感觉统合障碍有密切关系。

与儿童或家长的面谈有助于决定评定的方向。例如，儿童运动发育与年龄相符，但在完成复杂的任务时会有困难，这就可能需要做动作计划的评定，其中就包含了感觉统合和运用能力测验。

2. **姿势动作的临床观察** 感觉统合及运用能力测验常通过临床观察补充神经动作的表现。测试人员的技巧及对发育的了解决定了观察的结果。

临床观察的重要部分是姿势，这是前庭觉和本体感觉处理构成运用能力的表现。与姿势有关的观察包括：①无法维持俯卧伸直；②俯卧屈曲时，难以屈曲颈部；③伸肌张力偏低；④近端关节稳定性差；⑤姿势调节障碍；⑥平衡能力差。

3. **运用能力的临床观察** 虽然感觉统合及运用能力测验提供了关于本体觉运用能力障碍和双侧整合与顺序问题的动作障碍描述，治疗师仍用相关的临床观察做补充。临床上可观察到的双侧整合障碍包括身体两侧不协调、避免越过中线、未形成优势侧及左右辨别紊乱。

4. **感觉调节评定** 感觉调节的评定一般是通过观察和询问病史。虽然以上两种方式可以得到一些信息，但都不全面或不完整。一些测评工具，如感觉量表（sensory profile，SP）和感觉处理功能量表（evaluation of sensory processing，ESP）提供了关于感觉调节的重要信息。

5. **询问病史** 虽然感觉统合与运用能力测验或在临床观察中可设定某些情境来发现问题，但在患儿生活中观察问题是最直接的方式。

感觉统合训练是指基于儿童的神经需要，引导其对感觉刺激做适当反应的训练，此训练提供前庭（重力与运动）、本体感觉（肌肉与感觉）及触觉等刺激的全身运动，其目的不在于增强运动技能，而是改善脑处理感觉资讯与组织，并构成感觉资讯的方法，正确的概念是"脑功能的神经功能"，因此感觉统合的评定在儿童发育评定中是十分重要的部分。

第五节

认知功能和心理功能评定

一、认知及心理功能的理论基础

认知治疗是以发育及教育心理学为基础的。

认知既包括事物的形态、颜色、数量、重量、质量等具体属性的内容,也包括空间、时间、因果关系、言语、意义、价值等抽象性概念的内容。儿童能力范围是其应用个人能力完成整个作业活动。每个儿童的发育阶段是根据不同的社交模式而定的。

个体解决问题过程可分为以下五个步骤:①发现问题;②分析问题;③选择策略;④尝试解决问题;⑤比较解决方法的结果。当儿童接触新的活动时他们将应用语言来计划这些过程,而在儿童可以熟练地完成活动之后,最终将去除这些语言。在认知策略中形成阶段语言和成人的指引非常重要。儿童可以按照自我指令的步骤来规范行为,具体步骤为:确定目标;形成计划;执行计划;评定成功率。最初可由成人示范,然后由儿童用语言来描述。通过成人的指引和功能性的练习,目标、计划、执行、检查等步骤被内化,当再次完成活动时可被儿童习得应用。

(一)架构

架构强调了成人与儿童间的交流及引导儿童获取新能力的行为。认知过程包含了儿童理解任务需求、使用解决策略、独立处理失败的能力。根据作业活动分析,治疗师制定认知干预计划,为儿童设计平衡能力和任务需求的挑战性活动。

(二)探索学习

探索学习是儿童形成自身认识的过程。直接学习是凭个人感觉完成任务探索,额外的指令可以帮助儿童更精准的学习。学习探索过程中,治疗师的任务是提供直接指令,让儿童形成自己的认知方式。当儿童完成某个任务时,作业治疗师可以模拟实践环境并制造各种问题,提供儿童处理不同活动的机会。

(三)元认知

元认知是个体关于自己的认知过程的知识和调节这些过程的能力,一般包括元认知知识、元认知体验和元认知监控三个部分。儿童经历的行为活动对其自我感知有益,通过形成元认知,儿童学习评定他们的任务行为,反应出其优势区和不足之处。认知发育的能力是儿童通过与他人互动出现的。因此在学习过程中参与活动、改变与周围人员的互动方式是成功学习的关键点。通过经历活动

并总结能提高儿童认知能力,让儿童形成个人的价值观和信念。

二、认知及心理功能发育

(一)儿童认知发育

1. **儿童感觉的发育** 感觉是一定的物质运动作用于感觉器官并经过外界或身体内部的神经通路传入脑的相应部位引起的意识现象,是物质的刺激向意识的最初转化,是感性认识的起点,也是整个认识过程的起点。感觉的种类可依其信息的来源分为外部感觉和内部感觉两大类。对视觉、听觉、嗅觉、味觉及触觉的发育,此处不再详述。

2. **儿童知觉的发育** 知觉是视觉、听觉、皮肤感觉、运动觉等协同活动的结果,是人对客观物体的多种感觉的综合。

(1)空间知觉:空间知觉是一种比较复杂的知觉,它是物体的空间特性在人脑中的反映。主要分为形状知觉、大小知觉、深度知觉、方位知觉。

(2)时间知觉:时间是物质存在的一种形式,是对客观事物运动的延续性和顺序性的反应,时间具有很强的主观性。

(3)运动知觉:是个体对自己身体的运动和位置状态的感觉。

(4)对颜色、形状的感知:儿童对颜色、形状的感知受到发育的影响,有年龄特征,但不排除个体经验的影响,存在个体差异。

(5)整体知觉和部分知觉的发育:随着年龄的增长,儿童能区分整体和部分的关系。

3. **儿童记忆的发育** 记忆是高级认知过程发展和形成的基础,也是人积累生活经验和知识的基本手段。3岁前儿童的无意记忆占优势,他们不会有意识地记。之后,通过有意识地记具体任务,有意记忆逐渐发展。

4. **儿童思维的发育** 儿童思维的主要特点是具体形象性。2～3岁的幼儿直观行动思维表现突出;3～7岁的儿童逐渐以具体形象思维为主;6或7岁后儿童的思维开始进入逻辑思维阶段。

(二)儿童情绪情感的发展

1. **情绪情感阶段发育理论** 情绪发育是分化的过程,在出生后2～3年,儿童情绪在初生时原始

情绪反应的基础上,以及在成熟和后天环境的作用下,不断分化并获得初步发展。分别有布里奇斯的儿童情绪发育理论及伊扎德的儿童情绪发育理论。

2. 婴幼儿基本情绪的发育 人的情绪多种多样,其中笑和感兴趣是最基本的积极情绪,哭和惧怕是最基本的消极情绪。它们不仅在发生和开始呈现的时间上有所不同,而且在发育的具体过程中也有许多不同。哭是一种不愉快的、消极的情绪反应,是婴儿最普遍、最基本的情绪反应之一。笑是情绪愉快的表现。恐惧是一种消极情绪,是因为受到威胁而产生并伴随着逃避愿望的情绪。兴趣是一种先天性情绪,是婴儿好奇求知欲的内在来源。愤怒是愿望不能实现或未达到目的时引起的一种紧张而不愉快的情绪体验。以上五种是人常有的基本情绪。

(三)儿童个性的发展

个性或人格,即一个人比较稳定的、具有一定倾向性和各种心理特点或品质的独特结合。它主要包括个性倾向性、个性心理特征、自我意识、心理过程和心理状态等方面。每个儿童的个性总有一定的特点和一定的倾向性,是一个儿童不同于任何其他儿童、独特的个性表现。

1. 儿童个性发展的理论 精神分析的心理发展理论是对个体心理发展理论有着重要影响的理论流派之一,主要包括弗洛伊德和埃里克森的发展心理学理论。

2. 个性形成的生物学因素 儿童最初表现出来的气质特点是儿童个性发展、个性塑造的基础。当体貌与体格成为社会注意的对象,并赋予人为的社会价值时它们也会成为影响个性发展的重要因素。身体发育的早晚会使同龄儿童产生不同的社会心理,从而影响其情绪、兴趣、能力和社会交往。

3. 家庭对个性发展的影响 家庭是儿童个性实现社会化的主要环境,每个儿童最初的个性特征或气质类型各不相同,这种特征无疑会影响父母对儿童的态度。儿童的性别、家庭社会经济地位也会影响父母对待儿童的态度;父母的教养方式对儿童的影响也不同。

4. 自我意识的发展 自我意识是人对自己以及自己与客观世界关系的一种意识,它在个体社会性发展中处于中心地位,自我意识的发展是以儿童动作发展为前提。

三、认知及心理功能评定

认知及心理功能(cognitive and psychological functions)的评定可涉及发育商的测量、智力测验、适应性行为、成就测验、人格测验、神经心理测验等方面。

(一)评定方法

1. 观察法 包括自然观察法和情境观察法两种。自然观察法是指在日常生活的自然状态下,有目的、有计划地对儿童的情绪和社会功能进行直接观察、记录,从而获得婴幼儿发展信息的方法。情境观察法是按照研究目的控制和改变某些条件,将幼儿置于与现实生活场景类似的情境中,由测试者在该特定情境中观察儿童的情绪调节行为。

2. 谈话法 通过与患儿面对面的交谈搜集评价信息的方法。运用此方法需要对谈话内容进行记录,然后对谈话记录进行分析。其明显的优点是可以弥补自然观察法和情境观察法的不足。

3. 试验法 在治疗室中诱发某种情绪,测量儿童情绪调节反应。

4. 问卷调查法 是由测试者根据评定目的,向被测者发放问卷或调查表,广泛搜集幼儿情绪发展信息的一种方法。目的主要是向家长了解婴幼儿在家庭环境中的表现,根据问卷反应被评定儿童情绪调节的能力。

(二)标准化工具介绍

1. Goodenough-Harris 绘人测验(Goodenough-Harris drawing test)

作者:由 Florence L. Goodenough 和 Dale B. Harris 设计完成。

形式:以个人或小组形式进行绘画测试。

目的:这一测试由 Goodenough draw-a-man 修正而来。是一种非语言测试,反映了智力水平的指标。

适用人群:3~15 岁的儿童及青少年。

所需时间:评定需 10~15 min,评分为 10 分。

环境或体位:无须特定场所,但需配备桌椅。

材料或工具:手册、测试册、量表和铅笔。

描述:儿童需要画三幅铅笔画,每次画一个内容:男人、女人及自己。每幅画都要画完整的身体。随后进行一次非正式的交谈,以便确定图片中不清楚的地方。男人和女人的图画可以依据73个得分点评分或按质量等级量表来估测。每一个得分点是根据图画中出现的细节数来确定的,这些得分点加在一起就是原始分。质量等级量表提供预先打好分的样本图样,辅助快速评分。自画像没有进行标准化,一般没有得分。

解释:由原始分转化标准分,可在常模中找到与年龄和性别相关的百分位等级。

2. 儿童抑郁评定量表—修订版(children's depression rating scale-revised,CDRS-R)

作者:由 Elva O. Poznanski 和 Hartnut B. Mokros 设计完成。

形式:面谈分级量表。

目的:该工具用于筛查儿童和青少年可能存在的抑郁,并确定其严重程度,同时监测儿童对治疗的反应。交谈过程本身可能是治疗性的。在非临床环境下,可以用它筛查需要专业干预的儿童。

适用人群:6~12岁疑似患有抑郁症的儿童或青少年。

所需时间:20~30 min。

环境或体位:干扰少且舒适的环境。

材料或工具:包括指南和操作手册的工具包;铅笔和纸。

描述:治疗师与儿童进行半结构式的交谈,对17个测试项进行评分,确定是否存在抑郁以及抑郁的类型和程度。在交谈过程中观察并记录症状,例如成绩不佳、很难感到开心、自卑、睡眠障碍、过度内疚以及活动量低下。评定人员在面谈结束,即儿童离开测试环境后,记录评分。大多数项目都是用7分评级法进行评分,通过指南在交谈或其他测评形式中获得更多的信息。

解释:评分只给出一个简单的总分,对六个不同的评分范围进行解释和建议。不同来源的得分(如来自父母或儿童)会与每个症状区域进行比较。

以上介绍了认知及情绪情感方面的评定工具,认知心理功能方面的测验具有量表标准化、结果数量化、信度及效度均高的特点(表7-5-1)。

表 7-5-1 儿童认知功能及心理功能测验工具

测试领域	测验工具	使用年龄
发育商测量	丹佛发育筛查测验(DDST)	0~6岁
	格塞尔发育诊断量表(Gesell)	0~3岁/4~6岁
	贝利婴儿发育量表(BSID)	2个月~2岁
智力测验	韦氏学前儿童智力表(WPPSI)	4.5~6岁
	韦氏儿童智力量表(WISC)	6~16岁
	绘人测验	4~12岁
适应性行为量表	儿童适应行为评定量表	3~12岁
成就测验	广泛成就测验(WRAT)	5岁以上
人格测验	明尼苏达多项人格问卷(MMPI)	13岁以上
	艾森克个性问卷(EPQ)	7~15岁
	儿童统觉测验(CAT)	3~10岁
神经心理测验	HR神经心理成套测验(HRB)	5~8岁
	鲁利亚神经心理成套测验(LNNB)	8岁以上
	快速神经学甄别测验(QNST)	5岁以上

第六节

日常生活活动能力评定

一、日常生活活动能力对儿童的重要性

日常生活活动(activity of daily life,ADL)是指一个人为了满足日常生活的需要每天所进行的必要活动,包括进食、洗漱、洗澡、如厕、穿衣等。人从婴儿期就涉及各种日常生活的需求,随着年龄的增长,发育逐渐完善,日常生活活动能力得到提高。由于个体情况不同,儿童在活动中的学习会发生各种变化。文化价值(culture value)、父母的期望、社交和生活环境等都会对儿童的日常生活活动造成影响。

当存在功能障碍时,儿童日常生活活动的能力和参与性都受到限制。作业治疗师可以帮助父母和儿童改善并调整日常生活活动能力,从而提高儿童作业活动的能力。儿童能否主动参与日常活动是非常重要的,如维持和改善身体的功能状况(力量、忍耐力、关节活动度、协调、记忆等);培养孩子解决问题的能力。ADL也能帮助儿童建立自尊、自我认识及自我肯定的信心,使儿童获得成就感,同时也改善了父母的生活质量。

当学习新的ADL任务时,先观察其行为模式,

逐步将活动融入家庭文化和日常环境中。治疗师可以了解学校和家庭生活环境的情况,分析影响儿童日常生活困难的原因并设计干预方法。日程安排可以辅助日常生活活动的完成情况,满足儿童角色在家庭和社会环境中的需求。但有时日程安排也会阻碍ADL的行为。例如,自闭症儿童可能在修饰方面非常刻板,强迫行为导致穿衣过程不能随意调整。

二、影响因素

(一)个体因素

日常生活活动的作业干预需要考虑作业对儿童和家庭的重要程度、环境因素、安全因素。儿童的身体结构及功能、行为能力和行为模式也会影响ADL能力。例如,有触觉防御的儿童可能在穿衣时会哭泣并拒绝。兴趣水平、自信和动机是儿童完成所期望活动的推动力。

儿童功能障碍的程度也会影响完成ADL的能力,同时也影响家长和儿童在ADL任务中的互动情况。儿童对困难行为的学习和安全系数、耐力、儿童对活动的期望、儿童对自身行为的满意度等都影响着ADL作业的选择。作业治疗师会介入粗大和精细功能能力发育的干预,进而改善儿童ADL表现。

(二)环境因素

ADL的目的和完成情况会受到环境的影响,包括个体内部环境和社会环境。在儿童早期和中期常需在不同的环境中进行ADL活动,家、学校、社区等是基本的环境。

1. 个体的内部环境　年龄、性别、教育和社会经济基础是ADL的个体环境。例如穿衣时,个体对于环境的意识会成为儿童选择衣服的标准。有时家庭环境会决定ADL的时间限制,也会影响孩子的作业表现。儿童ADL形成顺序帮助作业治疗师和家长在不同阶段制定目标,决定在什么阶段进行作业治疗的教学。另外结合儿童年龄,治疗师需要决定何时停止特殊活动的准备或干预。

2. 社交环境　社交环境、家庭、同伴提供的鼓励和支持也会对ADL产生影响。例如在家中,儿童可能可以获得更多人的帮助;但在其他环境中,

父母可能是唯一能够给儿童提供日常生活帮助的人。家庭也决定了日常活动的日程安排和需求,例如生活在农村的父母可能期望他们的孩子早起,自己穿上外套和鞋子,做些杂务来增加家庭的收入;而城市中的孩子可能则会晚起些,保障睡眠需求。

另外在治疗中,作业治疗师需要考虑家庭成员的个体特征,如性格、处理问题的能力、灵活性和健康状态等。例如,母亲可能将年长的孩子定义为"小妈妈"的角色;有智力残疾或身体健康问题的父母可能需要作业治疗师干预学习如何组织和分配任务给孩子。

3. 文化环境　文化也影响着使用的工具、设备和ADL物品的选择。习惯和信仰可能决定了父母如何打扮儿童、如何喂养、使用何种餐具进食、如何准备食物、接受哪种类型的辅具、如何满足健康和护理的需求等。

4. 物理环境　物理环境方面的障碍包括地形、家具和其他可能阻碍儿童改善ADL能力的物品等,如房间的面积和家具的摆放会限制轮椅的移动转移。另外,过于空旷的空间可能会导致儿童过度兴奋或注意力无法集中,影响其ADL的表现。不同的地形也会影响移动功能,如有毯子的房间让使用步行器或轮椅的儿童在转移时更困难。作业治疗师同时要考虑在不同环境中如何选择不同的辅助器具。ADL的辅助器具会影响儿童对活动的兴趣和动力,因此需要选择合适的辅助器具和辅助技术来帮助他们完成日常作业活动。

三、日常生活活动能力评定

通过与家长的沟通交流,作业治疗师可以更清楚地了解儿童的日常作业表现、各种ADL发生的环境、对活动的需求,以及家庭的期望和支持情况。当儿童能交流表达时,其自身的意愿也是考量标准的范畴。作业治疗师在选择活动时,应当更尊重个体和家庭的选择。

(一)评定方法

评定ADL开始于作业行为分析,这可能涉及一定量的资源信息的收集。面谈、干预、结构化和自然的观察是用于评定ADL行为常用的评定方法。作业治疗师使用这些方法单独的或综合分析

作业行为,与儿童和家长商讨,共同制定目标、计划干预的策略和测量治疗结果。作业治疗师一般会根据儿童的能力设计活动任务,也通过其独立水平来评定行为。

参考生态学或环境评定适用于所有儿童,尤其对有严重残疾、从某一环境转换到另一环境有困难的儿童特别适用。"自上而下"的评定方法考虑了儿童在环境中完成功能性活动,并提出什么是可以完成或不可以完成的行为。治疗师可以应用下列方式进行:①询问父母和孩子什么是他们想做或需要做的;②确定环境或任务发生的情境、任务的步骤、儿童的能力;③当儿童完成任务之后,证实其对任务的需求和能力;④确定和选择干预计划的差异。

在自然或生态学观察的基础上,作业治疗师在普通或自然环境中收集信息。同时亦需关注儿童对自然环境的适应程度,例如当观察孩子在学校使用厕所时,作业治疗师需要记录环境的障碍和感觉特征、孩子如何适应、教室和厕所间的距离等问题,之后对这些环境因素适当的进行干预。

(二)团队评定

ADL 覆盖面广,内容繁多,所以测试领域需要团队综合评定,互相补充完成。如作业治疗师评定进食功能,言语治疗室评定吞咽功能,物理治疗师评定坐位能力,综合评定结果后,制定系统的干预计划。团队综合评定确定了评定结果和需要的特殊支持,综合考量了儿童各领域的能力。

(三)康复机构

康复机构要求以循证为基础,通过实践有效的干预进行治疗。近年来,我国康复领域专业人员逐步形成了通用的评定、改善 ADL 相关的干预治疗措施、测评治疗结果。包含有改善作业活动行为、适应性、角色的能力、健康和幸福程度、满意度、预防或自我决定等。另外提供一些方法来评定孩子,收集整合 ADL 评定结果,帮助证明项目或干预策略中的改变。

(四)标准化评定量表介绍

儿童功能独立性量表(functional independence measure for children,WeeFIM)

作者:在纽约州立大学功能评定中心的 Carl V. Granger 医学博士指导下完成。

形式:以观察行为为基础的分级量表,数据化计分和收集数据。

目的:WeeFIM 用作功能状况的衡量标准,反映残疾对个体以及社区人力和经济资源的影响。WeeFIM 旨在对儿童进行临床评定,并生成综合数据,分析康复治疗在护理方面的结果。WeeFIM Ⅱ 0~3 模块测量 0~3 岁儿童的前期功能以及随时间的变化情况。

适用人群:WeeFIM 有两个版本,即:①WeeFIM 0~3 模块适用于 0~3 岁儿童;②WeeFIM Ⅱ 适用于 3~7 岁儿童和 7 岁以上、功能未达 7 岁的无残障儿童。

所需时间:无特殊要求。

环境和体位:WeeFIM Ⅱ 已用于早期干预、学前、门诊、住院和家庭护理中。

材料或工具:表格、铅笔、FIM 软件(软件为记录和追踪评定结果,最终收集数据),日常生活所需的物品。

描述:WeeFIM 系统是医师、护士和治疗师在康复、长期护理和家庭护理中入院和出院后指定时间段使用的跨学科测评工具。实施者必须进行测试工具的培训,确保收集数据的准确性。FIM 系统由 18 个项目组成,包括自理、括约肌控制、活动、运动、交流和社会认知(社会互动、问题解决和记忆)。WeeFIM Ⅱ 系统可衡量自我照顾、行动能力和认知方面的功能表现。WeeFIM 0~3 模块测量 0~3 岁年龄组的运动、认知和行为功能。对于这两种系统,治疗师观察被测者或与护理人员交流。被测者在符合每个级别的条件下完成所选任务。FIM 和 WeeFIM Ⅱ 均使用 7 级评分标准,在日常生活活动能力中的依赖性到独立性,以及所需的辅助程度。根据书面行为分级标准分级的。包括区域分、子量表得分和单个项目得分。WeeFIM 0~3 模块使用 3 级评分标准:1 级(很少)、2 级(有时)和 3 级(常常),总运动评分范围从 16~48 分、认知评分从 14~42 分、行为评分从 6~18 分。如果检查者订阅了 UDSMR 国际数据库,则需另外记录其他人口统计和医疗信息。

解释:FIM 和 WeeFIM 是衡量残疾的标准,而不是损伤。即其结果反映的是被测者实际做了什么,而不是他或她能够做什么。FIM 和 WeeFIM Ⅱ 的分数越高表示功能越独立。WeeFIM 0～3 模块中行为项目评分较低可能表明需要增加早期干预服务。

第七节
游戏评定

一、游戏的理论

(一)游戏是儿童的基本活动

游戏(play)是儿童主要的作业活动之一,有益于儿童身心发育。在游戏过程中,儿童积极主动的探索周围环境,主动与他人交往,形成和发展着各种能力。游戏是儿童的学习和工作,充分地反应与体现了儿童学习与发展的主体性。

1. 游戏是儿童内在需求的反应　儿童游戏的动机是由于遇到适当的刺激而产生的,它是客观要求和外界影响对儿童的作用。儿童借助游戏可以满足以下需求:①符合儿童的心理发育需要和重复练习的需要;②满足儿童直接兴趣和愉快情绪的需要;③促进儿童自我意识及社会性发展的需要。

2. 游戏最适合儿童的心理特点　游戏产生于儿童身心发展的一定阶段,符合该年龄段儿童的生理和心理特征,反应了发育水平。

3. 游戏是特殊形式的实践活动　游戏是儿童认识客观世界的途径,是积极的社会性活动。游戏给儿童提供了认识世界的途径,在不给儿童增加负担的情况下让他们在轻松愉快的氛围中学习生活活动。

(二)游戏对儿童的作用

游戏最符合幼儿的心理特点、认知水平和活动能力,最有效地满足了儿童的需求,促进儿童发育,因此游戏对儿童具有不可替代的价值。

1. 对运动功能的作用　游戏对精细运动功能和粗大运动功能均有帮助。儿童在参与游戏的过程中,积极的探索会促使他们协调自己的身体各个部位,包括躯干、四肢和手等部位。

2. 对感知觉的作用　游戏对触觉、视觉、听觉、本体觉及前庭觉等都有非常重要的作用。如手是重要的认识器官,在视觉参与下,手眼协调的活动可以让儿童对客观事物有更精确的反应,能更好地辨别物体的不同属性,如大小、形状、轻重等。游戏对儿童的空间知觉、时间知觉等均有重要的作用。空间知觉包括对方位距离、外形、大小等的鉴别。时间知觉是对客观现象的延续性、顺序性和速度的反应。

3. 对注意力的作用　注意力发育是儿童发育的重要方面,注意力发育的水平直接影响着儿童认识生活的结果。婴儿的注意形式主要是无意注意,幼儿注意的发育特征是无意注意占优势,有意注意逐渐发展。

4. 对记忆的作用　儿童记忆的信息存储容量随年龄的增加而增大,对信息的接受和编码方式也在不断改进,记忆的策略和元记忆初步形成。儿童的记忆发育遵循儿童心理发育的一般规律,即从不随意向随意发育,从具体到抽象发育。游戏的过程需要儿童调动记忆的功能。

5. 对语言的作用　儿童在游戏过程中,言语能力迅速发育。幼儿期是儿童言语不断丰富的时期,是熟练掌握口头言语的关键时期,也是从外部言语逐步向内部言语过渡并初步掌握书面言语的时期。

(三)游戏种类

1. 探索性游戏　是儿童实验和发现新事物的过程。

2. 运动性游戏　是在有趣的身体运动中使用身体各个部位的过程。

3. 操作性游戏　在可控制和熟练的状态下进行手眼协调的过程。

4. 社交性游戏　两人或多人之间的互动,是双向的过程。

5. 想象性游戏　是儿童通过自己的想象力,用一些物品来代表和象征其他物品的过程,也是发展沟通技能的重要过程之一。

6. 解决问题的游戏　必须仔细思考并设法想出解决方法的过程。

二、游戏评定

虽然游戏是儿童的主要作业活动之一,治疗师也认同游戏对儿童的重要性,但很少有治疗师会评定儿童游戏的能力。之前的数十年中,游戏评定通常是以临床观察或是作为发育评定中的一部分出现的。现在虽然已形成了一些游戏评定工具,但使用的作业治疗师仍不多。常用的游戏评定工具有Knox学前游戏测试(Knox preschool play scale)和玩性测验(test of playfulness,TOP)。游戏评定可以被分为发育功能评定和儿童玩性及游戏方式的评定。

(一)发育功能评定

参考发育标准,Knox学前游戏测试属于观察性的量表,评定了0~6岁儿童的游戏能力。测评了四个方面的内容:空间概念、物品使用、角色扮演及参与。空间概念是评定儿童对自身及周围环境的认识。物品使用是评定儿童如何操作及使用材料。角色扮演评定了儿童如何通过模仿了解世界,以及如何理解和区分现实与虚拟的情境。参与是评定社会交往和发育水平。儿童游戏评定需包括室内及室外的环境,并根据以上四方面进行计分。

(二)游戏、玩性和游戏方式评定

治疗师评定游戏的另一种方法是分析儿童在游戏时的经历和状态。玩性测试(TOP)评定了个体玩性的程度。量表的34项测试内容代表了玩性的四种元素:内在动机、内部控制、暂停现实的能力和游戏架构。在儿童参与程度、游戏强度及游戏技能方面进行评定。该量表可以通过直接观察或录像来记录儿童游戏的情况。以下内容是玩性测验(test of playfulness,TOP)的介绍。

作者:由 Anita Bundy 设计形成。

形式:以观察为基础的行为评定量表。

目的:观察儿童自由玩耍的过程,游戏是由儿童的玩性决定的,而不是儿童在游戏中使用的认知、运动或语言技能或者儿童参与的活动决定的。

适用人群:15月龄~10岁发育中的儿童。

所需时间:20~30 min。

环境或体位:室内和室外熟悉的游戏环境,有熟悉的玩伴在场。

材料或工具:评分表和铅笔;可以在游戏中使用熟悉的玩具或物品。对于年幼的儿童(2岁以下),家长应该引导儿童一起玩耍。

描述:TOP量表由68个测试项组成,每项都反映了某个被定义的行为特征。这些特征代表了玩性的四个要素:内在动机、内部控制、暂停现实以及在游戏互动中读懂给予暗示的能力。在15 min的游戏时间内,治疗师观察儿童们的行为,并从范围、强度、技巧三个玩性尺度方面评价儿童。评分为0~3分,分别表示最低到最高得分。

解释:将结果与标准分进行比较。每一项都与项目的平均值和标准差相对应。25%的底部水平分数或有意义的异常行为模式被作为需要干预的指标。

以上评定工具是基于观察或与家长的交流完成的。游戏对儿童来说是特别的,所以儿童对自己游戏过程的认知非常重要,这常以自述的方式来评定。儿童兴趣史量表(pediatric interest profiles)包含了6~9岁、9~12岁、12~21岁三个年龄段的儿童在游戏、兴趣及参与方面的评定。该量表评定儿童进行了什么活动、对活动的感觉、与谁一起玩等内容。主要评定以下几点:①确定儿童是否有与游戏相关的问题或风险;②建立游戏的目标;③确定干预中所使用的游戏。

儿童作业自我评定(child occupational self-assessment,COSA)让儿童自己寻找游戏的意义和兴趣。儿童在各种作业领域明确自己的兴趣,以及他们在进行这些活动时的感受。这种评定方式让治疗师直接了解到儿童的想法,有助于建立融洽的关系及制定干预计划。该量表可以让治疗师更有效地为儿童设计游戏活动。

(三)解释游戏评定

游戏评定应该成为作业治疗评定中的一部分,这样作业治疗师才能更全面地了解儿童在作业活动中的表现。游戏评定让治疗师掌握了儿童在日常生活中是如何进行游戏的。儿童游戏能力的分析有助于评定其运动及认知能力、社交参与、想象力、独立性、应对能力及环境。

游戏可以在儿童熟悉的日常生活环境中进行非正式的评定,为治疗师提供儿童日常作业活动能力的信息。明确什么是儿童在游戏中能做的,治疗师关注的是儿童的能力而非功能障碍。因为游戏是儿童与环境互动的过程,所以环境中的人和物对儿童的游戏能力有较大的影响。

标准化游戏评定可以被结合在配有固定玩具的发育评定中,但这明显抑制了儿童游戏的能力。此外,虽然游戏有其本身的目的,但观察到的行为可能有不同的意义,对不同的人也可能有不同的意义。

第八节
社会参与评定

一、社会参与的形成

儿童的社会关系是儿童在交往过程中建立和发展起来的,是儿童间特别是同龄人之间的人际关系,它存在于整个人类社会。在不同时代或不同文化中,儿童接触的环境变化很大,他们最早接触其他儿童的时间和范围差别也很大,但是,一般情况下,儿童都有与其他儿童交往的机会。没有一种文化单纯是依靠成人来抚育儿童的。儿童实际上生活在两个世界中,一个是成人世界,另一个是同伴世界。

(一) 社会关系的作用

儿童间的交往是促进儿童发育的有利因素,社会关系对健康的认识和社会性发育是不可或缺的。大量研究文献表明,社会关系有利于儿童社会价值的获得、社会能力的培养以及认知和健康人格的发展。

1. 促进儿童的社会认知和社会交往技能的发展　儿童在社交中学习如何与他人建立良好关系、保持友谊和解决冲突,如何坚持个人主张或放弃自己的意见,怎样处理社交情境中的矛盾,怎样对待竞争和合作,怎样处理个人和团体的关系。

2. 有利于儿童自我概念的形成　社会参与(socialize participation)既可以提供儿童有关自我的信息,又可以将自身与他人进行比较。儿童在社会参与过程中逐渐认识自己在同伴中的形象和地位。

3. 满足归属感和爱及尊重的需要　儿童被社会所接纳,受到同伴的赞许或尊重,从而产生一种心理上的满足,有利于儿童的发育。尤其是到学龄期以后,儿童的归属感从家庭转移到同伴,他们需要同伴的支持、友谊,从中获得安全感和精神寄托。

4. 培养良好的人格　社会交往、共同游戏等活动要求儿童遵守规则、承担责任、服从安排、完成任务,要求善于团结协作、助人、谦让,这些都能促进健全的人格发展,增强社会责任感。

(二) 社会参与的发展

在婴儿期,社会关系大部分存在于儿童与家人间,社会交往有限。进入学习环境后,儿童与同伴的接触次数增加,成人不再是儿童主要的交流对象。他们开始主动寻求同伴,喜欢和同伴共同参与一些活动,与同伴的交往更密切、更频繁。从3岁起,儿童偏爱同性伙伴,经常与同性伙伴一起游戏及活动。在3~4岁,依恋同伴的强度和同伴建立起友谊的数量有显著增长,语言的发育也使同伴间的交往更加有效。儿童从事社会性程度较高的合作性游戏大幅增多。

二、社会参与中的人际交往

儿童的交往对象主要是父母、教师和同伴。随着年龄增长,儿童与他人的关系从依赖转换为自主,从对成人的完全信服到开始表现出富有批判性的怀疑和思考。与此同时,更加平等的同伴交往日益在儿童生活中占据重要地位,并对儿童的作业活动产生重大的影响。

(一) 父母与儿童关系

婴幼儿期对父母比较依赖,随着年龄的增加,父母与儿童的关系也发生着变化。一方面,儿童与父母相处的时间明显减少;另一方面父母对儿童作业活动的关注点有所转换。婴幼儿与父母交往的重点是通过哭闹、微笑、发声等方式,表达自己的基本需求是否得到满足。到学龄前期及学龄期,父母与儿童互动的焦点转换为如何处理日常问题、提高学习能力等。

(二) 同伴间的交往

同伴交往是儿童形成和发展个性特点、形成社会行为、价值观和态度的独特而自主的方式。学龄前期就已发生，到学龄期同伴交往的形式及特点都产生了新的变化。与幼儿期相比，学龄儿童的交往更加频繁，共同参与社会性活动也进一步增加，组织性更强。社会交互作用的形式和内容更加复杂多样。

（三）与其他人员的关系

儿童与老师、亲属、邻居等之间都可以形成社交活动。人际交往是双向性的，成人的态度、人格、性别、兴趣能力、种族等都会影响儿童的人际交往能力。

三、社会参与的评定

根据世界卫生组织颁布的《国际功能、残疾和健康分类》，参与指的是个人融入生活环境中。社会参与是人类作业参与的中心，包括了社交及在社区、社会及城市生活中的机会。作业治疗的评定很少是明确针对社会参与的，但社会参与确实是衡量生活质量和生活满意度的有利因素之一。

儿童、家长或照顾者在评定过程中起着决定性的作用。父母或照顾者提供儿童在 ADL 和社区活动中参与的信息。提供青年参与评定的过程增加了他们的自主性及自信。

作业治疗评定 ADL 和社会参与使用下列综合方法：回顾、观察、面谈、问卷、行为测试和兴趣清单。作为团队评定，团队成员常包括儿童、照顾者或家长、作业治疗师和物理治疗师、言语病理学家、护士、心理学家、社会工作者和医师等。各学科收集过去和现在各种环境中的信息评定儿童的行为和潜能。

以下是儿童参与及乐趣量表（children's assessment of participation and enjoyment，CAPE）和儿童偏好活动量表（preferences for activities of children，PAC）的介绍。

作者：以上两项测评工具由 Gillian King、Mary Law、Susanne King、Patricia Hurley 等设计形成。

形式：是以图片为基础的问卷和评分量表，由治疗师完成评定，需要时在家长协助下完成。

目的：CAPE 的设计目的是衡量儿童对学校活动以外的正式和非正式活动的参与、喜爱程度和偏好。该量表不关注功能障碍或独立程度。它可用于制定干预计划或测量干预的结果。PAC 能够辨别儿童的首选活动。

适用人群：6～21 岁的儿童，能够识别并将活动分类。

评定所需时间：CAPE 需要 30～45 min，PAC 需要 15～20 min。

环境或体位：无特殊要求。

材料或工具：CAPE/PAC 工具包，其中包括手册、记录卡、活动卡、类别卡和分数汇总表。

描述：问卷包括 55 个项目，通过文字和图片形式呈现。可以从参与的维度得到评定结果，主要包括游戏的多样性、强度、环境、共同参与者、喜爱程度等得出信息。在 CAPE 里，询问儿童是否在过去的 4 个月里完成了某项活动；如果"是"，继续询问多少频次、与谁、在哪里及他们有多喜欢这个活动。回答的选项涉及总分为 7 分的参与频率量表和总分为 5 分的享受程度量表，量表是以表情图片的形式呈现。PAC 中询问被测者如果他们可以做任何事情，最想做什么。有三种回答选项，都是通过面部表情来呈现——微笑、皱眉和平和的表情。反应的结果被转化到分数汇总表并进行计算。

解释：CAPE 得分是根据五个维度（多样性、强度、参与者、环境及喜爱程度）来计算的。PAC 的得分用来确定儿童对娱乐、健康、社交、技能和自我改善活动等方面的喜好。年龄和性别的数据可以参考残疾儿童样本组。该手册描述了临床和研究的应用，建议比较干预前和干预后的得分，从而评定以参与为目标的干预结果。

作业治疗师提供作业治疗服务来提高儿童的社会参与能力。通过社会参与评定，治疗师依据作业治疗框架对儿童的社会参与进行干预。良好的社会参与促进儿童良好性格的形成和良好情感的发展，在儿童成长中起到十分重要的作用。

（沈　敏　蔡娴颖）

参考文献

［1］李晓捷，陈秀洁，姜志梅. 实用小儿脑性瘫痪康复治

疗技术. 2 版. 北京：人民卫生出版社, 2016.

［2］Pedretti's Occupational Therapy. Practice Skills for Physical Dysfunction. 7th ed. St. Louis，Mo；Elsevier，2016.

［3］SANTHA C J. Occupational Therapy for Children and Adolescents. 7th ed. St Louis，Mo；Elsevier，2015.

［4］世界卫生组织康复协作中心. 脑瘫儿童沟通能力康复训练手册. 广州：中山大学出版社, 2015.

［5］SHELLEY E M. Occupational Therapy Evaluation For Children. 2th ed. Philadelphia，PA；Lippincott Williams & Wilkins，2014.

［6］陈秀洁. 小儿脑性瘫痪的神经发育学治疗法. 2 版. 郑州：河南科学技术出版社, 2012.

［7］蔡鸿儒, 卢以等. 感觉统合理论与实务. 2 版. 台北：F. A. Davis Company Philadelphia，合记图书出版社, 2012.

［8］刘振寰, 戴淑凤. 儿童运动发育迟缓康复训练. 2 版. 北京：北京大学医学出版社, 2010.

［9］刘梅, 国云玲, 赵楠, 等. 儿童发展心理学. 北京：清华大学出版社, 2010.

［10］Occupational Therapy Assessment Tools. An Annotated Index. 3rd ed. Betheda，MD；American Occupational Therapy Association，2007.

—— 第三部分 ——

作业表现篇

第八章

综合作业表现评定

第一节
概 述

一、作业表现概念

作业表现（occupational performance）是指某人从事某项作业活动时的全部表现，包括行为方式、心理活动、情绪表现等各个方面。它具有一定的个性化色彩，如不同人在吃饭这项作业活动中都有许多不同的表现（进食顺序，拿筷子方式等）。

作业活动表现的评定一般围绕个体本身（兴趣、价值观、生活经验等）和作业活动（作业角色、活动、所处作业环境）进行。因此，考查作业表现必须熟悉与之相关的两个概念，即作业（occupation）与作业活动（occupational activities），两者有着类似的意义，即人日常所进行的所有活动总称，但"作业活动"的范围要小于"作业"。作业活动侧重于对个体有意义的活动范畴。

二、评定意义及注意事项

（一）评定意义

作业表现是作业治疗的主要内容之一，是作业治疗评定和治疗的基础和指导思想。它不仅反映了患者存在功能障碍的类型与具体问题，包括技能水平、个人兴趣取向、角色、恢复意愿等多种问题，也能为治疗人员制定具体作业治疗方案提供临床依据，引导治疗人员确定治疗目标的设定方向。作业表现的评定除了按照量表等半定量的评定外，还有借助访谈、询问、现场观察等非标准化的评定方式（如患者情绪变化，或形容事情的言语表达方式

等），多样化的形式体现了作业治疗以人为本的核心思想理念。

（二）注意事项

作业表现涉及范围广泛，且用以评定的量表种类也十分丰富，在选择评定方法时应注意以下几点。

1. 治疗人员应根据患者年龄、病程、原发病的特点及现有状态选择具有针对性的量表进行评定，如脊髓损伤患者大多在个人兴趣和角色参与度方面有问题，那么作业表现的评定应首选涉及这两方面的量表。

2. 选择评定手段前需判断患者功能障碍的程度，判断其是否能够顺利完成量表中的所有条目。如评定患者有失读症或书写障碍的，那么就不能首选自评式的方法进行。

3. 在选择量表的顺序上，可以先选择概括性强的、涵盖范围较广的量表，如加拿大作业表现量表（Canadian occupational performance measurement，COPM）、人类作业模型筛查工具（model of human occupation screening tool，MOHOST）等，再根据表现选择更有针对性的，如角色筛选列表（role checklist，RC）等。

4. 建议治疗人员在首次接诊患者时，就可以完整地完成1～2个综合作业表现的评定，以确定治疗方向、形成方案设计，以免在后续治疗时偏离患者治疗初衷，以致失去治疗的意义。

三、影响因素

作业表现的评定有别于作业治疗评定的其他评定类型，以及康复其他专业的评定内容。作业表现评定的灵活性较大，是一个多处融合患者本人内在特性的评定，因此受以下多个因素影响。

（一）患者心理状态

心理状态会对作业表现产生正向或负向的影响。积极的心理状态可以促进作业表现，而消极被动的心理状态则会阻碍作业活动的完成。

（二）日常习惯

作业习惯的方式方法对作业表现会产生一定影响。个体的习惯行为、习惯用品、习惯的思维方式等都会在个体完成一项作业时发挥作用。例如，一位脑卒中患者在个人基本日常生活活动的作业表现评定显示其在洗漱的刷牙活动表现不佳，需要一定程度的依赖，治疗人员会很自然地划定该项活动的等级，但是后期发现，该患者刷牙活动表现差的原因是发病前日常使用的牙刷是电动牙刷，评定时的手动牙刷患者不擅长使用，所以作业表现受影响。

（三）个人现有阶段掌握的技能水平

每个人在不同的年龄段都会掌握不同的身体技能、生活技能和语言认知技能等。6岁以下儿童主要为个人自理、运动游戏为主，而成年人会具备多个层面的技能。因此对患者的作业表现评定也应该基于其年龄、职业、角色等因素。比如对一位2岁的幼儿进行进食评定时，患儿的作业表现较差，但造成表现不佳的因素是评定者选用了成人使用的筷子进行测试，忽略了这个阶段的儿童仍不能熟练使用筷子的因素。

（四）疾病特点

不同的疾病类型会产生不同的作业表现形式。中枢神经系统损伤多因异常运动模式和张力造成多项作业的表现能力低下，而骨骼肌肉系统损伤的患者可能仅为作业活动中的其中一个表现差，精神障碍的患者可能因为情绪心理等间断性的影响作业表现。

第二节
角色评定

一、基本概念

角色（role）的概念最初是由社会学家于20世纪20年代提出的，但起初角色的定义更多体现的是戏剧舞台用语。随着人们对社会的认知变化，美国社会学家米德等人将"角色"概念正式引入了社会心理学的研究，角色理论也就成为社会心理学理论中的组成部分。许多社会心理学家都对角色论进行了阐述，我国学者认为，社会角色（social role）是指个人在社会关系体系中处于特定社会地位，并符合社会期望的一套个人行为模式。定义中反映出所谓的社会角色是个人内在的、习惯式的行为方式。它具有三个特点：必须处于社会环境下；是由人的社会地位和身份所决定，受他人身份影响，并不能自定；它是符合社会期望（规范、责任、义务等）的。

二、特点与分类

（一）角色特点

具体内容：①角色是由客观社会产生的，不随个人意识而决定；②角色可以是暂时的，也可以是长期的，取决于与他人的互动关系；③角色的实施是由个体自己完成的；④每个角色都需经过学习才能从非正式化的角色转变为具有社会意义的角色；⑤每个角色都在与其相互互补的角色之间进行调整；⑥不同角色所赋予个人的权利和义务都有差异；⑦每个角色都会一定程度影响行为的动作和目标。

（二）角色的分类方法

社会角色可从不同角度根据不同标准进行不同类型的划分。主要包括基本角色（basic role，由其年龄、性别赋予的角色，可决定个体的主体行为，如儿童、妇女）、一般角色（general role，由个体生长发育阶段特定任务必须承担的、所处社会情形和职业所确定的，如母亲）和临时角色（完成某项发展任务临时承担的，如学生会主席）三种。日本心理学家森刚清美将角色分为"群体性角色"（一个群体内部各成员与群体整体的关系，雇主、雇员）与"关系性角色"（如妻子对丈夫）。

通常按照社会心理学理论，社会角色可以按照存在形态（理想性、领悟性和实践性）、角色获得方式（先赋和自致）、角色间支配关系（支配与被支配）、受制约程度（规范化、非正式性）以及最终意图

（功利性、表现性）分为五大类型。例如，角色可以通过努力、学习技能或参与活动后而获得，像军人、教师；也可以是按照社会理想化的规范的行为模式产生，像医师应该救死扶伤。在作业治疗中，角色的分类主要是帮助我们分析患者的作业表现，因此分类方式较为简洁，可分为：①根据角色呈现的具体内容，如艺术相关的角色、教学相关的角色等；②根据角色出现的时间节点，如成年人的职业角色，退休后有祖父母角色等；③根据角色实施的情境，如工厂、家庭、医院、教堂等；④根据角色对他人的关系，如丈夫对妻子、老板对职员、将军对士兵等。

三、与作业表现的关系

角色是组织个人想法、交流方式、判断自己与他人行为关系的范本。角色是一种行为方式，并不是具体的动作或行动。因此角色会随时影响每个人的作业表现，如两个人见面会打招呼，打招呼的表现取决于这两人的角色特点，朋友间的表现必然同雇员与雇主间的表现不一致。不同时间段、不同地方，我们的角色都会发生改变，作业表现同样会相应地改变。社会环境下，一个人扮演的角色越多，其所需完成的作业活动就越多，如小婴儿刚开始在家庭中没有正式意义的角色，他的表现好坏不会影响家庭太多，但如果是家庭主要经济来源的人在工作中的作业表现差，那么家庭会因为他的角色重要性而发生大的变化。

反之，作业表现结果的好坏影响了角色的实现。个体在身体或精神出现障碍后，往往会有角色负荷过重或不足（role overbearing/insufficient）、角色冲突（role conflict，即个体角色期望与角色表现之间差距太大，使个体难以适应而发生的心理冲突与行为矛盾）、角色模糊（role ambiguity，即个体对角色期望不明确，不知道承担这个角色该如何行动而造成的不适应反应）、角色匹配不当（role mismatch，即个体的自我概念、自我价值观或自我能力与其角色期望不匹配）等有关角色适应不良（role maladaptation）的心理变化。这些变化都与角色扮演者承担的角色数量和自身的角色扮演能力相关。功能的改变自然而然会减少原有角色的参与度，或

者建立一个新的、没有社会识别度的、较为隔离环境的"自我角色"，但这样会导致更多的心理问题出现，以至恶性循环。因此，个体角色的及早确立和合理定位与个体的作业表现是相辅相成、互相影响的。

四、常用的评定方法

（一）观察法

观察法是在既定环境中，个体是否能按照该角色所规定的内容进行行动和表现。观察该对象如何处理自身角色与周围其他角色间的关系，以及如何处理外界环境与自身角色间的关系。观察法可以直观发现个体从事该角色的日常表现，帮助作业治疗师分析角色的平衡性、个人对角色的重要性等信息。

（二）量表评定

在评定作业表现的量表中，往往会有部分条目涉及角色的评定，但并不是直接反映，而是通过具体活动的条目间接反映个体的作业表现是否按照既定角色完成，如国家卫生院的活动记录量表（national institution of health activity record, NIHAR）、作业表现历史访谈（第二版）（occupational performance history interview-2nd version, OPHI-Ⅱ）。单纯针对角色评定的量表较少，主要有角色筛选列表（role checklist, RC）、针对精神疾患的角色活动行为量表（role activity performance scale, RAPS）和青少年角色评定量表（adolescent role assessment, ARA）。现将临床运用较多且评定方便的 RC 和 ARA 做简要描述。

1. 角色筛选列表

作者：RC 由 Oakley、Kielhofner、Barris、Reichler 于 1985 年开发并使用。

形式：是半结构式访谈测试量表，可自我评定或作业治疗师引导评定，作业治疗师评定时除了记录量表内容外，还需要判断患者选择角色时的表现，如缺乏有意义角色的参与度、对未来角色的判断不符合能力等。

特点：量表可帮助患者认识自身已经拥有的、想拥有的角色，并回答如何看待自己在该角色中的表现。反映了一个人的自我知觉程度和重视程度。量

表简洁明了,已被翻译为 12 种语言应用于世界范围。

适用人群:多年龄层适用,包括青少年、成年人和老年人。

环境或体位:无特殊要求。

材料或工具:手册、记录表和铅笔。

描述:量表包括记录和评定两个部分,即患者首先列出 10 个左右自己在过去、目前(评定进行的 1 周内)和将来(评定后的第二天开始)扮演的人生角色。其次,受测者按照角色对其的重要性以及个人价值判断将每一个角色以 3 等级的划分标准进行分级。量表中要求所有叙述的角色必须在当时保持超过 1 周时间。主要涉及的角色类型可以为学生、工人、志愿者、家庭成员、朋友、照料者、宗教参与者、业余爱好者等。

解释:角色的罗列和分级得分判断角色对受测者重要性的先后顺序,过去扮演成功的角色有哪些? 关注的角色是否集中在某些范围或时间? 随时间变化对同一个角色有无程度改变等。

示例:见表 8-2-1。

表 8-2-1 角色筛选列表(role checklist,RC)

角色类型	时间点			评价等级		
	过去	目前	将来	根本不重要	有点重要	非常重要
如:父亲						
……						

2. 青少年角色评定量表

作者:ARA 由 Black 于 1976 年编制。

形式:通常通过半结构式访谈的方式进行。

目的:本量表旨在评定个体在家庭、学校和社会环境中其内化角色的发展。

适用人群:该量表适用于 13~17 岁的青少年。

环境或体位:无特殊要求。

材料或工具:手册、计分表、问卷和铅笔。

描述:ARA 量表是唯一一个针对青少年的作业访谈。在评定过程中,作业治疗师在指导手册的引导之下与个体进行关于家庭与学校表现、同伴间互动、作业选择及预期的成人工作的讨论。在 ARA 的评分之中"+"表示恰当行为,"0"表示边界行为,"一"表示不恰当行为。

第三节
动机评定

一、基本概念

心理学中,动机(motive)是指驱动人或动物产生各种行为的原因。动机作用(motivation)是个体发放能量和冲动,指引行为朝向一个目的并维持一段时间的内部状态与处理过程。动机是在自我调节的作用下,个体使自身的内在要求(如本能、需要、理想等)与行为的外在诱因(目标、奖惩等)相互协调,从而激发、维持行为的动力因素。动机是一个非常宽泛,并十分复杂的心理现象。在不考虑智力因素前提下,动机是影响行为的主要因素。同一个行为可以出自不同的动机,同一个动机也可以引发多种不同的行为。

二、分类与构成

动机的分类与动机产生的原因以及动机研究的基础理论相关联。在心理学中,动机可以分为以下几种类型。

(一)根据意识参与程度分类
弗洛伊德根据对人类行为的长期观察,认为人的动机可以分为有意识动机和无意识动机。有意识动机(conscious motivation)是指有意识参与的动机。行为者自身能觉察到,对行为内容明确的动机。这是人类大多数行为动机的表现形式。比如:人选择自己的兴趣爱好。无意识动机(unconscious motivation)指个人潜意识里的原始冲动,个人没有完全意识到的任何内在力量,其作用在于发起、维持,或指导行为以达到目标。

(二)根据成就动机理论分类
麦克利兰等学者将动机分为高成就动机(high achievement motivation)和低成就动机(low achievement motivation),前者更能驱使个人完成具有一定难度的事情。此后,阿特金森在前者基础上提出追求成功的动机和避免失败的动机两种,追求成功的人更易选择自己认为 50% 会成功的活动,而后者则倾向于能成功少失败的活动。

（三）根据动机与活动本身的关系分类

直接动机是动机的力量来自活动本身，是人对活动本身感兴趣，可以获得满足。间接动机是力量来自于活动外部的附属物上。

（四）根据动机的起源分类

分为生理性动机（physical motivation）和社会性动机（social motivation）。生理性动机主要是与人的生理需要有关的，初级的、原发性动机，如吃饭、睡觉等。而社会性动机初级的如探索欲等，也包括人类特有的成就感和交往欲。

（五）根据动机作用大小和地位分类

可分为主导动机和非主导动机，主导动机对个人更重要、对行为影响更大。

（六）根据引起动机的原因分类

可分为内在动机（intrinsic motivation）和外在动机（extrinsic motivation）。这是由美国教育心理学家奥苏贝尔提出的。内在动机是渴望认知、理解、自我实现、获取知识和解决问题的倾向性，它是动机中最稳定和最重要的部分。失去了内在动机的人很难完成一项任务。而外在动机是附属于个体外的，来自于各种奖惩、他人鼓励赞赏或是环境影响等，如一个被长辈视为聪明可爱、有前途的学生会更积极地去学习以迎合他人的观点。

三、评定的对象与意义

（一）适宜对象

适宜于各种原因造成的动机水平降低的患者、需要筛选同一疾病中符合不同动机水平的人群，以及需要分析动机与行为关系的研究人员等。

（二）意义

从心理学角度出发，动机可以唤醒与维持生理机能，动机水平高的个体在情绪和意识水平方面均高于动机水平低的个体。并且，具有较强动机的个体其思想和行为能更集中地指向客观事物。因此，评定功能障碍者的动机水平首先有利于评定者寻找患者在各种环境下作业表现低下（注意力不集中、主动性差等）的原因，如年轻的脊髓损伤患者，如果缺乏自我驱动的内在动机（兴趣、经验等），那么不管外部激励多大，他也不会从事作业活动。其次，评定动机有利于治疗师评价自己设计和选择的作业活动是否符合患者的需求和现有功能状态。第三，评定动机可了解动机受影响的程度或类型，引导患者增强意志力，并设定可实现的目标。

四、常用的评定量表

动机的评定基于不同的研究理论有不同的量表评定，有部分量表的使用是较为广泛的，并经过了中文版测试检验。此类量表多与体育心理学或教育心理学专业相关，较少有针对作业治疗中作业表现与动机关联性的评定。评定方式多采用从不同任务、环境下观察患者的表现来间接评定个人的动机水平等内容，因此仍需要治疗人员与研究者不断开发属于不同疾病患者动机测评的问卷或量表。目前可作为参考的量表主要有如下几种。

1. 成就动机量表

作者：成就动机量表（achievements motive scale，AMS）由挪威奥斯陆大学 T. Gjesme、R. Nygard 两位心理学者 1973 年编制。

形式：是半结构式访谈测试量表。

特点：基于成就理论的动机量表。国内外使用广泛，叶仁敏等人已对 AMS 完整版进行了汉化和检验，测试结果较好。

适用人群：青少年和成年受测者。

环境或体位：无特殊要求。

材料或工具：手册、记录表和铅笔。

描述：分为两个分量表，即追求成功量表和避免失败量表。AMS 有完整版（30 项）和简化版（AMS-SF），简化版 12 个条目。评测量表的指导语为："请认真阅读下面的每个句子，判断句中的描述符合你的情况的程度。请选择①～④来表示你认为的符合程度，数字越大表示越符合。"完整版的前 15 项为追求成功量表（如 1. 我喜欢新奇的、有困难的任务，甚至不惜冒风险），后 15 项为避免失败量表（如 18. 在完成我认为是困难的任务时，我担心失败）。分别记录两个总分（M_S 和 M_{AF}）。

解释：总得分为 $M_S - M_{AF}$。若 $M_S - M_{AF} > 0$，则成就动机强，分值越高，成就动机越高。$M_S - M_{AF} = 0$，成就动机中等，追求成功和害怕失败相当。$M_S - M_{AF} < 0$，成就动机弱，分值越低，成就动

机越低。

2. 情境动机量表

作者：情境动机量表（the situational motivation scale，SIMS）由 Guay、Vallera 和 Blanchard 三位学者编制。

形式：是半结构式访谈测试量表。

特点：测量不同情境下个体动机与行为的变化关系。国内有学者证明其中文版信效度良好。通过简单更改首栏指导语，便可运用于多个测试领域。

适用人群：青少年和成年受测者。

环境或体位：无特殊要求。

材料或工具：手册、记录表和铅笔。

描述：量表包括 4 个维度（内部动机、认同协调、外在协调和去动机），每个维度 4 个条目，共 16 个条目组成，记分采用 7 级法，即从完全不符合到完全符合，如"参与这项活动令我感到高兴"，"我觉得这是我不得不去做的事"。

3. 运动行为调节量表

作者：运动行为调节量表（behavioral regulations in sport questionnaire，BRSQ）由 Lonsdale、Hodge 和 Rose 等人 2008 年研究开发。

形式：是半结构式访谈测试量表。

特点：基于自我决定理论的量表。国内较为常用的运动动机量表。

适用人群：青少年和成年受测者。

环境或体位：无特殊要求。

材料或工具：手册、记录表和铅笔。

描述：量表共 24 项，分为 6 个维度，即内部条件、整合调节、认同调节、内摄调节、外部调节、无动机。整个量表采取 7 点计分法，即"1＝完全不正确，7＝完全正确"，依次类推。

解释：通过公式计算得出自主动机和受控动机的分数，判断行为关系与动机调节间关系。

4. 身体活动动机测量

作者：身体活动动机测量（motives for physical activities measure revised，MPAM-R）由 Frederick 和 Ryan 于 1997 年修订。

形式：是以受测者自我记录为主。

特点：基于自我决定理论和认知评价开发的量表。国外许多与锻炼相关的动机研究常用此量表，中文版也已得到了验证。

适用人群：青少年和成年受测者。

环境或体位：无特殊要求。

材料或工具：手册、记录表和铅笔。

描述：原量表包括 30 个关于身体活动动机的问题，分为 5 个维度：健康动机（5 题）、能力动机（7 题）、乐趣动机（7 题）、外貌动机（6 题）和社交动机（5 题），每一问题按 7 级计分来评定。精简后的 MPAM-R 将每个维度中因子负荷最高的 3 个题目予以保留，最终形成 15 个题目，动机强度从"没有"到"非常强烈"分为 5 个等级。

解释：总分记录汇总表分析，每项条目的具体得分用于分析特定动机方向表现。

5. 其他 除了上述一些常用量表外，动机测量的量表还有很多，如运动动机量表（the sport motivation scale，SMS）、成就倾向个体差异问卷、学习动机策略问卷、行为动机量表等。

第四节
生活模式评定

一、基本概念

生活模式（model of living）是一个人日常生活的惯常表现，它反映一个人价值观和生活态度的行为方式。在生活模式的内涵中主要包含两个方面的内容，即生活常规（daily routine）和习惯（habits）。

（一）生活常规

生活常规是一个时间循环中个体惯常性的动作、行为和时间安排方式。这个时间循环可以是一天中做的任何事情，如 ADL。也可以是一周内完成的事情，如社交活动，娱乐项目，甚至可以是 1 年内或几年中的时间安排。时间的界定也可包括特别身份的周期循环，如学生的一学期，或者农民播种的一个季度等。

生活常规更接近于我们通常所说的"作息时间表"，每一个常规都有明显的个人色彩，是一个人的行为风格,反映了个体执行作业活动时的程序性。并且它会在某些时候因为身体状况、年龄、气候或紧急事件等因素发生时间和空间的变化,比如上班快迟到时,我们会将食堂吃早餐的常规变为在路上吃完。养成固定有序的生活常规不仅有利于正常人的工作、学习,也有利于患者(特别是精神疾患或老年患者)寻找有意义的生活。一项针对退休人员的研究表明,对于退休人员最难的事情是如何找回新的作息时间。

(二)习惯

习惯(habits)是指在长时期逐渐养成的、每个人自然发生的、不需要计划的、一时不容易改变的行为、倾向或社会风尚,如晨起闹钟代表上学、中秋赏月等,或是生活中相对稳定的部分。习惯的类型较多,根据不同角色,不同内容等标准分为不同的习惯,如生活习惯、阅读习惯、教学习惯、烹饪习惯等。

习惯不同于技巧、兴趣,或其他心理相关表现。它是环境中各种线索的整合策略,不是线索简单随意的机械化重复。在与背景相互作用后,经过内化产生的态度和行为模式。习惯中的涉及的工具、材料、人物和时间相对稳定,但习惯并不是固定不变的。新习惯在形成前总是会受到旧习惯的影响,如患者长时间不动的旧习惯(消极、不爱动)会在开始接受训练时影响训练积极性的建立。由于习惯是特定时间、环境和社会文化背景下行为反复发生的结果(如急诊室的医护人员做事习惯于迅速和高效),因此习惯与作业表现密切相关。两者相互影响并相互作用,如同一个男性以父亲身份处理孩子打架的行为表现和他作为学校老师的处理方式常常会有不同。

行为心理学研究表明,21天重复是形成习惯性动作的基础,而稳定的习惯需要90天以上的重复。习惯的形成从"刻意,不自然"发展到"不经意,自然"一般经历3个时期,即形成初期(1~7天)、形成期(7~21天)和巩固期(21~90天)。形成期的习惯行为往往不稳定,但如果进入巩固期,这项习惯就已经成为他生命中的一个有机组成部分。

二、生活模式常用评定方法

针对生活模式的评定可以使用结构式的评定量表,也可以使用非结构式的会谈方式。当现有量表无法判断受测者生活模式的细节问题(如患者抓握杯子的方式等经验类信息),或者患者因为各种原因不能耐受整套量表评定时,治疗人员需在自然状态下,以观察活动、交谈聊天等非结构式方法完成测试对象生活模式的评定。评定结束后,作业治疗师应根据患者表现做出相应地评述,如对一个2~3岁脑瘫幼儿进行评定时,作业治疗师可以在观察幼儿拿玩具的表情,拿走玩具时会哭泣等自然反应得出患儿生活中兴趣和意愿所在。

结构式的评定常以量表形式呈现,目前国内外较常用的,能反映个体生活模式的量表主要包括以下几种。

1. 加拿大作业表现评定量表

作者:COPM 由 Mary Law、Sue Baptiste、Anne Carswell 等作业治疗师于 1994 年根据个体环境作业模式(person-environment-occupation model, PEO)创建的。

形式:以交谈为主的半结构化式分级量表,可独立操作。

目的:该量表旨在测评随时间变化的关于作业行为的自我认知。COPM 促进了患者和作业治疗师之间设计干预方法的协作。

适用人群:各年龄段伴各种残疾的患儿(成功的应用于 7 岁儿童)及成人。

所需时间:测试时间一般为 30~40 min。

环境或体位:无特殊要求。

材料或工具:手册、评分卡、计分表和铅笔。

描述:本面谈被划分为三个模块:自我照顾、工作和生产以及休闲娱乐活动。患者描述正常的作业行为,并确定除去这三个领域中行为问题的行为满意度。每项活动的评分等级为 1 到 10(1 表示不重要,10 表示非常重要)。然后要求患者确定最多5 个最重要的问题并记录,以 10 分制来分级(1 为很不满意,10 为很满意),表明患者对行为表现的感知及对其的满意度。

解释:对比初期与后期评定间的评分。得分有2 点及以上变化的被认为具有临床意义。所列出的问题是制订干预计划的基础。总分可用于项目评定。

特点:量表的测试信度和效度较好,国内外作业治疗临床运用最为常用的评定量表,通过评定可以确立治疗活动的优先性,如患者仍不能通过自己能力实现但又很想做的,作业治疗师可以通过改变条件完成。

示例:见表8-4-1。

表8-4-1　加拿大作业表现评定量表(COPM)

| 姓名: | 性别: | 年龄: | 利手: | 文化程度: |
| 病区: | 床号: | 住院号: | 发病时间: | 入院时间: |

步骤一:确定作业表现方面的问题 与目标个体见面,鼓励其想象日常生活中有代表性的一天,询问关于自理、生产、休闲活动方面的问题。让个体确定想做,需要做或期望去做的活动。然后要求他们确定哪些活动的完成情况难以令其满意,并把这些活动方面的问题记录在步骤1A、1B、1C		步骤二:重要程度 用评分标准,让个案对每一个活动的重要性进行打分,分数从1到10,并把得分填在相应步骤1A、1B或1C空格	
		活动	重要性
步骤1A:自理(如:穿衣、洗澡、进食) 功能性行走(如:转移、室内外行走) 社区生活(如:交通工具使用、购物、理财)			
步骤1B:生产活动 有薪/无薪工作(如:找工作,义工) 家务活动(如:清洁、洗衣、烹饪) 玩耍/上学(如:家庭作业,玩耍技巧)			
步骤1C:休闲活动 静态娱乐(如:爱好、手工艺、阅读) 动态娱乐(如:体育活动、郊游) 社交活动(如:探亲访友、聚会)			

步骤三和四:评分——初次评定(1)和再评定(2)
让个人确定5个重要有问题的活动并记录在下面表格中,用评分标准让个人就每个问题对自己的表现和满意度进行打分,然后计算总分。总分=所有问题表现分(满意分)累加/问题个数。再评定分数同样方法计算,再计算差值。

作业表现问题:

	表现1	满意1	表现2	满意2
1				
2				
3				
4				
5				

评分:
表现总分1　满意总分1　表现总分2　满意总分2

2. 作业表现历史访谈(第二版)

作者:作业表现历史访谈(第二版)(occupational performance history interview-2nd version, OPHI-Ⅱ)由 Gary Kielhofner 等人于1998年提出的一种基于个人自然生活模式的评定方法。

形式:以交谈为主的半结构化式分级量表,目前有6种语言版本,资料由作业治疗师收集完成。

特点:量表的信度和效度研究仍较少。本表通过收集受测者过去和目前作业活动的相关信息来揭示个人对其生活的看法和存在的问题。

适用人群:12岁以上的青少年及成人。

所需时间:测试时间一般为50~60 min。

环境或体位:无特殊要求。

材料或工具:手册、评分卡、计分表、白纸和铅笔。

描述:主要包括3个评定步骤,即首先访谈个体作业活动的自然史,其次分级评定个体的作业表现、作业能力等,最后设计一份对整个生活史加以总结的叙事折线图(narrative slope)。在访谈中,测试者可以按照活动、关键生活事件、生活常规、角色和行为情境5个方面展开相关询问。每个领域在询问中出现的顺序没有要求。分级评定部分是以4个等级(1＝完全没有作业能力,2＝某些方面不足,3＝比较满意,4＝特别擅长)划分3个量表共29个条目,即作业性特征量表(occupational identity scale)、作业性能力量表(occupational competence scale)和作业行为情境量表(occupational behavior settings scale)。

解释:作业性特征主要指向人的主观成分,是与形成一个人特点相关的信息,如自我认知、个人对成功的期望、经验、习惯、角色等。作业性能力是个人实际的行动能力,如维持满意的生活方式,以目标为导向的工作等。叙事图利于观察生活事件对受测者的影响和主观判断。

示例:叙事折线图见图8-4-1,依照个体的生活史绘制,将不同事件产生的影响分别对应好的或坏的,折线的斜率表示事件的影响程度。

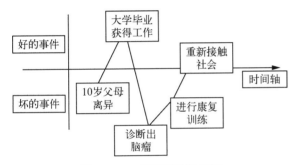

图8-4-1　叙事折线图示例

3. 作业情景评定-访谈与等级量表

作者:作业情景评定-访谈与等级量表(occupational circumstance assessment interview and rating scale, OCAIRS)由 Haglund、Forsyth 等人2001年在作业个案访谈量表(occupational case analysis interview)基础上设计完成。

形式:以交谈为主的半结构化式分级量表,可自评或治疗人员评定。

特点:量表项目包含了MOHO模型的理论框架,具有较好的组间信度和内容效度,可以反映个人对作业活动的适应程度和适应状态,借此评定与个人因素、个人角色、习惯和作业技能等相关的多个方面内容。

适用人群:青少年及成人。也多用于短期治疗的成人精神疾病机构。

所需时间:测试时间一般为20～30 min访谈,

5～20 min 的分级记录。

环境或体位:无特殊要求。

材料或工具:手册、评分卡、计分表、白纸和铅笔。

描述:量表具体分为两个部分,第一部分为分级评定表,涉及12个领域,共有21项(包括兴趣、价值、长短期目标、习惯、角色、运动技能、交流技能、既往经验、社会及物理环境等),每个项目受测者需要按照1～4的等级判定自己实际表现(如一个精神疾病患者的沟通交流技能不足,他或许会在这一项目给出1级)。每个等级都有几个相关描述来帮助界定表现是否属于该等级(如1级指在此评定项中没有表现或参与,或在基本的作业活动中也没有反映,或对自己的表现不满意)。第二部分为评测人员针对受测者表现完成的一份评价说明。

解释:作业治疗师可以根据等级的差异来制定治疗和出院计划的先后顺序。

4. 国立卫生院活动记录表

作者:国立卫生院活动记录表(national institute of health activity record, ACTRE)由美国国立健康卫生院设计完成。

形式:是以受测者自我记录为主。

特点:量表是一个以时间作为划分依据的自评量表。

适用人群:适用于有躯体障碍的患者,尤其适合因疼痛或体适能低下造成作业表现差的患者。

所需时间:测试时间一般为24 h。

环境或体位:家居环境或者观察的目标环境。

材料或工具:手册、记录表和铅笔。

描述:被测试人员像记录日记一样记录一天24 h的作业表现情况,即记录本人一天中清醒时间内(如上午8:00至12:00)每半个小时的行为活动,间接反映其缺乏的技能、个人兴趣、价值观,以及时间分配等相关内容,如患者按照很喜欢、喜欢、没有差别、不喜欢和很不喜欢来评价上午10点他所从事的除草作业活动。

解释:记录的信息较全面,且具有生活常规的代表性,有助于指导治疗人员按照患者既往生活模式建立治疗目标。

5. Bay 区功能行为评定

作者:Bay 区功能行为评定(bay area functional performance evaluation,BaFPE)由 Bloomer、Williams 等人编制。

形式:通过一对一的访问以及小组活动测试、观察等形式进行。

目的:这两个分测试整合性地从任务导向活动能力和社会交往能力两方面进行评定,对存在情绪、认知、行为障碍个体的作业治疗有指导性的意义。

所需时间:至少需要 10 min,一般将花费 1～2 天时间完成。

环境或体位:在访谈中患者无特殊体位需求。当进行活动测试时,患者需处于半结构式小组环境之中。

材料或工具:需用到壳状物、钱、纸、笔、木块等。

描述:该量表满足了执业于精神科的作业治疗师对个体进行综合性功能表现评定的需求。本量表由两个分测试所组成,一个是包含 5 项任务的任务导向评定(task-oriented assessment),即对壳状物进行分类、完成用钱买东西的任务、做一所房子的地面设计、复制一个木块设计、画人;另一个是社会交往量表(social interaction scale),即在五种不同社会情境之中,进行 7 个社交功能领域评定。

(李　睿)

参考文献

[1]乐国安.社会心理学.北京:中国人民大学出版社,2009.

[2]张爱卿.论人类行为的动机.华东师大学报,1996,(1):73.

[3]GARY K. A Model of Human Occupation:Theory and Application. fifth edition. Lippincott Williams & Wilkins,2007.

[4]MARY L,CAROLYN B,WINNIE D. Measuring Occupational Performance-supporting best practice in occupational therapy (the third edition). SLACK Incorporated,2016.

[5]曾惠璇,戴晓阳.情境动机量表(SIMS)信效度检验.中国心理卫生协会心理评定专业委员会第九次学术年会,2008.

[6]彭晶.运动动机量表的中文版的初步修订.中国心理学会成立 90 周年纪念大会暨全国心理学学术会议,2011.

[7]陈善平,闫振龙,谭宏彦.锻炼动机量表(MPAM-R)中文版的信度和效度分析.中国体育科技,2006(02):54-56.

[8]卓大宏.中国康复医学.2 版.北京:华夏出版社,2003.

[9]唐辉,卢宁.成就动机量表简式版的研制及在深圳市初中男、女生样本间测量等值性研究. Advances in Psychology,2013,03(6):321-326.

[10]叶仁敏,KUNT A H.成就动机的测量与分析.心理发展与教育,1992,8(2):14-16.

第一节
概　述

一、日常生活活动发展历史与定义

（一）发展历史简介

日常生活活动（activities of daily living，ADL）是作业治疗学及康复医学中一个具有重要意义的概念。经历两次世界大战的康复医学，于 1947 年成为了独立的医学学科，而这一时期康复医学的特色之一便是将 ADL 的内容加入了本学科。随着时代的进步，Sideny Katz 首次提出日常生活功能这一术语。至 20 世纪 70 年代，个人生活独立（independent living）和生活质量（quality of life，QOL）逐渐成为康复医学的重要组成部分，以帮助判断功能障碍人群的康复与疗效。康复医学区别于临床医学的其中一个特征，即为不仅关注个体器官组织水平方面的障碍，也要关注人作为独立个体所需具备的个体能力与社会属性，这也是符合世界卫生组织倡导的人的健康概念。日常生活活动能力是决定个体独立性的主要因素，也是影响人社会属性实现的前提条件，因此，ADL 是学习作业治疗学和康复医学的基本内容。

（二）定义和概念

在社会中生活的人们往往因其不同的性别、年龄、职业、民族、文化信仰以及风俗习惯而有不同的生活方式和日常活动内容，如儿童在成长发育过程中，除了身体本身运动机能、智力和心理的逐步完善外，日常生活活动能力也从完全依赖发展到独立自主。中年人除了个人的自理能力外，可能还需要学会照顾老人的日常活动。因此，日常活动可能千差万别。但是，不同的生活方式中也能寻找到很大部分的共同之处，这些共同之处可以有助于定义日常生活。

一般认为，日常生活活动是指人们为维持生存及适应生存环境而每天所必须反复进行的、最基本的一系列身体动作，如衣、食、住、行、个人卫生等日常生活的基本活动。它包括广义的日常生活活动和狭义的日常生活活动，其中广义 ADL 即指自我照料活动（如如厕、沐浴）和工具相关活动两部分。狭义 ADL 只针对自我照料活动。

日常生活活动是每个人进行学习、工作和生产劳动的前提条件。ADL 不是一项单一活动的简单内容，它是多种生活技能的综合表现。通常情况下，完成 ADL 对正常人来说是轻而易举的事情，但患者则需要经过大量练习后才可以重新获得。当患者能够最大程度完成日常生活活动时，他能获得更大的成就感和自我角色的认可度。因此，ADL 的评定和指导具有重要意义。

二、分类

日常生活活动能力涵盖日常活动中的诸多内容，目前仍没有讨论出一致的、标准化的分类方法。但鉴于临床实践的运用价值和适用人群的广泛度，较为推荐的分类方法是按照日常生活的主要项目和动作，即自我照料、移动（mobility）和转移（transfer）以及其他类型的活动三方面。其中自我照料包括进食（feeding）、入浴（bathing）、更衣（dressing）、修饰（grooming）、如厕（toilet）以及尿便的控制（bladder/bowel control），这些活动关系到个体的独立能力。移动和转移的动作主要涉及日常起居、步行等，也属于基本的生活能力（basic daily activity),这种活动大多涉及个体粗大的运动功能。

但是,个体除了日常解决个体自理生活以外,仍需完善其社会性和其他角色相关的部分。他需要借助不同的外在条件来完成其他相关的生活内容,如购物、家务劳动、安全管理等。因此,学者们建议只考虑基本的 ADL 是不完整的,需扩大日常生活活动的涵盖范畴,提出了工具性日常生活活动能力(instrument activity of daily life,IADL)的概念。IADL 包括了一些社会生活中的其他活动,如家务劳动、外出活动等。以泡茶为例又可细分为烧水、放茶、倒水、清理等活动。外出活动也可分为室内活动和室外活动。但这些活动并非是每个人为了独立生活而每天必须进行的内容,如育儿、理财等,可因人而异。后来,日本专家又将两种形式的 ADL 结合共同称为扩展性 ADL(extended ADL,EADL)。

三、目的与方法

(一)目的

日常生活活动能力评定的目的,是通过不同类型规范化的评定手段帮助建立患者的自我康复意识;确定具有功能障碍的患者在完成日常生活活动时受限的具体的活动类型以及影响活动顺利完成的主要因素;提供以能力及评分形式记录的患者个人情况资料;帮助作业治疗师针对性地设计改善作业表现的作业活动;明确提高患者 ADL 活动能力的具体方法和措施,如辅助装置的使用;促进功能障碍者在家庭、工作和社会生活中最大限度地获得自理,从而更好地工作、生活和学习。

(二)方法

日常生活活动能力的常用评定方法主要包括三种方式,即访谈法、直接观察法和量表评测法。

1. **访谈法** 是评定人员通过询问患者本人或其家属、主要照料者完成 ADL 评定的方法,可使用电话访谈或面对面访谈。它适用于一些不方便直接观察的活动内容,如洗澡、大小便等。此方法简单、快捷,但易受被测试对象的主观影响。

2. **直接观察法** 是评定者在真实场景或模拟 ADL 的环境中直接观察患者从事 ADL 的行为表现和操作能力,此方法能比较客观地反映患者的情况,能够观察到从事 ADL 中的部分细节,但比较耗时和费力。

3. **量表评测法** 是评定者完全按照量表的特定项目逐条进行评定,该方法可以半定量的记录患者的活动能力,便于效果对比和不同机构、方法间的研究,但受到量表条目范围的影响,只能了解部分 ADL 的功能,多用于 BADL 的评定。

每一种方法都有其优缺点,需要评定人员根据实际情况加以选择。在一次评定中,评定者可以只选用一种方法,也可以将两种或两种以上的方法相互结合使用,如访谈法结合直接观察法。

四、注意事项

日常生活活动能力的评定常涉及私人问题,也与康复的信心密切相关,因此评定时应注意以下几点。

1. 首先了解患者的文化背景和需求,使患者的日常角色、习惯和作业活动相互统一,促进参与活动的主观能动性。

2. 根据患者的体适能情况合理安排评定方式和次序,并注意评定时患者从事活动的安全性,如平衡功能。

3. 评定时应准确细致地记录患者的活动表现,包括能完成的和不能完成的。如将饭喂进嘴巴是否有漏出?洗漱用品摆放次序是否有更改?毛巾是谁拧干?等等。

4. 每一项活动的评定治疗师只需要告知患者进行的内容,不需要给予具体步骤的提示和引导。当患者执行过程中出现困难,可适当帮助,但需记录下来。然后在给予具体详细的指令,如"请你把这件衣服穿上"。

5. 如果因为患者的体能或者不影响活动等级界定的其他问题导致评定受阻时,应去除影响因素进行再次评定。

6. ADL 评定应充分考虑患者的认知能力和情绪状态,相对较难的活动可以放在稍后的位置,避免患者开始评定就有强烈的挫败感。认知有障碍的患者应少采用言语口令,而多采用动作演示的方法。

7. 使用直接观察法评定患者时,治疗师应尽量按照正常生活程序和恰当环境中进行。如评定穿衣技能时,最好是在早晨患者穿衣服的时间里进行,进食技能最好在患者三餐进行的时候评定。

8.评定需要确定患者需要帮助的类型(身体?口头帮助?),以及执行活动所需的具体时长,以便更好地判断患者 ADL 依赖程度。

9.需要保证治疗前后的评定方法尽量一致,以利于功能状况的对比与交流。

第二节
基础性日常生活活动评定

一、概念与适用范围

(一)概念

基础性日常生活活动(basic/physical activity of daily life,BADL/PADL)是指每个人为维持独立生存每天必须反复进行的一系列基本活动,主要涉及转移、自我照料等动作和技能。这些活动不涉及文化、民族和社会角色的差异,是以满足人类基本生存需要为前提,如进食、排泄是伴随着生理机能水平的发展而进行的,而洗漱和穿衣是人类社会文明进化后的必要活动。

(二)适用范围

BADL 的评定适用于因各类疾病导致的个人日常生活活动能力障碍患者,包括神经系统损伤、骨与关节损伤、先天性疾病出现的自理障碍、心肺功能低下、精神心理疾病等因素。

二、基本构成成分

基础性日常生活活动的基本构成成分分析是将每一项活动的主要活动步骤按照实施顺序一一进行列举,每一个步骤均与该项活动顺利完成密切相关。每项活动所涉及的步骤较多,但基本成分分析只关注影响活动最大的构成内容。基本构成成分的分析是评定 BADL 的前提条件,也是准确运用量表评定的重要步骤。以下将会对主要的几项BADL(进食、穿衣、洗澡、修饰、如厕、转移)的构成成分进行阐述。

(一)进食

进食只是限定于从已准备的盛有食物的容器中舀起送入口中的过程,不包括收拾餐具和剩余饭菜。影响进食活动完成的因素有很多,如食物的性状、进食用具、上肢活动能力、躯干平衡能力、对进食环境和物品的认知程度等。进食活动主要包括如下步骤:①识别餐具与餐食的位置和分类;②利手(健侧)抓取餐具;③改变食物大小,使其分成一口大小;④将食物夹起(舀起),并向口方向直线移动;⑤转动前臂,将食物放入口中咀嚼、吞咽;⑥重复上述过程直至一次进食活动结束。

(二)穿衣

穿衣活动是指将放在手边的上衣、裤子、鞋袜等衣物穿上、脱下和扣紧。到衣柜拿取衣物将不作考虑之列。影响穿衣完成的因素包括衣物的类型、松紧度、固定方式、认知水平等。穿衣活动步骤包括:①拿起手边的衣服(上衣、裤子等);②穿上一侧袖子或裤腿,然后再穿上另一侧;③整理衣领、后襟或提上裤子;④将衣裤的纽扣或拉锁系好,并最后检查;⑤脱衣服与上述穿的过程相反。

(三)修饰(清洁)

修饰活动通常是指刷牙、洗脸、梳头三项动作。但对于有化妆需求的女性以及男性的日常活动来说,此活动也可以延伸至化妆、剃胡须和剪指甲等。修饰进行的环境可以是洗手间,也可以在床边进行,但无须考虑进出卫生间的动作表现。刷牙与洗脸的主要构成成分包括:①进入洗手间,拿取自己的牙刷、牙膏;②用一只手打开牙膏盖,另一只手拿住牙刷,将牙膏挤在牙刷上;③按习惯完成刷牙动作;④打开水龙头用杯子接一定量的水;⑤关闭水龙头,进行漱口;⑥放好牙具,再次打开水龙头进行洗脸;⑦洗好后,打湿毛巾,并拧干;⑧用拧干的毛巾擦干脸颊。

(四)洗澡

洗澡(入浴)活动是指在指定的地方进行清洁、冲洗及抹干全身,所有洗澡用具都需放置于能取到的范围内。洗浴的方式可以多种多样,如盆浴、淋浴、擦洗等。沐浴室内的转移能力也需考虑,但进出浴室的活动不在考虑范围内。如下所述成分针对于常规的淋浴方式。具体步骤如下:①换好衣服进入浴室及浴盆(有需要的);②脱去衣服,打开沐浴装置;③用毛巾等物品擦拭上半身(手、脸、上肢、躯干)、下半身(臀部、大腿、小腿、脚)的前面和后面;④冲洗头发;⑤关闭水龙头;⑥擦干全身和头发;⑦穿好衣服,出浴室。

（五）床椅转移

转移活动是日常活动中经常出现的活动,包括床椅转移、椅椅转移、椅-坐便器转移、床上翻身起坐等内容。此处仅对床椅转移的构成成分进行分析。床椅转移主要包括:①摆好轮椅或椅子与床之间的位置;②制动轮椅或稳定椅子;③臀部移至椅的前缘,双腿放置好;④一侧上肢抬起撑住床缘;⑤将整个身体转移至床上;⑥移开椅子或轮椅。

（六）如厕

如厕是指个体在允许的环境和正确认知情况下(如正确识别用具、懂得清洁等)进行的解大小便测试,所需物品都需要准备齐全,如厕的方式可以包括便盆、纸尿裤、坐便器等,无须考虑进出卫生间的作业表现。具体构成成分包括:①打开厕所门,进入厕所并关厕所门;②站在适当位置脱去所有裤子;③坐在便器上排泄完毕;④取适量卫生纸,擦净会阴部;⑤站起,并穿好内外裤子;⑥清洗手部,并擦干;⑦打开厕所门,离开厕所,关厕所门。

三、常用的量表

目前临床中用于评测 BADL 活动能力的方法有普适性的评价量表,如 Katz 指数分级法、Barthel 指数分级法、Kenny 自理评定法、功能独立测试量表(functional independent measurement,FIM)、PULSES 量表等。也有特异性的评定量表,如四肢瘫功能指数(quadriplegia index of function,QIF)、关节炎影响测量量表(arthritis impact measurement scales,AIMS)等。现分别对几个常用的普适性量表进行介绍。

（一）Barthel 指数分级法

作者:Barthel 指数分级法(Barthel index of ADL,BI)由美国 Florence Mahony 与 Dorothy Barthel 两位学者于 1965 年首次正式发表。1989 年 Shah 等人修订后为改良版本(modified Barthel index,MBI),2007 年香港理工大学学者也进行了中文译化和修订,即为中文版改良巴氏指数。

形式:半结构式访谈量表。

特点:BI 评定方法简单,信度效度高,美国康

复医疗机构常用的方法。国内使用最多的也仍是中文版 MBI,其信度效度也已经过验证。但不同版本的巴氏指数都存在"天花板"和"地板"效应。有学者将此用于中枢系统疾病预后的估计。

适用人群:使用最为广泛的 BI 量表,适用于各类功能残疾人群。

所需时间:测试时间一般为 20～30 min。

材料或工具:手册、计分表和铅笔。

描述:包括 10 项评定内容,BI 每一项按照能完成、不能完成和部分完成分为 3 个级别。MBI 增加了两个级别的划分标准(即少于 50% 为 2 级,多于 75% 为 3 级),并描述了准备活动和收拾活动以便区分任务本身的活动。具体等级划分按照本章前述的构成成分进行。

解释:按照 MBI 的项目,评分总分可反映四种不同的患者功能状态,即总分在 20 分以下,为 ADL 完全依赖;20≤总分<40 分,为 ADL 重度依赖;40≤总分<60 分,为 ADL 中度依赖;总分在 60 分以上,为 ADL 轻度依赖,基本独立。所有评定项目均允许患者使用适当的辅助用具或自助器具,如果使用后可以达到功能独立,将不做降级处理。

示例:见表 9-2-1 和表 9-2-2。

表 9-2-1　Barthel 功能指数量表(BI)

项目	评分标准
大便	0＝失禁或昏迷,5＝偶尔失禁(每周<1 次);10＝能控制
小便	0＝失禁、昏迷或需他人导尿;5＝偶尔失禁(每24 h<1 次,每周>1 次);10＝能控制
修饰	0＝需帮助;5＝独立洗脸,梳头,刷牙,剃须
如厕	0＝依赖别人;5＝需部分帮助;10＝自理
进食	0＝依赖;5＝需部分帮助(切面包,抹黄油,夹菜,盛饭);10＝全面自理
转移	0＝完全依赖别人(需 2 人以上帮助或升降机不能坐);5＝需 2 人或 1 个强壮动作娴熟的人帮助;10＝需 1 人少量的帮助或语言指导;15＝自理
活动(步行 50 m)	0＝不能动;5＝在轮椅上独立行动;10＝需 1人帮助步行;15＝独自步行
穿衣	0＝依赖;5＝需要一半帮助;10＝自理
上下楼梯(各一层)	0＝不能;5＝需要帮助;10＝自理
洗澡	0＝依赖;5＝自理

表 9-2-2　中文版改良 Barthel 功能指数量表（MBI）

评定项目	1级	2级	3级	4级	5级
进食	0	2	5	8	10
洗澡	0	1	3	4	5
个人卫生	0	1	3	4	5
穿衣	0	2	5	8	10
大便控制	0	2	5	8	10
小便控制	0	2	5	8	10
如厕	0	2	5	8	10
床椅转移	0	3	8	12	15
行走	0	3	8	12	15
坐轮椅（不能行走时）	0	1	3	4	5
上下楼梯	0	2	5	8	10

（二）功能独立测试量表

作者：功能独立测试量表（functional independent measurement，FIM）由美国康复医学会和美国物理医学与康复学会于 1983 年倡导成立的医学康复统一数据系统（uniform data system for medical rehabilitation，UDSMR）特别开发小组作为该数据系统的主体而设计，1984 年开始试点执行。

形式：结构式访谈量表。

特点：FIM 相关研究内容丰富，各项评价指标得到普遍认可。在评测残疾严重程度、护理等级、估计医疗需求等方面均有优势。目前，除美国外，澳大利亚、加拿大、日本和瑞典等国都已先后在康复住院机构使用，并且评定人员需要培训取得资格。我国仅有试用版本。

适用人群：各类功能残疾者及需要评定 ADL 能力人群。

所需时间：测试时间一般为 30～40 min。

材料或工具：手册、计分表和铅笔。

描述：共有 18 个项目（即自理活动 6 项、括约肌控制 2 项、转移 3 项、行走 2 项、交流 2 项和社会认知 3 项），按患者功能分为独立和依赖，总共 7 个等级：①7 分完全独立：构成活动的全部成分可以在合理的时间内、完整规范地、无安全问题地、不使用外在设备与用品的情况下独立完成。②6 分有条件独立：三个条件中符合任意一项或几项即算评为 6 分，即活动需要借助外部设备；时间长于常规时间；或者存在安全问题考虑。③5 分需要准备和监护：患者需要的帮助但仅限于督促、提示，或一些准备姿势或

物品，无须给予身体接触性帮助。④4 分为少量身体接触帮助：患者自己可以付出≥75％努力，所需的帮助仅为轻触。⑤3 分为部分身体接触帮助：患者自己付出 50％～75％，所需帮助为中度程度。⑥2 分为大量身体接触帮助：需要大量的身体帮助，患者自己付出 25％～50％的努力。⑦1 分为完全依赖：活动根本不能进行，或付出努力＜25％。

解释：总分 126 分。评价标准为 126 分完全独立；108～125 分基本独立；90～107 分极轻度依赖或有条件的独立；36～89 分为不同程度依赖；18 分以下为完全依赖。

示例：见表 9-2-3。

表 9-2-3　FIM 评定量表

项目		得分	
		入院	出院
I 自理活动	1. 进食		
	2. 梳洗修饰		
	3. 沐浴		
	4. 穿上装		
	5. 穿下装		
	6. 上厕所		
II 括约肌活动	7. 膀胱控制		
	8. 直肠控制		
III 转移	9. 床、椅、轮椅		
	10. 坐厕		
	11. 浴盆、浴室		
IV 行走	12. 步行/轮椅		
	13. 上下楼梯		
V 交流	14. 理解		
	15. 表达		
VI 社会认知	16. 社会交往		
	17. 解决问题		
	18. 记忆		
总　计			

（三）Katz 指数分级法

作者：Katz 指数分级法（the Katz index of ADL）是 Katz 等学者于 1963 年基于不同病种老年慢性病患者的日常生活活动能力总结发表。

形式：半结构式访谈量表，可自评。

特点：该量表简单、易理解、以等级方式评定，

不采用计分式的评定方法。

适用人群:各类功能残疾人群、社区老年患者(community-based elderly patients)ADL 缺失情况评定、确定类风湿关节炎患者的护理级别。

所需时间:测试时间一般为 20~30 min。

材料或工具:手册、计分表和铅笔。

描述:将入浴、更衣、如厕、转移、大小便控制和进食六个大项中每一项划分为自理或依赖,然后按照依赖的数目大小将功能等级分为 A、B、C、D、E、F、G 共 7 级,从 A 至 G 表现为依赖程度不断增加。具体级别含义为:A 级 6 项动作完全自理;B 级仅 1 项依赖;C 级仅入浴和其余 5 项之一依赖;D 级入浴、更衣和其余 4 项之一依赖;E 级入浴、更衣、如厕和其余 3 项之一依赖;F 级前 4 项及其余 2 项之一依赖;G 级 6 项动作完全依赖。

解释:应用 Katz 指数分级法,96% 的患者可以评出 ADL 能力,并能估计预后。

(四) PULSES 量表

作者:Moskowitz、Mccann 两位于 1957 年开发,Granger 于 1975 年进行修订。

形式:半结构式访谈量表。

特点:量表项目较少,评测方便,是目前使用较为广泛的量表之一。

适用人群:各类功能残疾人群。

所需时间:测试时间一般为 15~20 min。

材料或工具:手册、计分表和铅笔。

描述:按量表名称的六个英文字母分为六项,即 P(physical condition)身体状况、U(upper limb function)上肢自理功能、L(lower limb function)下肢行动功能、S(sensory intactness and communication)感觉器官的完整和交流、E(excretory function)大小便控制能力、S(situational factors)社会地位因素。等级按照四级水平进行,即:1 级无功能障碍,能独立完成;2 级功能有轻度障碍;3 级功能有严重障碍;4 级完全依赖。

解释:总分 24 分,最低 6 分,分数越高自理能力独立性越好。

(五) Kenny 自理评定法

作者:Kenny 自理评定法(Kenny self-care evaluation)由 Schoening 等人于 1965 年开发完成,

1983 年 Iverson 等学者进行修订。

形式:半结构式访谈量表。

特点:国外使用较多,目前相关研究较少,既往研究显示量表的信度效度水平不如 Barthel 或 FIM,但反应度较好,可能与其划分条目较细有关。

适用人群:各类功能残疾人群。

所需时间:测试时间一般为 40~50 min。

材料或工具:手册、计分表和铅笔。

描述:量表项目较长,主要分为床上活动、转移(坐、站、厕所转移、浴室转移等)、穿衣(躯干以上、躯干以下和足部)、个人卫生、大小便控制、进食这六大主要条目,共有 85 个评测小项目。量表侧重于患者的移动能力,对 ADL 活动的构成成分有较为细致的划分,如浴室转移会规定 4 个项目,即达到浴盆、握住把手、进入浴盆、移出浴盆。

(六) 功能综合评定量表

作者:功能综合评定量表(functional-comprehensive assessment,F-CA)由我国胡永善等学者于 2002 年提出的。

形式:半结构式访谈量表。

特点:量表的重测信度和组间信度都属于较高水平,6 分的等级划分更为敏感,条目也较适合中国文化,但仍需要大样本大数据的分析研究。

适用人群:多用于脑卒中患者。

所需时间:测试时间一般为 20~30 min。

材料或工具:手册、计分表和铅笔。

描述:项目参考 FIM 量表,包括自我照料、转移、行走、括约肌控制、交流和社会认知几个方面。量表每一项分为 1~6 分。

解释:总分 18~108 分,分数越高代表 ADL 的独立程度越高。

第三节
工具性日常生活活动评定

一、概念与适用范围

(一) 概念

工具性日常生活活动(instrument activities of

daily living，IADL)是那些更为复杂日常活动的总括,包括工作、娱乐活动,例如公共设施的利用、使用电话、烹饪、健康管理、财务管理、家务劳动、购物、作息安排等。因常需使用各种工具,故称之为IADL。

随着国内经济、社会的进步,以及人口老龄化的出现,使得患者及治疗人员逐渐开始更多的关注IADL的功能。IADL除了反映更多上肢的精细功能外,它可以更多的表现出个人习惯、家庭与社会角色,以及个人兴趣爱好等方面的内容。此外,有研究已指出痴呆患者早期的认知变化会导致其IADL产生变化,而不是BADL,因此在痴呆早期诊断方面IADL能力的评定就显得尤为重要。

(二)适用范围

IADL评定适用于各种原因所致的日常工具性作业活动障碍的患者评定,包括神经系统疾病、骨关节创伤(特别是精细运动受损)、精神类疾病、老年退行性疾病等。IADL还适用于社区相关人群的功能普查与筛选特定人群。

二、相关分类构成(室内、户外)

工具性日常生活活动能力的评定是功能评定的一个方面,但还未像基本日常生活活动那样被广泛发展。IADL的活动内容涉及范围较广,其构成成分不能完全按照BADL的动作构成分析来进行。如家务活动这一项,范围非常广泛,有与生理需求的,如扫地、拖地等;也有提高生活感受的家务内容,如养殖花草等。

通常,IADL的类型可以按照从事的环境是室内还是室外分为两种。室内活动(indoor activities)包括做饭(如使用炉灶、餐具),使用电话,洗衣,财务(如记账、存取钱款等)。室外活动(outdoor activities)主要包括购物、社交(如安排时间、赴约等)和其他活动。

三、常用的量表

IADL的评定方法多数仍采用量表评定的方式进行,问卷式的评定量表更容易帮助评定者获取患者的相关信息。整体来讲,IADL的评定早期兴

起于国外,因此国外开发的量表种类较多,如Frenchay活动指数、Nottingham扩展IADL量表、执行功能表现测试(executive function performance test，EFPT)、自我照料技能的表现评定(performance assessment of self-care skills，PASS)等,而目前国内使用的IADL量表也大多是来源于国外的翻译版本,但由于存在文化差异,部分量表不适宜中国使用。后期有国内学者也开发了相关量表,并获得了较高的信度效度,以下将对几个信度效度高、适用性广的IADL量表进行介绍。

(一)功能活动问卷

作者:功能活动问卷(functional activities questionnaire，FAQ)由Pfeffer于1982年提出,1984年进行了修订。

形式:半结构式访谈量表。

特点:FAQ是IADL表中效度较高的量表,与精神功能试验的相关性高。所有条目均与IADL相关,因此常作为评定IADL的首选方法。

适用人群:前期用于研究社区老人的独立性和轻症老年性痴呆,修订后的内容适用范围更广。

所需时间:测试时间一般为15～20 min。

环境或体位:无特殊要求。

材料或工具:手册、计分表和铅笔。

描述:量表包括10个相关问题,涵盖烹饪、理财、搭乘交通工具、阅读等方面。每项活动分为4个级别,即0～3分。

解释:从评分可知,分数越高障碍越重,正常标准为低于5分,大于5分为异常。

示例:见表9-3-1。

表9-3-1 功能活动问卷(FAQ)(问患者家属)

项目	正常或从未做过但能做(0分)	困难但可单独完成或从未做过(1分)	需要帮助(2分)	完全依赖他人(3分)
i.每月平衡收支的能力、算账的能力				
ii.患者的工作能力				
iii.能否到商店买衣服、杂货和家庭用品				
iv.有无爱好,会不会下棋和打扑克				
v.会不会做简单的事,如生炉子、泡茶等				
vi.会不会准备饭菜				
vii.能否了解最近发生的事件(时事)				
viii.能否参加讨论和了解电视、书或杂志的内容				
ix.能否记住约会时间、家庭节日和吃药				
x.能否拜访邻居、自己乘公共汽车				

（二）Frenchay 活动指数

作者：Frenchay 活动指数（Frenchay activities index，FAI）由 Margaret Holbrook 和 Clive E. Skilbeck 于 1983 年首先提出。

形式：可以自我报告问卷形式，也可以访谈进行评定。

特点：该量表以参与频次作为标准，且分时间段评定。已被翻译成多国语言，中文版也在温哥华进行过信效度测试。

适用人群：从脑卒中患者扩展到多疾病的使用，如骨科、多发性硬化、慢性阻塞性肺疾病等。

所需时间：测试时间一般为 20～30 min。

材料或工具：手册、计分表和铅笔。

描述：量表包括 15 个项目，涵盖了家务劳动、工作/休闲和户外活动三大方面。按照患者参与某项活动的频次分为 4 个等级，即 0 分代表从来没做过，3 分代表每周至少一次。其中前 10 项为过去 3 个月参与家庭琐事情况，后 5 项为过去 6 个月参与其他活动情况。

解释：总分最低 15 分，最高 60 分。有研究认为，总分＞18 分可作为脑卒中患者预后判断的分界点。

示例：见表 9-3-2。

表 9-3-2　中文版 Frenchay 活动指数

我们对您参与一般性活动的频率感兴趣，请在下面空格中选择最符合您情况的
在过去三个月中，您参与以下活动频率如何： 从来没有？一周只有 1 次或少于 1 次？一周 2 次或每月 4 次以内？大部分在做？ 　1. 准备正餐（不是点心） 　2. 餐后清理洗衣服（放入或取出洗衣机） 　3. 简单的家务（除尘） 　4. 粗重的家事（吸尘、铺床） 　5. 短距离购物 　6. 参加社交活动 　7. 户外走超过 15 min 　8. 参加自己喜欢的活动 　9. 开车或搭公车 在过去 6 个月您参与活动的频率 　10. 徒步或打车 　11. 休闲旅游 　12. 园艺或庭院工作 　13. 家居或车子保养 　14. 读书（不仅是杂志或报纸） 　15. 领薪酬的工作

（三）运动及处理技能评定

作者：运动及处理技能评定（assessment of motor and process skill，AMPS）由 Fisher 等人于 1989 年提出，1991 年 K. Bryze 学者进行了修订，2001 年再次修订。

形式：半结构式访谈量表。使用 AMPS 的评定者需要完成 5 天的规范化培训。

特点：客观的、信效度高的、有参考标准的、以作业表现为导向的 IADL 量表。可以允许患者从治疗师选定的 4～5 个活动中根据自己熟悉的和有完成意愿的再次选择 2～3 项进行。

适用人群：国外使用广泛，可用于儿童、成年精神类患者、有发育畸形患者、社区老年人、骨科及神经系统损伤患者。

所需时间：测试时间一般为 20～30 min。

材料或工具：手册、计分表、铅笔和计算机。

描述：量表分为运动部分和处理技能两方面，共有 50 多项活动，包括姿势、移动能力、组织能力（如正确的逻辑顺序）、知识运用能力（如为任务执行选择合适工具）、适应能力（如餐具改变时行为变化）等。每一项活动分为 4 个等级，即 4 分完全胜任，3 分有疑问，2 分能力低下，1 分能力不足，量表有记录页和评分页，全部评测是通过软件完成。

示例：表 9-3-3 简要列出了 AMPS 记录页的资料收集范例。

表 9-3-3　运动及处理技能评定（AMPS）的一般资料页

姓名：　评定者：　任务选择：　年龄：　诊断：　种族： 性别： 观察形式：直接观察？录像资料？ 辅助器具：轮椅？拐杖？助行器？其他？ 评定环境：家居/社区？门诊？ 观察任务的数量： 评定者意见：独立？少量帮助？中度到重度帮助？ 运动评定（motor skill）：姿势、移动、协调……
处理技能评定（processing skill）：组织能力、适应力……

（四）国内版 IADL

作者：由陶寿熙等学者在 1992 年设计完成。

形式：以交谈为主的半结构化量表，可独立操作。

特点：该量表旨在测评卒中患者的 IADL 能力。该量表在 59 例卒中患者身上进行信效度研究，结果显示相关性较高，可以用于临床 IADL 的评定。

适用人群：脑卒中人群为主。

所需时间:测试时间一般为 20～30 min。

材料或工具:手册、计分表和铅笔。

描述:量表包括 10 项基本日常生活活动能力,如穿衣、转移等。剩余 10 项涉及家务、社交等工具性 IADL 内容,如锁门、开灯、阅读等。未有具体计分说明。

解释:对比初期与后期评定间的评分,总分可用于项目间评定。

示例:见表 9-3-4。

表 9-3-4 国内 IADL 评定量表(陶寿熙)

1. 床上活动(主要指翻身活动)	11. 行走 10 m(20 s 内完成)
2. 床椅转移	12. 开小药瓶盖,并拧紧
3. 吃喝(进食、杯子喝水)	13. 一般家务(清洁、铺床、洗碗等)
4. 整洁修饰(也包括剃须和梳头)	14. 开关照明灯(室内)
5. 穿脱衣物	15. 锁门、开门(进出家门)
6. 大小便控制	16. 打电话(沟通简单或紧急事件)
7. 上厕所(包括事后清洁、室内步行)	17. 接通电源,调电视频道
8. 洗澡	18. 交谈阅读与书写(读报、写名字或简单信件)
9. 会阴护理(年轻女病人)	19. 点算钞票(100 张内)
10. 上下一段楼梯(7～8 阶)	20. 户外活动(离家不太远的地方)

(五)工具性 ADL 量表

作者:工具性 ADL 量表(instrumental activity of daily living scale,IADLS)由 Lawton 等人 1969 年设计完成。

形式:以交谈为主的半结构化量表,可独立操作。已有多个国家版本。

特点:该量表旨在测评受测者的日常生活活动能力,特别是社区居住能力。

适用人群:各类功能残疾人群,特别是社区居住老人和痴呆患者。

所需时间:测试时间一般为 15～20 min。

材料或工具:手册、计分表和铅笔。

描述:涉及购物、准备食物、理财这些独立生活所必需的技能。具体包括 8 项工具性日常生活活动,分别是打电话、购物、准备饭菜、家务、洗衣服、交通方式、药物管理以及财务管理,每项得分都为 0 分或者 1 分,0 分表示能力较低,1 分表示能力较高。

解释:总分为 8 分即满分,满分代表功能完全独立。

(李 睿)

参考文献

[1] 刘璇.日常生活技能与环境改造.北京:华夏出版社,2013.

[2] 王玉龙.康复评定学.2 版.北京:人民卫生出版社,2014.

[3] LAWTON M P, BRODY E M. Assessment of older people:self-maintaining and instrumental activities of daily living. Gerontologist,1969,9(3):179-186.

[4] HACHISUKA K, SAEKI S, TSUTSUI Y, et al. Gender-related differences in scores of the Barthel Index and Frenchay Activities Index in randomly sampled elderly persons living at home in Japan. J Clin Epidemiol, 1999, 52:1089-1094.

[5] DAVID A G. An examination of instrumental activities of daily living assessment in older adults and mild cognitive impairment, Journal of Clinical and Experimental Neuropsychology, 2012, 34:1, 11-34.

[6] WADE D T, LEGH-SMITH J, LANGTON H R. Social activities after stroke:measurement and natural history using the Frenchay Activities Index. Int Rehabil Med, 1985,7:176-181.

[7] GREEN J, FORSTER A, YOUNG J. A test-retest reliability study of the Barthel Index, the Rivermead Mobility Index, the Nottingham extended Activities of Daily Living Scale and the Frenchay Activities Index in stroke patients. Disabil Rehabil, 2001,23:670-676.

[8] BITA I, WILLIAM C M. Reliability and Validity of Scores of a Chinese Version of the Frenchay Activities Index. Arch Phys Med Rehabil, 2012,93:520-526.

[9] 范文可,胡永善.日常生活活动能力评定的研究进展.中华物理医学与康复杂志,2008,30(2):126-130.

[10] 刘若琳,王宁华.工具性日常生活活动能力评定量表在脑卒中患者中的应用.中国康复医学杂志,2011,26(2):187-190.

[11] MARY L, CAROLYN B, WINNIE D. Measuring Occupational Performance-supporting best practice

in occupational therapy(the third edition). SLACK Incorporated，2016.

[12] SCHOENING H A，IVERSEN I A. Numerical scoring of self-care status：a study of the Kenny self-care evaluation. Arch Phys Med Rehabil，1968,49(4):221-229.

[13] 闵瑜,吴媛媛,燕铁斌.改良 Barthel 指数(简体中文版)量表评定脑卒中患者日常生活活动能力的效度和信度研究.中华物理医学与康复杂志,2008,30(3):185-188.

[14] 李奎成,唐丹,刘晓艳,等.国内 Barthel 指数和改良 Barthel 指数应用的回顾性研究.中国康复医学杂志,2009,24(8):737-740.

第十章

职业能力评定

第一节
概　述

在当今的社会中,工作具有非常重要的地位。如果由于各种功能障碍导致无法从事工作,会对生活质量、心理归属感和自我尊重感带来消极的影响。作业治疗与职业康复有着很深的渊源,作业治疗的前身是道德治疗(moral therapy)和工作治疗(work therapy),主要是针对精神障碍患者,通过进行一些工作性的治疗(如木工、绘画等)代替电击,帮助他们控制情绪、减轻症状。随着两次世界大战的爆发,越来越多的退役伤兵无法找到工作,难以回归社会,以及经济大萧条的到来,越来越多的人失去工作。于是,红十字协会召集作业治疗师,让他们帮助受伤的退役老兵重新回归城市生活。随着近百年的发展,作业治疗内容不断扩大,如今的作业治疗在不同的机构、不同年龄的人群中仍然有许多与工作相关的治疗内容。职业康复依旧是作业治疗中重要的一部分。

一、职业与职业康复的概念

(一)职业

职业即工作。指参与社会分工,用专业的技能和知识创造物质或精神财富,获取合理报酬,丰富社会物质或精神生活的一项工作。

美国作业治疗协会(AOTA)对于工作的定义是:与物品或服务的开发、生产、交付或管理有关的劳动或努力。AOTA定义工作所包括的内容详见第一章。

(二)职业康复

职业康复(vocational rehabilitation/work rehabilitation)是帮助有功能、心理、发育、认知和情感障碍或健康障碍的人能够克服重重困难,使其进入、维持或回到就业状态,融入、回归社会,提高生活质量。

职业康复是一个多专业团队合作的过程,不但作业治疗师参与其中,心理治疗师、职业规划师也扮演着重要的角色。职业康复的内容包括:职业咨询与职业康复面谈;职业康复评定;职业康复训练;就业后随访。目前,我国正在开展的职业康复工作主要分为两类:一类是针对先天性残疾的人群开展的职业咨询、职业培训等;另一类是针对工伤、职业病患者、经历了外伤或疾病导致功能障碍的患者进行的职业访谈、职业评定、职业强化训练、现场工作模拟训练、工作调整与环境改良等职业康复服务。

二、职业康复的意义

现代社会大部分的成年人都需要工作,工作是他们谋生的手段,只有通过工作才能获取报酬,使自己生存下去或提高生活质量。而在工作的过程中,他们可以获取自信心、自我认同感,产生自我价值,以及获得社会交流的渠道。从社会角度来看,工作是经济发展、科技创新、社会进步的推动力。因此职业康复意义重大,它可以帮助由于种种原因造成身心出现功能障碍的人进入或回到工作岗位上,为他们提供谋生、创造自我价值、提升自我认同感的机会。另外,通过从人体工程学方面的评定、改进,可以帮助降低工作所导致的伤害,保护雇员的同时,也节省了企业的资金。

三、职业能力评定的概述

在开始职业康复治疗之前,必须先完成职业能力评定,评定的结果可以为制订针对性的、符合现实情况的治疗目标提供依据。职业能力评定主要分为三个部分:工作分析、工作能力评定、工作环境评定。从工作、人、环境三个方面进行评定。根据EHP(ecology of human performance)模式,人(person)、任务(task)、环境(context)会影响作业表现。因此,从这三方面进行评定,可以详细地了解影响工作表现的原因是什么,为建立职业康复目标,制订职业康复计划提供依据。

四、职业能力评定的步骤

(一)阶段一

即面谈和作业背景信息采集。这一阶段主要目的是为了了解患者的医疗情况、职业背景信息、个人职业史、职业完成情况等。加拿大作业表现量表(COPM)可以用来指导面谈,采集相关信息,面谈可以是通过患者本人进行,也可以是第三方,比如说伴侣、同事、上司等。比较二者的答案,因为患者通常无法客观地评价自己的表现。在面谈环节中得到的信息之后还需要与实际操作表现进行比较。

(二)阶段二

即功能筛查。这一阶段的目的是快速地大致了解患者的功能总体水平,以及可能存在的缺陷。

(三)阶段三

即专项功能评定。这一阶段的评定主要针对某一项特定的功能水平进行评定,以及了解其对工作表现的影响。

(四)阶段四

即工作活动中的综合评定。这一阶段主要评定在完成具体工作活动时,功能障碍对工作表现的影响。

(五)阶段五

即身处环境评定。主要评定患者处于必须的工作环境后,对工作表现是有推进作用还是限制作用。

工作分析

一、工作分析概述

工作分析(job analysis)是一种收集工作相关信息的方法,了解工作中具体需要完成的任务以及完成该任务所需要的专业知识以及专业技能。

工作分析并不是只有作业治疗师或是康复专业人士才会进行的活动,其他专业的人士也会进行此项活动。比如公司人事部门,他们进行工作分析是为了了解工作所需的功能、技巧、能力和知识,以帮助他们招聘合适的人选,并将他们安排到合适的岗位,或是开展针对性的培训内容。而作业治疗师进行工作分析的目的是将患者现存的能力与特定工作所需要的能力进行比较,为其制定适当的训练计划,帮助其顺利回到工作岗位,或是避免再次在工作中受伤。

作业治疗师进行工作分析的目的主要有:①明确工作内容;②了解工作需求(Job demands),即工作对躯体、功能、技术、性格、教育等方面的要求;③将特定工作与特定患者的能力相对比;④提供就业咨询与指导;⑤为制订治疗计划提供依据;⑥了解是否有改造调整(modification)的可能性等。

二、工作分析的内容与方法

工作分析的方法包括:①现场实地观察工作;②测量工作任务,为其定质定量;③询问工作者和管理者;④参考官方出版的工作描述。比如,美国职业分类大典(dictionary of occupational titles,DOT),提供了关于职业内容的描述。以作业治疗为例,DOT中的描述为:"在医院、机构或社区设计、组织和实施作业治疗计划,以促进精神、身体或情感障碍的发展和康复……旨在帮助患者或残疾人发展或恢复身体或精神功能……与康复团队的其他成员协商,选择符合个人需求和能力的活动计划……将个人的独立性最大化……教授参与活动所需的个人技能和技巧,并评定个人的进步。为个人设计和制作特殊设备,并针对个人的工作生活环境提出适应性建议……"

除了查阅 DOT 对职业的描述之外,还可以在 O* NET(occupational information network)网站上进行搜索。O* NET 是根据 DOT 建立的在线职业搜索平台,提供各个职业的具体工作任务、活动描述;所需的技能、能力、知识储备、教育水平;工作的环境;工作需要的兴趣;工作需要的性格特质(如能够团队合作,关心他人)等信息。针对各个职业都做了非常详细的分析,虽然是基于美国的工作情况而建立的,但是我国的作业治疗师也可以参考其中一部分信息。

或是参阅《中华人民共和国职业分类大典》,了解各项工作主要的工作内容。《中华人民共和国职业分类大典》是 1999 年首次出版,2022 年修订版出版,包括了 8 个大类、79 个中类、450 个小类、1 639 个职业,简要概述了各个职业的主要工作内容。以康复技师(目前版本的职业分类大典还未将康复技师专业分化)为例:"运用物理治疗、作业治疗、言语治疗等手段或方法,从事康复对象治疗和训练的技术人员。主要工作任务:1. 询问和检查患者,采集和整理患者相关信息……3. 实施康复训练……7. 指导社区康复工作。"

针对工作需求的评定,目前比较常用的是加拿大的 GULHEMP 工作分析系统和美国职业分类大典(dictionary of occupational titles, DOT)中的力量分级。GULHEMP 的名称是其评测内容的缩略词,包含了 7 个部分的内容,分别为 G:一般情况(general);U:上肢功能需求(upper limp);L:下肢功能需求(leg);H:听力功能需求(hearing);E:视力功能需求(eye);M:智力功能需求(mentality);P:性格需求(personality)。每个部分分为 7 级,从完全适合(1 级)到完全不适合(7 级)。根据评分标准对 7 个方面各自进行评级,得到 7 个分数(如:G:2,U:2,L:3,H:2,E:2,M:3,P:3)。详细评定内容参见附录四。

这套评定系统,通过评定、分析工作需求,结合患者的自身能力,二者相比较,了解患者是否能够胜任这份工作,还有哪些方面存在障碍,以及现有功能距离标准的差距是怎样的程度。此外,如果患者没有指定的工作,可以通过这个系统寻找适合其现有功能水平的工作。

DOT 的力量分级,它将工作所需的体力要求分为了五个等级(表 10-2-1)。

表 10-2-1　DOT 力量分级

等级	标　　准
极轻 (坐位工作)	提举最大 10 磅(4.5 kg)物体和偶尔提举或运送物体,例如文件、账簿或细小的工具。尽管极轻工作往往被定义为坐位工作,但是它还是包含一定程度的步行和站立的。假如一份工作只是偶尔需要步行和站立,且符合其他极轻工作的条件,那么该份工作是极轻工作
轻	提举最大 20 磅(9.0 kg)物体和经常提举和(或)运送 10 磅(4.5 kg)的物体。轻工作的分类为:①明显需要步行或站立的;②大部分的时间需要处于坐位但必须包含手臂和(或)腿的推和拉的动作
中度	提举最大 50 磅(22.5 kg)的物体和经常提举和(或)运送 25 磅(11.2 kg)重量的物体
重	提举最大 100 磅(45 kg)的物体和经常提举和(或)运送 50 磅(22.5 kg)重量的物体
极重	提举重量超过 100 磅(45 kg)的物体和经常提举和(或)运送 50 磅(22.5 kg)或以上的物体

或者可以使用躯体性要求清单(表 10-2-2),除了可以了解特定工作需要的躯体的能力,还可以知晓不同动作在工作任务中的使用频率,进而提示该工作是否存在容易导致工伤的动作。比如,园丁的工作需要频繁地弯腰,这可能导致其腰椎间盘突出。了解到这一点,可以帮助作业治疗师制定改良计划,避免患者受到或再受到伤害。

表 10-2-2　躯体性要求清单

频率 动作内容	从不 (0)	偶尔 (1%～ 33%)	经常 (34%～ 66%)	频繁 (67%～ 100%)	偶尔会 有很高 的频率	备注
坐位						
站立						
行走						
上下楼梯						
蹲着						
跪着,爬行						
向上看						
向下看						
弯腰						
扭腰						
后仰						
手在肩以上 高度工作						

（续表）

频率 动作内容	从不 （0）	偶尔 （1%～ 33%）	经常 （34%～ 66%）	频繁 （67%～ 100%）	偶尔会 有很高 的频率	备注
手向前/侧伸 ＞30 cm						
抓握						
精细运动						
从地面举起 物体至腰的 高度						
从腰的高度 举起至头顶 以上高度						
携带						
推						
拉						
拖						
用力推/拉						
一侧手/身体 一侧用力						
在一个不合 适的姿势下 用力						
拿住、拉紧、 托住						
暴露在高温 环境						
暴露在低温 环境						
其他（如暴露 在灰尘、噪音 环境中）						

第三节

工作能力评定

一、功能性能力评定

（一）概述

功能性能力评定（functional capacity evaluation，FCE）是评定个体参与与其就业相关的工作活动的能力。功能性能力评定是作业治疗师能够对患者病情做出客观和可靠判断的重要工具，它可以评定损害的严重程度，判断患者是否具备可以安全返回工作的能力。

从本质上说，FCE 的主要目的是评定个体的工作能力，但是也包括评定其他支持工作表现的日常生活活动。类似的测试也可以称为躯体能力评定（physical capacity evaluation，PCE）或工作能力评定（work capacity evaluation，WCE）。

目前临床上所使用的 FCE 有各种版本，有可以购买的系统，也有个别治疗师或机构自行制定的评定内容。一份优秀的 FCE 应该是包括一套标准化的评定，提供基于表现的测量结果，并预测患者重回工作的可能性。大部分 FCE 测量了个体执行工作的物理需求的能力，部分版本的 FCE 开始包括认知需求的评定。

（二）功能性能力评定的目的

1. 了解患者基本的功能水平，与其需要完成的工作或任务的需求进行比较，确定需要提升的方向。

2. 明确患者是否需要介入职业康复治疗，并为制订康复计划提供依据。

3. 确定患者是否已经能够重返原来的工作岗位，或是需要调换工作岗位。是否能够完成全天的工作内容，或是只能出勤半天。是否需要改变工作内容或进行合理的协调。

（三）功能性能力评定的方法

功能性能力评定通常在一个结构化或受控的环境中进行，包括直接测量和观察患者在执行特定的工作和功能性活动时的表现。包括医疗记录回顾、面谈、骨骼肌肉评定、身体表现评定、专业意见等。身体表现评定包括心血管与肌肉耐力、肌力、静态与动态的任务等。

可以参考 DOT 或 GULHEMP 中的工作对躯体功能的需求进行评定、测量，了解其躯体功能水平，方便作业治疗师与工作需求相比较，为患者找到适合其功能水平的工作。这些躯体的需求测试包括坐位、站立、行走、平衡、爬行、跪、俯卧、蹲、够取、抬举、推、拉、运动协调、精细功能、抓握和捏力等方面。

目前有不少成套工作能力评定的系统，通常包含不同组件，工作模拟配件，以及评定分析软件。常见的工作能力评定系统如下。

1. 模拟仿真测试评价训练系统（BTE） BTE 不但可以进行单关节力量测试、多关节联合运动力量测试和神经肌肉的力量、速度做功的静态及动态测试。还能够模仿日常生活中的动作、三维功能运动、多种工作任务和体育运动项目的动作(图10-3-1)。

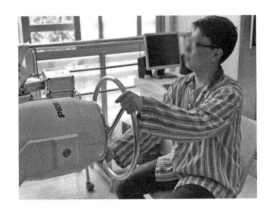

a

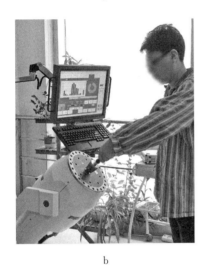

b

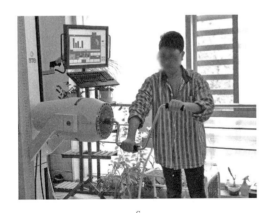

c

图 10-3-1　BTE 评定系统

2. Valpar职业评定训练系统　Valpar系统包括不同套装,模拟了工作中使用到的不同工具,通过完成各项模拟的工作任务,观察患者完成情况,了解其工作能力水平。

3. Jtech工伤康复评定与训练系统　Jtech系统可以提供徒手肌力测试、捏力测试、握力测试、痛觉和指力测试、动静态关节活动度、最大力量等的测试;其所包含的配件可以提供粗大运动以及精细运动的评定;通过使用工作模拟组件,还可以提供工作中常见行为(如推、拉、抬、举、铲、上下楼梯等)的评定。此外,Jtech还包含工作环境分析软件,帮助分析工作环境,排除工伤隐患(图10-3-2)。

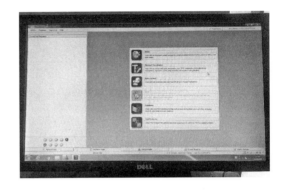

a

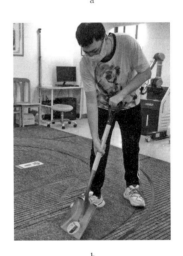

b

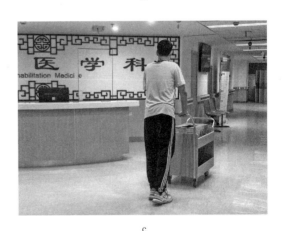

c

图 10-3-2　Jtech 评定系统

为了充分体现患者目前的功能水平,在进行功能性能力评定时,治疗师会要求患者在保证安全的情况下,尽其最大的努力完成。然而,患者通常会由于疾病或是损伤的缘故,不敢使用最大效力去完成任务,这时所测得的数据往往不能代表患者最真实的功能水平。所以在测试时,治疗师需要在确保安全的情况下,尽可能鼓励患者尽其最大努力。

在最后书写评定结果时,治疗师需要综合所有从筛查、标准化测试、工作模拟、心率变化、运动质量和主观报告等方面获得的信息,以此来客观地、准确地判断患者功能性能力的水平。

(四)功能性能力评定的内容

1. 运动功能 评定内容包括:①关节活动度:徒手或使用量角器测量关节活动度;②肌力:徒手肌力测定(MMT)或者使用仪器测量肌力、捏力以及握力;③其他:包括徒手或使用器械评定肌张力、姿势、步态、反射等。具体评定方法见本书第四章运动功能评定。

2. 感觉功能 部分寻求职业康复的患者,可能经历了神经系统的疾病,如卒中、周围神经损伤等;也可能遭受了创伤,如烧伤、骨伤、手外伤等。他们可能或多或少存在感觉功能的异常,这可能影响其正常使用工作所需的工具,或是由于异常感觉的存在(如烧灼痛)影响其精神状态,导致其无法投入工作中,因此感觉功能的评定非常必要。感觉功能评定主要包括浅感觉、深感觉、复合感觉等,具体评定方法见本书第三章感觉功能评定。另外,可根据需要评定视力、视知觉、听力等方面。

3. 认知功能 认知功能对于决定个体是否能顺利从事职业来说,是非常重要的,良好的认知功能能够让工作者拥有判断能力、组织能力、排序能力、计划能力等以应对复杂的工作任务。认知功能的评定最理想是在工作的环境中进行,目的是评定患者现有的认知能力水平,对照他所选工作的要求,明确两者所存在的差距,帮助治疗师确立治疗目标,规划治疗计划,以及选取适当的代偿或替代策略来弥补认知缺陷,最大化利用现有能力,帮助其可以胜任自己的工作。需要注意的是,在认知功能评定中会存在许多困难。首先,往往许多存在

认知功能障碍的患者,很难意识到自己存在认知功能障碍,或是无法准确地认识到自己的功能障碍会如何影响自己的工作能力。另外,每一种工作都是非常复杂的,包含了许多活动、任务、角色、习惯和规律,治疗师需要根据不同患者来制定独一无二的评定内容。具体评定方法参考本书第五章认知功能评定。

4. 心肺耐力 心肺耐力的评定非常重要,能够帮助治疗师了解被测患者是否具有足够的耐力完成自己日常的工作内容。心肺耐力可以是单独的测试,常用的测试有三分钟台阶测试(3-minute step test)、罗克波特健身步行测试(Rockport fitness walking test)等。亦或是在患者完成功能性任务的时候进行测试,也可以在进行工作模拟的同时进行。

5. 功能性能力 包括多个测试,如力量和物体的搬运,包括举起、搬运、推动、拉动等。以及姿势的保持,许多工作需要长时间保持不同的姿势,包括坐位、站立、蹲下、弯腰或够取,因此测量客户保持这些姿势的能力是很重要的。

二、工作行为评定

工作行为评定是一个综合的过程,系统地通过进行真实或模拟的工作活动,客观地评定,以期了解职业康复患者在具体工作上的行为表现。主要包括的方面有躯体和精神运动能力;智力;情绪稳定性;对工作的兴趣、偏好,以及所掌握的工作相关知识;工作技能和工作能力;工作容忍度;工作习惯和求职能力等。

一般有两种类型的工作行为评定:一种是尚未确定患者的工作岗位,此时作业治疗师需要评定患者的能力,以明确其可以从事何种工作;另一种是患者有明确的需要重返的工作岗位。此时,作业治疗师可以根据他职业所需的要求,进行功能性能力评定,并将评定结果与要求相比较,了解患者目前功能水平,明确治疗内容与计划。对患者来说,测试项目与工作的相关性非常重要,从事有意义的活动可以增加患者测试时的配合度,并可激励他尽其最大努力去完成测试任务。举例来说,如果要求一个数学教师在测试中完成爬梯子的任务,他可能会

觉得非常困惑,配合程度也会比较低,因为在他的工作中并不需要完成这项动作。

工作行为评定可以是在实际工作场所进行的,如受条件限制,无法实地勘探,治疗师也可根据患者情况,按照不同职业的要求,模拟工作场景,进行工作活动评定。在模拟工作场景之前,治疗师可以先前往患者工作场所进行观察或者与其雇主、同事交流,详细地了解工作任务、工作环境等方面的细节,争取最大程度地贴近真实的工作场景。

在评定过程中,需要观察患者的工作完成表现,服从力、工作动力、守时性、计划性、自信心、创造力、行为-反应等。除此之外,还可评定患者的外表衣着是否得体、工作动机、工作意愿程度、出勤率、工作守时状况、工作姿势、工作完成度、与同事间的人际交往关系、工作中的情绪处理方式,以及工作中的抗压能力。这些参考指标将有助于判断患者是否能够坚持维持一份工作。其中,工作意愿程度,可使用林氏就业意愿量表(表10-3-1)进行评定。

表 10-3-1 林氏就业意愿量表

此问卷能帮助我们更了解你的需要。每个句子描述了一个人开始求职服务计划时的感觉。请在适当的方格用(√)号标出你对每句句子的同意程度。请依照你现在的感觉去选择,而非你过去或将来的感觉	非常不同意	不同意	不确定	同意	非常同意
1 我觉得我或许已经准备好了重返工作岗位					
2 我正在为重返工作岗位而努力					
3 我觉得为重返工作岗位而做的努力或许是值得的					
4 我已经制订好了计划,在未来数周内重返工作岗位					
5 我没有工作的能力,我不明白为什么要到这儿来参加职业康复训练					
6 我终于开始为重返工作岗位而努力了					
7 我一直在想,应该是时候重返工作岗位了					
8 我正在搜集关于工作的消息和资料					
9 我为自己重返工作岗位做准备其实就是浪费时间,因为我根本不可能再工作了					
10 我知道失业是不太好的,但目前我对重返工作岗位的事情无能为力					
11 我明白应该要重返工作岗位,并且我真的觉得自己应该为此而努力					
12 我一直都在想办法重返工作岗位					
13 别人认为我应该重返工作岗位,但我并不认同他们的说法					
14 每个人都只知道说要重返工作岗位,而我现在确实在为此而努力					
15 我正计划在未来的数周内重返工作岗位					
16 所有关于工作的话题都令我厌烦,可以不要再来烦我吗					
17 我正在为重返工作岗位而积极地努力					
18 我为自己重返工作岗位做准备其实就是浪费时间,因为我根本不想去工作					

第四节
工作环境评定

一、工作环境评定的概念与目的

(一)工作环境评定的概念

工作环境评定是针对患者实际工作的场所进行的专业评定,主要包含人体工程学、安全因素等方面。根据人类作业模式(MOHO)的理论,人所处的环境会对人本身、作业表现产生影响。良好的工作环境可以确保工作者能够安全、高效地完成工作任务。

(二)工作环境评定的目的

进行工作环境评定的目的主要是为了评定环境中可能存在的危险因素;影响工作者躯体功能、认知功能、社会心理功能及工作表现的因素;阻碍患者实施日常工作活动的障碍。根据患者的能力结合工作环境的情况,作业治疗师需要设计解决方案,使工作环境成为一个舒适、安全、能够最大化发挥患者躯体功能、认知功能、社会心理功能、作业表现的环境。

二、工作环境评定的内容与方法

(一)工作环境评定的内容

工作环境的评定包括患者工作区域,比如器械、物品摆放的位置;工作中需要使用的设备、物品等。还包括其外部环境,比如是否有停车场;是否有公共交通设施;如何进出建筑物、厕所、餐厅、休息室等。其他环境因素,如光线、温度、噪音等,也需要进行评定。

人体工程学是工作环境评定中,一个重要组成部分。人体工程学的评定,是为了最大化支持患者的表现,减少工作对躯体的伤害。工伤患者在受伤之前,具备一套自己的工作习惯或模式,但是由于损伤导致能力的下降,重返岗位时,需要寻找新的方法,平衡现有功能与障碍之间的差距。职业病患者,可能正是由于此前人体工程学知识的匮乏,导致了对躯体的损害。人体工程学主要从以下几个方面进行评定。

1. **工作平面** 患者工作的姿势会有坐位、站位、坐/站位,评定工作平面的高度、距离,是否可以使患者高效、安全地完成工作。

2. **座位** 包括座位的高度、材质、是否有靠背、座位的倾斜程度等。

3. **工具** 包括评定哪种工具可以使患者消耗最小的能量完成工作,以及工具的接触手柄是否会造成患者受伤。

4. **光线** 包括光线的亮度、对比度、色温等。

5. **噪声** 噪声会干扰工作者的注意力,影响心情,进而影响工作表现。另外,长时间暴露在过大的噪声中也会对工作者的听力造成损害,形成工伤。因此噪声的测量也应当纳入评定的考虑范围。理想的环境噪声应当在85分贝以下,如果患者的工作环境必须暴露在强烈的噪声下,且噪声大小无法调节(如装修工人),则推荐其戴耳塞等辅助器具。另外,值得一提的是,当环境噪声在30分贝以下,任何细微的声音都会变得很明显,进而分散注意力。许多我们的患者会存在认知功能减退,注意力下降,这会加重他注意力分散程度,影响其工作质量。例如,在安静的办公室内,敲击键盘、咳嗽、小声讨论都会变得很明显,成为严重影响注意力的因素。对此,很多办公室都会加装隔音板尽可能降低、吸收噪声。由此可见,针对环境噪声的测定,可以帮助我们采集信息,在可变的情况下,为我们改良环境提供依据;如果处于无法改变的情况下,为患者推荐适合的辅助用具提供了依据。

(二)工作环境评定的方法

工作环境的评定可以是通过询问患者或其同事、上司,来了解工作环境的大致情况。如果得到允许,可以前往现场实地评定,测量工作平面高度、门宽、走廊宽度等。或是拍摄照片或影片,来了解工作环境的情况。

1. **工作环境对工作表现影响的评定** 不同的工作环境会对患者的工作表现产生不同的影响,工作环境影响量表(work environment impact scale,WEIS)可以用来评定工作环境对患者工作表现、满意度以及躯体/社会/情绪好感度的影响。这是一个半结构式访谈,评定了工作环境中物理空间、物品、社会团体和作业形式四个方面17个环境因素。用1~4分进行评分,1分代表阻碍了作业表现,4

分代表强烈有助于作业表现。

2. 安全因素评定 无论患者是否存在功能障碍,安全性的评定都是工作环境评定中重要的一部分,一个安全的工作场所才能保障所有工作者可以在其中完成工作任务。安全评定内容包括:走道内是否堆积杂物、地面是否防滑、危险区域是否加装栏杆扶手等。可借助前文提到的 Jtech 工作环境分析软件,帮助分析工作环境,排除工伤隐患。

此外,部分工作环境可能存在粉尘、高温、低温等其他危险因素,对这些环境危险因素的评定,可以为作业治疗师提供调整或改进的依据,避免患者受到或再次受到伤害。

3. 人体工学评定 人体工学评定(ergonomic evaluation)主要测量评定患者在工作环境中的各种身体力学和姿势。对于办公室工作的患者来说,如果工作时坐的椅子过低或者过高都会影响工作者的坐位姿势,不当的坐位姿势会造成腰背部的疼痛,影响患者的工作表现,甚至造成工伤。工作中长时间保持或重复某一不符合人体工学的动作,也会对工作者造成伤害,进而影响他的表现。

因此根据身体力学和姿势评定工作环境非常必要,评定内容包括座高、操作平台高度、工作中所需材料够取距离等(图 10-4-1、图 10-4-2)。目的是为改造工作环境提供依据,包括选择合适操作平台高度、合理安排工作中常用工具的摆放位置(尽可能靠近患者,减少因取物而浪费精力)等,将环境设计成为一个能够最大化发挥患者的各项功能、减少工作损伤的场所。

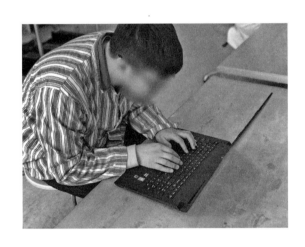
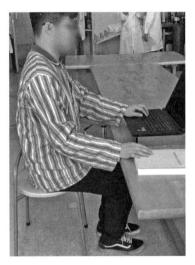

图 10-4-1 座高与操作平台高度

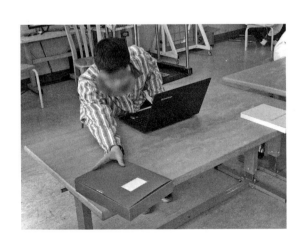
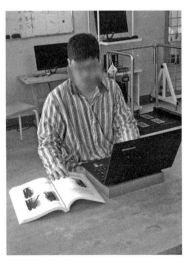

图 10-4-2 工作中所需材料够取距离

针对办公室工作者,可以使用台式电脑使用者的简易人体工学手册(easy ergonomics for desktop computer users),这是一本指导性的小册子,用于识别常见的电脑工作平面问题,并提供符合人体工学的解决方案,以解决当前患者的不适或疼痛问题,并降低未来的伤害风险。或是 ErgoWeb 电脑工作平台表现检查表[ErgoWeb's performance oriented computer(VDT)workstations checklist],它针对身体姿势、环境设计和患者的社会心理等因素,提出了一系列开放式的问题来评定电脑使用中存在的人体工学问题。

快速上肢评定(rapid upper limb assessment,RULA)是一个筛查工具,用于评定工作相关的生物力学和体位负荷对上半身(颈部、躯干和上肢)造成伤害的风险,包含了六种典型手指操作任务的评定:电脑打字、鼠标点击、吉他弹奏、钢琴弹奏、裁剪、篆刻进行调查和试验研究。

WISHA 警示区域检查表(WISHA caution zone checklist)从人体工学角度评定工作中是否存在导致伤害性改变的风险。

(薛夏琰)

参考文献

[1] 胡军. 作业治疗学. 北京:人民卫生出版社,2012.

[2] 窦祖林. 作业治疗学. 北京:人民卫生出版社,2008.

[3] PENDLETON H M H, SCHULTZ-KROHN W. Pedretti's Occupational Therapy: Practice Skills for Physical Dysfunction. 8th Edition. Elsevier Health Sciences, 2017.

[4] BRAVEMAN B, PAGE J J. Work: promoting participation & productivity through occupational therapy. FA Davis, 2011.

[5] AOTA. Occupational Therapy Practice Framework: Domain & Process. 4th Edition. Am J Occup Ther, 2020.

第十一章

娱乐及休闲评定

第一节
概　述

一、娱乐及休闲的概念

英文中的休闲（leisure）一词是由拉丁词"licere"转化而来，从词源上看，leisure 可被视作 licence（许可）和 liberty（自由）的合成词，亦即"被允许"，指的是摆脱生产劳动后的自由时间或自由活动。"休闲"一是指"用于娱乐和休息的余暇时间"；二是指"发展智力，在精神上掌握自由的时间"；三是"非劳动时间"和"不被生产劳动所占据的时间"，它包括"个人受教育的时间、发展智力的时间、履行社会职能的时间、进行社交活动的时间、自由运用体力和智力的时间"。

休闲是一种心灵体验，从本质上来说它是有目的、无利益驱动的活动，包括主动式休闲，如打太极、茶道、体操、跑步、散步、钓鱼、游泳等；被动式休闲，如看电视、听广播等。娱乐可被看作是一种通过表现喜怒哀乐或自己和他人的技巧而使与受者喜悦，并带有一定启发性的活动。是指有组织或无组织地提供娱乐的活动，包括交际，如参加舞会、朋友会等；艺术，如听音乐会、看画展等。科学文明的休闲娱乐方式可有效地促进能量的储蓄和释放，包括对智能、体能的调节和对生理机能、心理机能的锻炼。

二、娱乐及休闲评定的意义

Play、Leisure、Recreation 等术语常被作业治疗师们换着使用，Leisure 可以被视为成年人视角的

玩乐，更为频繁地在作业治疗的文献中被使用。文娱作业治疗师利用治疗性娱乐（therapeutic recreation，TR）帮助患者康复，改善其生活质量。休闲娱乐活动是作业治疗师非常关注的内容，在这一方面，我们同文娱治疗师有着类似却不同的工作，因为作业治疗师除了帮助服务对象完成休闲娱乐活动，还要通过此活动促进其其他的功能。成年人娱乐休闲的目的不仅仅是从某一些活动中寻求快乐，还希望寻求到与工作完全不同的气氛，储蓄和释放能量，调节身心，从而达到精神上的放松和休息。同时，快乐的传递和分享往往会给人带来比享受快乐本身更加不同且满足的体验。所以，娱乐及休闲对于成年人的重要性不言而喻，儿童的玩乐的具体内容见第七章第七节。

康复的对象往往伴有某一或某些功能的障碍，这致使他们没有办法再参与到以前的娱乐休闲活动中去，这不仅会影响其本身的作业表现，也妨碍了其社会角色的表达、社会生活的回归。在作业功能模型中，参加休闲娱乐是增加自我角色肯定的一种方法，同时也是受自己掌控、可以自由选择的活动；在作业实践框架中也将参与休闲活动作为重要的作业治疗目标。因此，作业治疗师需要针对个案的娱乐休闲活动进行评定，并通过不同干预手段来帮助个案重拾或新建立娱乐休闲生活。娱乐休闲活动的评定包括针对娱乐休闲兴趣和娱乐休闲能力两方面的评定，即作业治疗师需在了解个案娱乐休闲兴趣是什么的基础上，进一步评定个案是否具备完成该娱乐休闲活动的能力以及其中的差距，才能为个案提供相应的娱乐休闲目标和训练方案。

第二节
娱乐及休闲兴趣评定

一、娱乐及休闲兴趣的概念

娱乐及休闲兴趣是指引起、推动、维持和调节个体参与到娱乐休闲活动的兴趣，既是内在动力的外在表现，又是娱乐休闲活动的具体内容。Law 等人将娱乐休闲主要分为 3 类：安静活动：包括看电视、读报纸、手工艺等活动；社会性活动：包括拜访他人，通信、互联网交流；主动活动：包含躯体运用的休闲活动，如轮椅运动、旅游。安静娱乐休闲活动和主动娱乐休闲活动都对功能障碍患者的作业平衡、个人健康、自尊有好处。

二、娱乐及休闲兴趣评定的目的

不同兴趣爱好可以给人带来消极或积极的影响，如吸烟、喝酒、赌博等不良嗜好虽然能够在一定程度一定时间内使个体宣泄情绪，但是所带来的持续长久的不良影响总是更大。而有益的良性的兴趣爱好可以给个体带来更多的价值，这些价值包括：①健康促进和疾病预防，改善健康和总体幸福感，舒缓压力，增强体能，促进身体和心理健康；②技能发展，通过参与娱乐休闲活动可以提高体育和社会技能；③提高认识、消除社会污名与促进社会融合，提供展现自我力量和能力的机会，并且树立正面形象。

作业治疗师在对个案娱乐休闲做评定时，通过针对其娱乐休闲兴趣的内容、动机，以及喜爱程度做出评定，达到了解其娱乐兴趣爱好的性质，以及个案本人的性格和生活方式的目的，从而进一步评定其娱乐休闲能力和探索训练方法。

三、娱乐及休闲兴趣评定的内容与方法

（一）访谈及主观报告

通过当面的谈话或电话访谈，由个案主观报告自己的娱乐及休闲兴趣。作业治疗师可以直接提问"你平时的娱乐活动是什么"或者"你的爱好是什么"，还可以对其原因或者参与的频率提问，如"你为什么喜欢打篮球"或"你多久打一次篮球"等。

（二）常用量表

1. 加拿大作业表现量表（COPM） 包括三个部分：自我照顾、生产性活动和娱乐。娱乐部分分为静态娱乐，比如爱好、手工艺和看书；动态娱乐，比如体育、远足和旅行；社交娱乐，比如访亲探友、打电话和通信。受试者被要求在这三个部分中确认自己所存在的问题，并且将每个活动的重要性从 1～10 分进行打分，然后将最重要的五个问题进行表现度和满意度的打分。本书第八章已对 COPM 做了较详尽的介绍，这里不再赘述，但 COPM 于休闲娱乐活动的评定应引起作业治疗师的注意。

2. 兴趣列表 目前使用的很多兴趣列表都是由作业治疗师设计完成，包括为脑卒中患者设计的 Nottingham 休闲问卷，为骨关节炎患者创建的 Kautzmann 兴趣列表，以及 Lin 兴趣列表。Nottingham 休闲问卷包含了 38 个条目的娱乐休闲活动，从看电视等安静活动到参加体育运动等主动活动，满分 5 分，根据参加活动的频率打分，从每天都做到从来没做过。Kautzmann 兴趣列表也使用了类似的目录，有游戏、组织性活动以及娱乐，包括 64 个条目，按照重要程度分级，从不重要到很重要，并且包括它们与骨关节炎的相关性。Lin 兴趣列表创立于 1991 年，包括六个方面的内容：运动、体育活动，自然，手工，社会文化娱乐活动，社区和教育及其他爱好等条目，共有 151 个兴趣和活动，评定时需确定个体对每个项目喜欢的程度以及参与的频率。

3. 娱乐治疗的娱乐问卷 Beard 和 Raghed 设计了四个兴趣问卷，娱乐满意度测试包括 51 个条目，关于个案怎样通过娱乐活动来实现自己的需求；娱乐态度测试包括 36 个条目，从认知、情感、行为量化三个方面量化个案的态度；娱乐兴趣量表包括八个方面的条目，即躯体、户外、机械、艺术、服务、社会、文化、阅读；娱乐动机测试包括 48 个条目，包括从事娱乐活动四个方面的动机，即智力、社会、胜任力、逃避刺激。

第三节
娱乐及休闲能力评定

一、娱乐及休闲能力的概念与评定目的

娱乐及休闲能力是指要完成该娱乐休闲活动所具备的认知、心理、躯体、社交功能以及环境等各方面的能力。作业治疗师除了要对服务对象娱乐休闲活动内容和类型评定,还要针对娱乐及休闲能力进行评定。同时对比服务对象的情况,分析其是否能够完成其娱乐休闲活动,如果不能完成,则需要分析其原因并制定相关治疗方案和解决办法。帮助服务对象选择其感兴趣的,匹配其身心功能状态的、有条件完成并能够有质量地完成的娱乐休闲活动是作业治疗师评定其娱乐休闲能力的目的。有证据显示积极地娱乐(比如运动和锻炼)对功能障碍人士有很多潜在的好处。事实上,人们早就对关于躯体障碍人士运动锻炼和积极的娱乐益于促进他们生理和心理的健康这一观点达成了共识。

二、娱乐及休闲能力的影响因素

要有质量地完成娱乐休闲活动,与其难度相匹配的认知、心理、躯体、社交能力是必不可少的,同时,娱乐资源和环境条件也是十分重要的。安静娱乐休闲活动、主动娱乐休闲活动,以及社会性娱乐休闲活动对于服务对象各方面能力的要求是不同的。安静活动对个体的运动能力较低,但需要有较好的心理认知能力;主动活动则对个体的躯体运动能力、竞技水平有所要求;社会性活动则需要个体有较好的语言沟通能力和社会交往能力。同时,场地的准备,经济的花销,安全问题的处理也是作业治疗师需要考虑的。

三、娱乐及休闲能力评定内容与方法

(一)休闲意识的评定

随着我国国民娱乐休闲经验的增加与消费能力的提高,娱乐休闲需求多元化趋势更加明显。国民的休闲意识不断增强,越来越多的居民更加重视自己的休闲权利。以往人们倾向于将闲暇时间消磨在家中,休闲活动主要是看电视、听音乐、读书报、品茶聊天等,以相对静态的活动为主,尽管会在周末外出游玩,但频率并不高,工作日的晚上足不出户的占绝大多数。近几年,家庭作为主要休闲场所的地位已经开始弱化,逐渐让位给图书馆、酒吧、茶室、练歌房、健身房、公园、近郊景点等,越来越多的休闲时间用以进行各种动态活动。

休闲意识,即了解休闲的概念以及休闲与生活质量的关系、休闲行为与其他活动的区别、休闲对自身的益处等。休闲意识是服务对象的休闲活动能力,以及对过去休闲活动的继续和现在休闲活动类型的选择,包括其休闲娱乐态度,也就是休闲娱乐的价值观。对于有功能障碍的人士来讲,休闲意识强烈与否,是影响其娱乐休闲质量的首要因素。休闲意识重点在于对休闲活动的认识,即休闲活动的重要性和必要性,作业治疗师可以评定服务对象的需求和能力后对其单独或合并进行教育。

(二)社会交往技巧的评定

为了充分参与娱乐休闲活动,作业治疗师在帮助服务对象根据年龄、文化、爱好、生活习惯和患病前休闲爱好的状况选择多样的休闲娱乐活动时,需要评定并训练其社会交往技巧,特别是当服务对象的娱乐休闲活动偏向社会性活动时。我们常常关注的社会交往技巧包括自我表现技巧,沟通交流技巧,以及人际关系处理技巧。自我表现技巧包括行为、卫生、修饰,以及形象管理等;沟通交流技巧包括决断、主动倾听、同情和交流能力等;人际关系处理技巧则需要恰当的人际暴露、足够的人际吸引,以及良好的人际互动。由于多数休闲娱乐活动的社会性,在不同情况的学习和应用各种社交技巧对服务对象发挥其潜力非常重要。同时,交往语言素养,道德修养,个人生活态度,父母个性及父母与周围人们之间关系也都是社会交往的重要影响因素,需要作业治疗师的关注。

(三)休闲活动技巧的评定

为了让服务对象充分参与休闲活动,作业治疗师可根据服务对象的年龄、性别、文化程度、爱好、生活习惯和患病前休闲爱好的状况选择多样的休闲娱乐活动。对于休闲活动技巧的处理和分析,需要作业治疗师的掌控。如同对治疗性活动和功能

性活动的活动分析,在选择恰当的休闲活动时,作业治疗师需对服务对象本身的能力以及目标活动所需的技巧和能力做评定。如果服务对象的能力与目标活动所需的技巧和能力是不匹配的,那么这个活动对于个案来讲可能过难或过易,是不适合的。因为如果活动过难,会使服务对象沮丧且对自身丧失信心;如果过易,服务对象可能会没有兴趣;这两种情况都可能使个案的参与动力下降。

休闲活动技巧包括决定和参与休闲活动时的准备技巧、参与技巧、活动过程中解决问题技巧等。例如,看电视这一安静休闲活动,所需个案的休闲技巧并不难,但也对其视力、视野、坐姿控制、认知能力有一定的要求。再例如,篮球运动这一主动休闲活动,所需个案的休闲技巧较难,对个案不仅有关节活动度、肌力、肌耐力、心肺能力、平衡协调、本体感觉等基本功能的要求,还对其专门的篮球技巧有要求,如投篮的技巧、运球的技巧等。并且,个案的功能障碍的情况和程度不同是需要分别考虑的,如胸段完全性脊髓损伤相比骨折的个案,就篮球运动而言,还要考虑其损伤及跌倒的预防、坐位平衡的控制、轮椅的操控,以及跌倒后的应对等。因此,作业治疗师在评定休闲活动技巧时,应该结合具体个案的能力和具体活动的需求一起评定。

这里介绍躯体功能障碍患者的体力活动量表,见附录五。该量表是为了获得肢体障碍服务对象在体力活动方面的信息。这个量表是基于老年人的体力活动量表进行修改的。该表中包含13个5种不同方面的条目:家具维修/园林工作,家务,体力的运动和娱乐,中等强度的运动和娱乐,以及作业活动/转移。个案有四个选择去回答以上每个版块所花的时间(h/d),根据其选择,再用12个问题(特定的消耗体能系数)来确定它的重要性。

(四)休闲活动资源的评定

快乐的获得并不容易,同样一份快乐在缺乏分享时会缩小很多,所以独自在家中很难获得较好的娱乐效果。大多数娱乐者不仅对娱乐活动本身有

要求,而且对活动进行的地点和场所也有要求。哪怕是最简单的娱乐活动,如下棋、打牌等也需要在社会公共场所进行,在许多认识和不认识的人一起参加时,强烈的竞争气氛,以及众人一心不受其他干扰的环境都能使人兴奋。再如,跳舞、健美操、卡拉OK等许多娱乐活动都是可以在家独自进行的,但大多数人仍然选择舞厅和KTV,因为众人一起参与的公共场所更能获得较好的娱乐效果。所以,休闲活动资源既是休闲活动本身的一部分,又可以为原本的休闲活动锦上添花。

休闲活动资源包括:①个人资源:服务对象已掌握的活动技巧和社交技巧;②家庭资源:家居设备、宠物、书籍和其他家庭成员的爱好等;③社会资源:公共设施、网络、健身中心、旅游景点等。作业治疗师应当结合服务对象的具体情况,给予相应的评定,并帮助其制造尽可能有利的条件。

(魏 全 王凤怡)

参考文献

[1]马克思.马克思恩格斯全集.北京:人民卫生出版社,1975.

[2]CREPEAU, ELIZABETH B, COHN E S, et al. Willard & Spackman's Occupational Therapy. 12th ed. Philadelphia: Lippincott Williams & Wilkins, 2013.

[3]HEIDI M P, WINIFRED S K. Pedretti's Occupational Therapy: Practice Skills for Physical Dysfunction. 7th ed. Salt Lake City: Elsevier, 2011.

[4]MARY V R, CATHERINE A T. Occupational Therapy for Physical Dysfunction. 7th ed. Philadelphia: LWW, 2013.

[5]何成奇.作业治疗操作手册.北京:人民卫生出版社,2017.

[6]BEARD J G, RAGHEB MEASURING M G. Ieisure satisfaction. Journal of Leisure Research, 1980,1(12): 20-33.

第十二章
社会参与与生活质量评定

第一节
概　述

一、社会参与与生活质量的概念

社会功能是人的社会职能的总称。按照马斯洛的需要层次论,从生理需要、安全需要、爱与相属、自尊需要、自我实现,人的需要层次从生物属性逐步向社会属性递增。在需要五层次中,除安全需要和自尊需要具有心理属性外,其余三个层次的需要都可以在行为活动中体现出来,而每一层次、每一种需要的最高境界则无不体现在社会属性层面上。社会参与是指一个人的社会性和社会化,只有参与到社会活动,具备社会功能的人才是完整的人。

生活质量(quality of life,QOL),也称为生命质量、生存质量、生活质素等,是康复医学针对个案康复工作中最重要的方面,在患者疾病转归后,更加关注其功能恢复和生活质量的保持与提高。这也是康复医学学科有别于其他临床医学学科的特点之一。它是对人们生活好坏程度的一个衡量。生活质量与客观意义的生活水平有关,但也有所区别。人们除了保持基本的物质生活水平及身心健康之外,生活质量也取决于人们是否能够获得快乐、幸福、舒适、安全的主观感受。

二、社会参与与生活质量评定的意义

康复医学是一门最终以改善各类疾病患者生活质量,回归为目标的医学学科,生活质量和社会功能的评定是康复评定的重要内容。作为康复医学的重要组成部分,作业治疗有着同样的目标。并且,作业治疗学科更加强调角色回归、全人康复,社会参与的回归是作业治疗最重要的最终目标之一。社会参与包括社会生活能力、家庭角色及家庭关系、社会支持及社会角色、他人交往及社会整合,具有身心疾病的人往往即便在接受康复治疗后也很难做到完全的社会参与。生活质量的评定涉及患者总体结局,全面反映疾病及其导致的躯体、心理和社会功能等方面在康复干预等作用下产生的影响,而且更着重于体现患者自身的主观感受。而不是像其他康复评定内容中,可能只关注了解患者结构或功能上有无异常。通过生活质量的评定,有助于了解分析影响患者健康的主要因素,阐明生活质量与损伤或残疾程度之间的关系,从而有利于发现问题,提出针对不同疾病成因机制中全面且较客观的解释。

第二节
社会参与评定

回归家庭和社会是康复医学的最终目的,除了躯体、心理功能的尽可能恢复,具备重返社会的功能也是十分必要的。社会功能是指个体的个人生活能力、兴趣和交往能力及其主动性、对他人和社会的关注及其学习能力、职业能力、在团体中的影响力和管理能力的总和。这里就社会生活能力、家庭角色及家庭关系、社会支持及社会角色、他人交往及社会整合几个社会参与的重要内容做介绍,职业能力参见第十章。

一、社会生活能力

社会生活能力即参与各种社会活动的能力,包括工作、娱乐活动、社交活动、志愿服务等。社会生活能力的评定可通过访谈询问个案以上各种活动的参与度与完成度,也可以通过量表了解其社会生活能力的情况。这里介绍两个量表,供大家学习参考。

(一)社会生活能力概况评定问卷

该量表(表 12-2-1)就服务对象娱乐活动、社交活动的概况做评定,最高得分 60 分,最低 0 分。分级判断标准为:0 分,社会生活能力重度障碍;≤20 分,社会生活能力中度障碍;20~40 分,社会生活能力轻度障碍;40~60 分,社会生活能力正常。

表 12-2-1　社会生活能力概况评定问卷

(1)上学或上班情况
与伤病前大致相同
是:20 分;否:0 分
(2)参加社交活动(访亲探友等)
从不参加:0 分;极少参加:5 分;正常参加:10 分
(3)参加社团活动(公会、联谊会、学会等)
从不参加:0 分;极少参加:5 分;正常参加:10 分
(4)与别人进行打扑克、下象棋、参观旅行、打球、看球赛等文体活动
从不参加:0 分;极少参加:5 分;正常参加:10 分
(5)与别人一道看电视、谈话、听音乐、上公园、散步、购物等业余消闲活动
从不参加:0 分;极少参加:5 分;正常参加:10 分

(二)住院精神病患者社会功能评定量表(scale of social function of psychosis inpatients, SSFPI)

SSFPI 是郭贵云根据"社会功能缺陷筛选表"所制作的,该量表所反映的社会功能适用于长期住院的慢性精神病患者,也可广泛应用于与脑功能有关的一系列疾病中。总分>38 分:社会功能正常;29~38 分:轻度社会功能缺陷;19~28 分:中度社会功能缺陷;9~18 分:重度社会功能缺陷;≤8 分:极重度社会功能缺陷。参见附录六。

二、家庭角色及家庭关系

在现代社会里,家庭是个体合情、合理、合法地

满足三种基本需求的特殊社会功能组织。家庭作为一个群体,是社会的细胞,是社会生活的单位。家庭是由婚姻关系、血缘关系以及收养关系构成的。以婚姻、血缘为纽带,传统社会中,血亲重于姻亲,现代社会注重婚姻质量,姻亲日益显得重要。作为一种初级社会群体,其成员之间较多互动和合作,有着各自的角色,父子、夫妻、兄妹等。与其他社会关系相比较,家庭关系最为密切、深刻,包括性、生育、赡养、生活、事业、经济、政治、伦理道德、教育等方面。

在社会功能评定中,家庭角色和家庭关系的评定必不可少,包括个人在家庭中扮演的角色及发挥的功能,也包括个人与其他家庭成员的关系。经济功能是家庭功能中的重要基础,性的功能是婚姻关系的生物学基础,生育功能是种族繁衍的重要保证,抚养和赡养的功能是家庭代际关系中的双向的义务和责任,教育功能包括父母对子女和家庭成员之间的相互教育,感情交流功能是影响家庭精神生活和家庭幸福的重要因素。家庭成员间的人际关系往往影响家庭角色及个人性格的养成。家庭成员之间如距离过大,则交往、沟通困难,相互关系变得疏远;家庭成员之间如距离过近,则接触过于频繁,纠纷、矛盾可能较多。

这里向大家介绍社会功能缺陷筛选量表(social disability screening schedule, SDSS),并可参考其家庭相关内容的评定(表 12-2-2)。该量表主要用于评定社区精神病人的社会功能缺陷程度,是进行精神医学调查中,较为常用的评定工具。但该量表不适合于住院期间的评定或住院时间少于 2 周的病人。适用年龄在 15~59 岁。评定时由经过培训的评定员,重点通过对知情人的询问,参照每个项目的具体评分标准对个案做三级评定,评定范围为最近一个月的行为表现。SDSS 共包括 10 个项目,每项的评分为 0~2 分,0 分为无异常或仅有不引起抱怨或问题的极轻微缺陷,1 分为确有功能缺陷,2 分为严重功能缺陷。我国十二地区精神疾病流行学调查规定总分≥2 分者,为有社会功能缺陷。我国残疾人抽样调查,也以上述分界值为精神残疾的标准。

表 12-2-2 社会功能缺陷筛选量表

项 目	内 容	1	2
职业和工作	指工作和职业活动的能力、质量和效率,遵守劳动纪律和规章制度,完成生产任务,在工作中与他人合作等	水平明显下降,出现问题,或需减轻工作	无法工作,或工作中发生严重问题。可能或已经被处分
婚姻职能	仅评已婚者。指夫妻间相互交流,共同处理家务,对对方负责,相互间的爱、支持和鼓励	有争吵,不交流,不支持,逃避责任	经常争吵,完全不理对方,或夫妻关系濒于破裂
父母职能	仅评有子女者,指对子女的生活照顾,情感交流,共同活动,以及关心子女的健康和成长	对子女不关心或缺乏兴趣	根本不负责任,或不得不由别人替他照顾孩子
社会性退缩	指主动回避和他人交往	确有回避他人的情况,经说服仍可克服	严重退缩,说服无效
家庭外的社会活动	指和其他家庭及社会的接触和活动,以及参加集体活动的情况	不参加某些应该且可能参加的社会活动	不参加任何社会活动
家庭内活动过少	指在家庭中不干事也不与人说话的情况	多数日子至少每天2h什么都不干	几乎整天什么都不干
家庭职能	指日常家庭活动中应起的作用,如分担家务,参加家庭娱乐,讨论家事务等	不履行家庭义务,较少参加家庭活动	几乎不参加家庭活动,不理家人
个人生活自理	指保持个人身体、衣饰、住处的整洁,大小便习惯,进食等	生活自理差	生活不能自理,影响自己和他人
对外界的兴趣和关心	了解和关心单位、周围、当地和全国的重要消息和新闻	不太关心	完全不闻不问
责任心和计划性	关心本人及家庭成员的进步,努力完成任务,发展新的兴趣或计划	对进步和未来不关心	完全不关心进步和未来,没有主动性,对未来不考虑

三、社会支持及社会角色

社会支持是影响人们社会生活的重要因素。社会支持从性质上可以分为两类,一类为客观的支持,这类支持是可见的或实际的,包括物质上的直接援助、团体关系的存在和参与等。另一类是主观的支持,这类支持是个体体验到的或情感上感受到的支持,指的是个体在社会中受尊重、被支持与理解的情感体验和满意程度,与个体的主观感受密切相关。

社会角色是个体与其社会地位、身份相一致的行为方式及相应的心理状态,它是对特定的个体行为的期待,是社会群体得以形成的基础。按角色行为的规范化程度,可以将社会角色分为规定型角色和开放型角色,前者个体自由度较小,如医师、军人、警察等;后者个体自由度较大,如朋友。

这里介绍肖水源于1986—1993年设计的社会支持评定量表(表12-2-3)。该量表用于测量个体社会关系的3个维度共10个条目:有客观支持、主观支持,以及对支持的利用度(支持利用度是反映个体对各种社会支持的主动利用,包括倾诉方式、求助方式和参加活动的情况)3个分量表,总得分和各分量表得分越高,说明社会支持程度越好。该量表经长期使用表明设计基本合理,有效、简便、条目易于理解无歧义,具有较好的信度和效度,能较好地反映个体的社会支持水平。一般评定需要15 min,可笔答也可计算机答。共10个条目,每个条目从无支持由低到高分为4个等级。总分40分,正常情况:总分≥20分,分数越高,社会支持度越高,一般认为总分小于20分,为获得社会支持较少,20～30分为具有一般社会支持度,30～40分为具有满意的社会支持度。

表 12-2-3 社会支持评定量表

指导语:下面的问题主要反映了您在社会上所能获得的支持程度。
1. 您有多少关系密切,可以得到支持和帮助的朋友(只选一项)? ①一个也没有;②1～2个;③3～5个;④6个或6个以上
2. 近一年来您(只选一项) ①远离家人,且独居一室;②住处经常变动,多数时间和陌生人住在一起;③和同学、同事或朋友住在一起;④和家人住在一起

（续表）

3. 您与邻居（只选一项）
①相互不交往，只是点头之交；②遇到困难可能稍微关心；
③有些邻居很关心您；④大多数邻居都很关心您

4. 您与同事（只选一项）
①相互不交往，只是点头之交；②遇到困难可能稍微关心；
③有些同事很关心您；④大多数同事都很关心您

5. 从家庭成员得到的支持和照顾（在合适的答案后划"√"）
①夫妻（恋人）（全力支持　一般　极少　无）
②父母（全力支持　一般　极少　无）
③儿女（全力支持　一般　极少　无）
④兄弟姐妹（全力支持　一般　极少　无）
⑤其他成员（如嫂子）（全力支持　一般　极少　无）

6. 过去，在您遇到急难情况时，曾经得到的经济支持或解决实际问题的帮助的来源有
①无任何来源
②下列来源（可选多项）：A. 配偶；B. 其他家人；C. 朋友；D. 亲戚；E. 同事；F. 工作单位；G. 党团工会等官方或半官方组织；H. 宗教、社会团体等非官方组织；I. 其他（请列出）

7. 过去，在您遇到急难情况时，曾经得到的安慰和关心的来源有
①无任何来源
②下列来源（可选多项）：A. 配偶；B. 其他家人；C. 朋友；D. 亲戚；E. 同事；F. 工作单位；G. 党团工会等官方或半官方组织；H. 宗教、社会团体等非官方组织；I. 其他（请列出）

8. 您遇到烦恼时的倾诉方式（只选一项）
①从不向任何人诉述；②只向关系极为密切的几个人诉述；③如果朋友主动询问您会说出来；④主动诉述自己的烦恼，以获得支持和理解

9. 您遇到烦恼时的求助方式（只选一项）
①只靠自己，不接受别人帮助；②很少请求别人帮助；③有时请求别人帮助；④有困难时经常向家人、亲友、组织求援

10. 对于团体（如党团组织、宗教组织、工会、学生会等）组织活动，您（只选一项）
①从不参加；②偶尔参加；③经常参加；④主动参加并积极活动

量表条目计分方法
1. 第1～4、8～10条，选择①、②、③、④项分别计1、2、3、4分
2. 第5条分 A、B、C、D 四项计总分，每项从无到全力支持分别计1～4分
3. 第6、7条分别回答"无任何来源"则计0分，回答"下列来源"者，有几个来源就计几分
量表分析方法
1. 总分：即十个条目计分之和
2. 客观支持分：2、6、7条评分之和
3. 主观支持分：1、3、4、5条评分之和
4. 对支持的利用度：第8、9、10条

四、他人交往及社会整合

人是社会性的动物，社会化是个体由自然人成长、发展成社会人的过程，是个体与他人交往，接受社会影响，学习掌握社会角色和行为规范，形成适应社会环境的人格、社会心理、行为方式和生活技能的过程。

在与他人交往的过程中会形成被双方社会角色影响的人际关系，要保持良好的人际关系，需要我们在与他人交往时遵守四个原则：一是相互性原则，这需要彼此之间的相互重视和支持；二是交换性原则，个体期待与他人交往时对自己是有利的；三是自我价值保护原则，个体对于交往对象就其自我价值的肯定总是认同和接纳的，反之则予以疏离；四是平等原则，除了社会角色、地位、影响力等方面的对等，平等待人，让对方有安全感、放松和尊严也可以实现平等原则。

他人交往可以是信息、情感等心理因素的交流，也可以是行为、动作的互动，其主要的形式为合作和竞争。在合作和竞争关系中，不同的人在不同的时间和场合，面对不同的对象，可能会采取不同的人际交往模式，包括利人利己、损人利己、利人损己、损人损己、不损人利己、利人不损己。

服务对象康复回归社会，需要经过充分的社会整合，包括社会对个体进行教化的过程，也包括个体与其他社会成员互动后成为合格的社会成员的过程。其基本内容包括教导社会成员掌握生活与生产的基本知识和技能，教导其遵守社会规范，教导其明确生活目标、树立人生理想，以及培养社会角色。这是我们康复医学的最终目标，也是我们作业治疗始终坚持的努力方向。

这里向大家介绍个人与社会表现量表（表12-2-4），主要考察四个主要领域的社会功能。总分71～100表示这些评分仅反映轻微的困难；总分31～70表示这些评分反映不同程度的能力缺陷；总分0～30表示这些评分所反映的机能低下，患者需要积极支持或密切监护。

表 12-2-4　个人与社会表现量表

条目	无	轻微	明显	显著	严重	非常严重
A. 对社会有益的活动，包括工作和学习	☐	☐	☐	☐	☐	☐
B. 个人关系和社会关系	☐	☐	☐	☐	☐	☐
C. 自我照料	☐	☐	☐	☐	☐	☐
D. 扰乱及攻击行为	☐	☐	☐	☐	☐	☐

在操作时采用两套标准对严重度评分：一套是对 A～C 方面，一套只对 D 方面。

A～C 方面的严重程度：①无；②轻微，对被评定人非常熟悉之人才了解；③明显，该困难对于每个人都显而易见，但是按照其社会文化背景、年龄、性别和受教育水平，该困难未明显干扰其在该方面发挥作用的能力；④显著，存在严重妨碍被评定人在该方面承担其社会功能的社交困难；然而，虽然未能完全实现其社会功能并且/或者仅仅偶尔实现其社会功能，被评定人无须专业人士或者社会的帮助也仍有能力从事某些活动；如果得到帮助，被评定人可达到以前的功能水平；⑤严重，若没有专业人员的帮助，其困难使被评定人无法实现该方面的任何功能，或者导致被评定人实施破坏性行为，但是没有生存危险；⑥非常严重，这种程度的损害和困难使被评定人面临生存危险。

D 方面的严重程度：①无；②轻微，相当于轻度无礼，不爱交际，或发牢骚；③明显，例如说话声音过大或与他人交谈的方式过于随便，或者进食的方式不为社会习俗接受；④显著，当众侮辱他人，损坏物品，经常出现在社交场合不适宜，但是不构成危险的行为（当众脱光衣服或小便）；⑤严重，经常进行口头或者身体攻击，但无意或者不可能造成严重的伤害；⑥非常严重，定义为经常的攻击行为，其意图是或者其结果很可能导致严重伤害。

五、社会参与评定的注意事项

社会功能的评定是多角度、复杂化、跨文化的任务，目前，个人对社会功能的促进越来越是临床治疗和评定的侧重方向。社会功能的内含和外延是很广泛的，很难以用一个概念和定义能完全加以概括，也很难用一个量表加以全面的评定，作业治疗师应该结合评定对象的具体情况重点针对某一或某些方面做评定。

第三节

生活质量评定

大量的学者对生活质量进行了研究，提出了关于生活质量的三个流派的观点：①客观论：是将生活质量定义为满足人们生活需要的全部社会条件与自然条件的综合水平，包括生活环境的美好、净化、社会文化、教育、卫生、生活服务状况、社会风尚和社会治安秩序等；②主观论：认为生活质量就是人们的主观幸福感和对生活的满意程度，是对个体生活各方面的评价和总结，包括精神的、躯体的、物质方面的幸福感，以及对家庭内外的人际关系、工作能力、主动参与各项休闲活动的能力和满意程度；③主、客观综合论：认为生活质量包括社会提供给人们生活所需条件的充分程度和人们对于生活需求的满意程度，是反映人类生活发展的一个综合概念，是对社会发展包括人类自身发展过程的一种标识。由这三种流派的观点可以看出，生活质量的影响因素包括客观自然环境和社会环境，人们主观的能力和满意度。

一、生活质量评定方法

（一）访谈法

通过当面的谈话或电话访谈的方式来对个体的生存质量进行评定，主要了解个体的心理、行为、健康状况及生活水平等，是综合评价生活质量的一种方法。访谈法可分为结构性访谈和非结构性访谈，前者通常按照定向的标准程序进行，根据提前准备好的问卷或调查表的条目进行提问，后者则进行自由提问及访谈。

（二）观察法

由评定者通过观察特定个体的心理行为、活动疾病等，判断其综合的生存质量。通常评定者会布置相应的环境，规定特定的条件，设置一定的任务让个案去完成，观察整个过程中个案的表现。

（三）主观报告法

由被评定者根据自己的健康状况和对生存质量的理解，对自己的整体生活质量做评价。评定者可让个案以分数或者等级表示。

（四）症状定式检查法

由被评定者选择可能的症状，此方法用于评定疾病症状和治疗不良反应于生活质量的影响，将可能的症状和治疗不良反应列举出来，由评定者或被评定者选择"有"或"无"，也可以是等级选项。

（五）标准化量表评定法

标准化量表评定法是目前运用最为广泛的生活质量评定方法，采用具有较好效度、信度和敏感度的标准化评定量表对个案进行多维度的综合评定。目前，国内外有大量可供选择的生活质量评定量表，可分为了解一般人群综合健康状态的普适性量表和针对某一特殊疾病的患者的疾病专用量表。

常用的普适性量表有 WHO 生存质量测定量表（WHOQOL-100）或 WHO 生存质量测定量表简表（WHOQOL-BREF）、SF-36、Spitzer 生活质量指数（quality of life-index）、生活满意指数（life satisfaction index form-A，LISA）、患者健康问卷（patient health questionnaire，PHQ）、疾病影响问卷（sickness impact profile，SIP）、整体健康等级指数（general health rating index，GHRI）等。普适性量表具有适用于多种疾病以及健康人群的优点，适用于多病种、不同条件下的研究，且便于资料采样、搜集和管理；但是，对于部分认知、言语、心理功能障碍会不同程度地影响评定结果。

常用的疾病专用量表包括脑卒中专用生活质量量表（stroke-specific quality of life scale，SS-QOL）、脑卒中患者疾病影响问卷（Stroke-Adapted Sickness Impact Profiel，SASIP30）、Frenchay 活动指数（Frenchay activities index，FAI）等关于脑卒中患者生活质量的量表，还有关节炎影响量表（arthritis impact measurement scale 2，AIMS2）、关节炎患者表现能力残疾问卷（McMaster-Toronto Athritis patients performance disability questionnaire，MACTAR）等关于关节炎患者生活质量的量表。疾病专用量表的针对性强，较普适性量表

更能反映疾病对于个案生活质量的影响，但许多量表为最近几年所研制，还未经大量的信效度研究证实其可信度，同时受文化背景的限制比较明显。

在选择评定量表时，评定者应充分考虑其优缺点，且结合评定目的和所要了解的内容，通过对比分析，选择适用的量表。此处详细介绍几种常用经典的生活质量评定量表供大家学习参考。

1. WHO 生存质量测定量表　世界卫生组织组织 20 余个处于不同文化背景、不同经济发展水平的国家和地区的研究中心共同研制的，用于测量个体与健康有关的生存质量。WHOQOL-100 是由 100 个条目，覆盖 6 个领域和 24 个方面，每个方面由 4 个条目构成，从强度、频度、能力、评价四方面反应同一特质；WHO 生存质量测定量表简表（WHOQOL-BREF）是在 WHOQOL-100 的基础上发展起来的，保留了量表的全面性，仅包含 26 个问题条目，简表各个领域的得分与 WHOQOL-100 量表相应领域的得分具有较高的相关性，适用于生存质量是众多兴趣变量之一的大型研究中。WHOQOL-BREF 参见附录七。

2. SF-36　SF-36 是目前世界上公认的具有较高信度和效度的普适性生活质量评定量表之一。是美国波士顿健康研究所在医疗结果研究调查表的基础上开发出来的通用性简明健康调查问卷，适用于普通人的生命质量测量、临床试验研究和卫生政策评价等。包括 36 条目，8 个维度，分别属于生理健康和心理健康。每个维度的最终评分值均以 0 分为最低，100 分为最高值，分数越高，表明生命质量越好。具体见表 12-3-1。

表 12-3-1　SF-36

1. 总体来讲，您的健康状况是	非常好	很好	好	一般	差
2. 跟一年前相比，您觉得您现在的健康状况是	好多了	好一些	差不多	差一些	差多了

3. 健康和日常活动
以下这些问题都与日常活动有关。您的健康状况是否限制了这些活动？如果有限制，程度如何？
有很多限制　／　有一点限制　／　根本没有限制
(1) 重体力活动（如跑步、举重物、激烈运动等）
(2) 适度活动（如移桌子、扫地、做操等）
(3) 手提日杂用品（如买菜、购物等）
(4) 上几层楼梯
(5) 上一层楼梯
(6) 弯腰、曲膝、下蹲

（续表）

（7）步行 1 500 m 左右的路程
（8）步行 800 m 左右的路程
（9）步行约 100 m 的路程
（10）自己洗澡、穿衣

4. 在过去四个星期里,您的工作和日常活动有没有因为身体健康的原因而出现以下这些问题?
（1）减少了工作或其他活动的时间　　有　/　没有
（2）本来想要做的事情只能完成一部分　　有　/　没有
（3）想要做的工作或活动的种类受到限制　　有　/　没有
（4）完成工作或其他活动有困难(比如,需要额外的努力)　　有　/　没有

5. 在过去四个星期里,您的工作和日常活动有没有因为情绪(如感到消沉或者忧虑)而出现以下问题? （1）减少了工作或其他活动的时间 （2）本来想要做的事情只能完成一部分 （3）做工作或其他活动不如平时仔细	有　/　没有 有　/　没有 有　/　没有				
6. 在过去的四个星期里,您的身体健康或情绪不好在多大程度上影响了您与家人、朋友、邻居或集体的正常社交活动?	根本没有影响	很少有影响	有中度影响	有较大影响	有极大影响
7. 在过去四个星期里,您有身体上的疼痛吗?	根本没有疼痛	有很轻微疼痛	有轻微疼痛	有中度疼痛	有严重疼痛	有很严重疼痛
8. 在过去四个星期里,身体上的疼痛影响您的正常工作吗(包括上班工作和家务活动)?	根本没有影响	有一点影响	有中度影响	有较大影响	有极大影响	有很严重影响
您的感觉 9. 以下这些问题有关过去一个月里您的感觉如何以及您的情况如何。 (对每一条问题,请勾出最接近您的感觉的那个答案) 在过去一个月里 （1）您觉得生活充实吗? （2）您是一个精神紧张的人吗? （3）感到垂头丧气,什么事都不能使您振作起来吗? （4）您觉得平静吗? （5）您精力充沛吗? （6）您的情绪低落吗? （7）您觉得筋疲力尽吗? （8）您是个快乐的人吗? （9）您感觉疲劳吗? （10）您的健康限制了您的社交活动(如走亲访友)吗?	所有时间	大部分时间	比较多时间	一部分时间	小部分时间	没有时间
总的健康情况 10. 请对下面的每一句话,选出最符合您情况的答案 （1）我好像比别人容易生病 （2）我认为我的健康状况在变坏 （3）我的健康状况非常好	绝对正确	大部分正确	不能肯定	大部分错	绝对错

您的批评或建议:

关于您:
您的性别: 1. 男　 2. 女
您今年多大年龄:(　　)岁

3. Spitzer 生活质量指数(quality of life-index, QLI)　QLI 包含活动、日常生活、健康、支持和情感共五个方面,最早应用于评定患者活动水平、社会支持和精神状况的普适性量表。评定者针对受试者过去 1 周的情况进行评分,最高 10 分,最低 1 分,分数越高代表生活质量指数越高(表 12-3-2)。

4. 生活满意指数(life satisfaction index form-A, LSIA)　LSIA 由 20 项同意-不同意-其他式条目组成的自评量表,由 Neugarten 等人于 1961 年研究编制,是用于评定受试者生活满意度的普适性量表,有研究证明该量表具有良好的信度及效度(表 12-3-3)。

表 12-3-2　QLI 量表

活动	
(1) 不论退休与否,全天或接近全天地在通常的职业中工作或学习;或处理家务;或参加无报酬的志愿活动	2分
(2) 在通常的职业中工作或学习;或处理自己的家务;或参加无报酬的志愿活动,但需要较多的帮助,或显著地缩短工作的时间或请病假	1分
(3) 不能在任何岗位上工作或学习,并且不能处理自己的家务	0分
日常生活	
(1) 自己能独立地进食、淋浴、如厕和穿衣,利用公共交通工具或自己驾驶车子	2分
(2) 在日常生活中和交通转移中需要帮助(另一人或特殊的仪器),但可进行轻的作业	1分
(3) 既不能照顾自己也不能进行轻的作业,或根本不能离开自己的家或医疗机构	0分
健康	
(1) 感觉良好或大多数时间感觉良好	2分
(2) 缺乏力量,或除偶然以外,并不能感到能完全达到一般人的水平	1分
(3) 感到十分不适或糟糕,大多数时间软弱和失去精力,或者意识丧失	0分
支持	
(1) 患者与他人有良好的相互关系,并且至少从一个家庭成员或朋友中得到有力的支持	2分
(2) 从家人和朋友中得到有力的支持有限	1分
(3) 从家人和朋友中得到有力的支持是不经常的,或只在绝对需要时或昏迷时才能得到	0分
情感	
(1) 表现出宁静和自信的情绪,能够接受和控制个人的环境和周围的事物	2分
(2) 由于不能充分控制个人的环境而有时变得烦恼,或一些时期有明显的焦虑和抑郁	1分
(3) 严重的错乱或非常害怕或者持续的焦虑和抑郁,或意识不清	0分

表 12-3-3　LSIA 量表

	同意	不同意	其他
(1) 当我老了以后发现事情似乎要比原先想象得好(A)			
(2) 与我所认识的多数人相比,我更好地把握了生活中的机遇(A)			
(3) 现在是我一生中最沉闷的时期(D)			
(4) 我现在和年轻时一样幸福(A)			
(5) 我的生活原本应该是更好的时光(D)			
(6) 现在是我一生中最美好的时光(A)			
(7) 我所做的事多半是令人厌烦和单调乏味的(D)			
(8) 我估计最近能遇到一些有趣的令人愉快的事(A)			
(9) 我现在做的事和以前做的事一样有趣(A)			
(10) 我感到老了、有些累了(D)			
(11) 我感到自己确实上了年纪,但我并不为此而烦恼(A)			
(12) 回首往事,我相当满足(A)			
(13) 即使能改变自己的过去,我也不愿有所改变(A)			
(14) 与其他同龄人相比,我曾做出过较多的愚蠢的决定(D)			
(15) 与其他同龄人相比,我的外表年轻(A)			
(16) 我已经为一个月甚至一年后该做的事制订了计划(A)			
(17) 回首往事,我有许多想得到的东西均未得到(D)			
(18) 与其他人相比,我惨遭失败的次数太多了(D)			

（续表）

	同意	不同意	其他
(19) 我在生活中得到了相当多我所期望的东西(A)			
(20) 不管人们怎么说,许多普通人是越过越糟,而不是越过越好了(D)			
A 为正序记分项目,同意计 1 分,不同意计 0 分			
D 为反序记分项目,同意计 0 分,不同意计 1 分			

5. 脑卒中专用生活质量量表(stroke-specific quality of life scale,SS-QOL) SS-QOL 是由美国学者 William 等人研究编制的专门用于脑卒中患者的生活质量量表,包括体能、家庭角色、语言、移动能力、情绪、个性、自理、社会角色、思维、上肢功能、视力、工作能力等 12 个方面,49 个条目。详见附录八。

二、生活质量评定的注意事项

（一）有目的性、针对性地选择评定方式和量表

在选择生活质量的评定方式时,应考虑评定方式的客观性、可比性、可操作性、程序标准性以及创新量表的信效度等。例如,访谈法较灵活、适用面广,但主观性太强,评定结果受评定者的能力、经验高低的影响较大。同时,评定对象的语言、认知、躯体功能及文化背景也是应该被考虑的。在对某一类特定疾病患者进行评定时,最好选择疾病专用量表,这样更能针对性地了解该类疾病所特有的问题。无论在临床实践还是科研工作中,标准化评定量表是采用最广泛的评定方法,因其通过研究验证具有较好的信度、效度、反应度,可以对受试者的生活质量进行多个维度的综合评定。

（二）评定内容及量表的本土化和民族化

在不同的文化背景下,生活质量的内涵对人们而言是不同的。因此,在选择生活质量的评定方法和评定量表时,需要考虑其通用性和契合性,

WHOQOL 中文版和 SF-36 中文版都是具备国际通用性和可比性的标准化量表。各个国家、地区、民族的文化、风俗习惯、物质基础水平各有不同,如果没有本土化的国际量表,可以适当改动其他量表,对其内容及结果做出分析。

（魏　全　王凤怡）

参考文献

[1] 王玉龙.康复功能评定学.2 版.北京:人民卫生出版社,2014.

[2] 窦祖林.作业治疗学[M].2 版.北京:人民卫生出版社,2013.

[3] 恽晓平.康复疗法评定学.北京:华夏出版社,2014.

[4] 戴维·迈尔斯.社会心理学.11 版.侯玉波,乐国安,张智勇,等译.北京:人民邮电出版社,2016.

[5] 徐婧姗,张桂青,时若欢,等.人格特征和社会支持对脑卒中后 PTSD 发病的影响.中国医药指南,2018,(07):51-52.

[6] 刘晓霞.系统化护理干预对精神分裂症患者社会功能恢复的效果观察.中国医药指南,2018,(07):200.

[7] 宋亚军,张保利,李阳,等.住院精神病人社会功能评定量表在慢性精神分裂症患者中的应用.中国康复,2013,28(04):316-317.

[8] 刘嚣,杨东泉,宋雁鸿,等.400 名医护人员社会支持评定量表测试结果分析.中国民康医学,2011,23(19):2412-2414.

第四部分

作业情景篇

第十三章

环境评定

第一节
概　述

2001 年世界卫生组织提出了国际功能、残疾和健康分类(international classification of functioning, disability and health, ICF), ICF 认为人类健康与否取决于四大要素:身体功能(b)和身体结构(s)是否损伤,活动和参与(d)是否困难,环境因素(e)是否有障碍。根据 ICF 观点,残疾人所遇到的活动受限和参与受限是由于残疾人自身(功能、结构)的损伤和环境障碍交互作用的结果。ICF 首次提出环境影响健康,是导致功能障碍者活动和参与困难的重要因素。有些功能障碍通过康复治疗可以改善,有些功能障碍却无法改变,这就需要通过改变环境来适应残疾人的损伤并发挥其潜能,使其更好地回归家庭和社会。

环境对健康和功能的影响越来越受到重视。在作业治疗常用的实践模式中,如人-环境-作业模式、人-环境-作业与表现模式、人类作业模式、加拿大作业表现模式等,环境都是实践模式中的关键因素。环境提供了个人参与作业活动的背景,引导个人选择某一确定的方式体现自己的行为,并始终影响参与。

一、环境的概念及分类

(一)环境的概念

环境(environment)是指围绕着人类的生存空间,是人类赖以生存和发展的外部条件的综合体,是可以直接、间接影响人类生存和发展的各种自然因素和社会因素的总体。ICF 将环境因素定义为:

"构成个体生活背景的外部或外在世界的所有方面,并对个体的功能发生影响。环境因素包括自然界及其特征、人造自然界、与个体有不同关系和作用的其他人员、态度和价值、社会制度和服务以及政策、规则和法律。"

人与环境的关系密不可分。人类的所有活动都发生在相应的环境中,人们试图通过这些活动去适应、影响和改造环境,使之更适合人类生存。另一方面,环境也在某种程度上支持和限制着人类的活动,使人类活动符合相应的环境条件。

(二)环境的分类

物理环境(physical environment)是指客观存在的事物即客观世界,其中有我们看得见、听得见、摸得着、闻得出的周围物质,也有我们感觉不到而客观存在的物质,如超声波、红外线和紫外线等。物质环境可分为自然环境和制造环境两大类。最大的制造环境是人造环境,即人类制造的产品和技术。物质环境是客观存在的,一切生物都生活在物质环境中,没有物质环境就没有社会环境和态度环境。

ICF 指出人造环境有两大类。一类是涉及人类活动的 7 个环境:生活环境、行动环境、交流环境、教育环境、就业环境、文体环境和宗教环境;另一类是 2 个建筑环境:居家环境和公共环境。这 9 个人造环境从属性上可分为 3 个层次:第一层次是人类基本活动环境,即生活环境、行动环境和交流环境,是人类生存需要的产品和技术;第二层次是人类技能活动环境,即教育环境和就业环境,是人类发展需要的产品和技术;第三层次是人类社会活动环境,即文体环境、宗教环境、居家环境、公共环境,是人类提高生活质量需要的产品和技术。

人造环境的正面作用是通过不断地创新和发展,使人类这个群体脱离原始的野蛮生活,逐步建立物质文明和精神文明,以达到今天这种科学、技术、文化都高度发达的现代社会。人造环境的负面作用是出现的污染和温室效应、战争、事故或疾病等导致的残疾已经威胁到人类的生存。

社会环境(social environment)是指人类的社会,不同国家有不同的社会制度、法律法规、语言文字等构成的外在非物质环境。

文化环境(cultural environment)是指由共同生存的人们所拥有的共同的价值观及伦理观,或者某一群体的伦理观和宗教信仰,或某一社团的价值观而形成的环境因素。

态度环境(attitudinal environment)是指人们的相互关系、对事物的看法,如对待亲戚朋友、上下级和陌生人的态度等构成的内在非物质环境。

障碍(barriers)是个人环境中限制功能发挥并形成残疾的各种因素。它包括许多方面,例如有障碍的物质环境、缺乏相关的辅助技术、人们对残疾的消极态度,以及既存在又妨碍所有健康人全部生活领域里的服务、体制和政策。

无障碍(barrier-free 或 no barrier)是相对障碍而言,即没有障碍。

无障碍环境(accessibility)是指能够进去、可以接近、可以获得、易到达的环境。理想的无障碍环境是指为实现残疾人平等参与社会活动,使残疾人在任何环境下进行任何活动均无障碍。实际上,完全无障碍环境只是理想环境,许多社会障碍对任何人都是不可避免的。

在作业治疗常用的实践模式中,环境是关键的因素。各实践模式中对环境的内容回顾见表13-1-1。

表13-1-1 作业治疗常用实践模式对环境内容的回顾

模式	环境	定 义
人类作业模式(MOHO)	空间	自然及人造空间
	物品	接触或者用来做事的,自然出现或制造出来的东西
	社群	因正式及非正式的目的而走到一起的人的集合,影响人去做事
	作业活动形式	做事的惯例(特定的行为、行动和意义),与文化环境相关

(续表)

模式	环境	定 义
加拿大作业表现模式(CMOP)	物理性(因素)	自然及人造的因素 自然因素包括可居住及不可居住的自然出现在世界上的所有东西 人造因素包括建筑物、产品、科技技术、工具和设备
	结构性(因素)	正式及非正式的结构促进社会需求和管理社会政策、基金及立法
	社会性(因素)	日常生活中,个体化、直接与社会接触的部分 小的比如家庭、工作组,大的比如机构组织
	文化性(因素)	个体化、被选择的认定,这样的筛选通过人经历(人生的过程)指导行动
河流模式(kawa model)	河床	物理性及社会性环境 社会情景包括与个人直接分享关系的人及宠物,也包括已经流失的记忆对人生的意义的影响
人-环境-作业活动表现模式(PEOP)	社会支持	对健康状态有作用的实际支持、信息支持及情绪支持
	社会及经济系统	决定服务、支持网络及其他环境因素的经济原因及可用资源,包括政策、阶级结构及社会经济因素
	文化及价值	从一代人传递给下一代的价值、信仰、文化及行为
国际功能、残疾和健康分类(ICF)	人造环境及技术	环境的物理属性,包括设计、通道、可管理(空间)工具及设备
	自然环境	地理特征,比如地形、光照时间、气候及空气质量
	辅助性产品及技术	在直接接触与人接触的环境中,形成、创造、产出及制造的,自然或人为的产品、系统产品、设备及技术
	自然环境及人造环境的改变	有生命的(包括人群)及无生命的自然或物理性环境因素,这些环境因素可被人类所改造
	支持及关系	可以提供实际的物理性及情绪性支持、营养、保护、协助及关系给他人的人及动物
	态度	可观察出的、影响行为的文化、实践、意识形态、价值、形式、实体信仰及宗教信仰
	服务、系统及政策	服务是提供利益、结构性项目及操作以迎合个体需求 系统是被可识别的权力方构建的行政控制及组织架构 政策是被可识别的权力方构建的法则、规范、公约及标准

(三)作业与环境的关系

环境是人类进行生产和生活活动的场所,是人类生存和发展的基础。人的作业如果在某个环境中发生,就一定会受到该环境的影响。环境中涵盖的内容可对作业产生非常大的影响,比如在作业的选择、时机、执行方式等。作业相关的文献已明确了环境促进日常作业活动表现的基础作用。

Hamilton 指出环境对于人们选择做什么,什么时候做及怎么做有重要的影响作用。Kielhofer 指出环境影响人们作业的选择及相关的有利条件与障碍。Polgar 等人认为环境同样影响人们在作业活动中的控制水平。Kielhofner 指出环境的多样性提供了有利的条件与资源,但同时也设置了选择及参与作业的障碍。环境中的有些有利条件或者限制可能不会很快显现出来,但也与每日的作业选择相适应。环境与作业表现连接中需要重点考虑的是个体与环境相互作用的本质。该相互作用的质量将预示个体在从事作业时,环境提供的是障碍还是有利的条件。举例来说,在环境支持足够好的情况下完成挑战性的作业可以驱动个体去参与作业。相反,能力要求及挑战性不高的作业活动,或者环境要求不高,这些都会导致个体产生厌倦感与负面的影响。Jonsson 等人指出假如环境的挑战性极度高且作业的要求超出了个体的能力承受范围,这种情况会使个体感到无所适从及焦虑。因为,环境的挑战性与个体参与作业的能力之间平衡状态会影响个人在家居或者社区能否很好发挥功能,产生正面或者负面的作业体验感。

1. 环境对作业健康度的影响 许多理论和模型皆认为人与环境的关系会对个体的健康和功能产生积极或消极的影响。与作业治疗相关的几个术语描述了环境对作业健康的影响。Stadnyk 等人提出作业公平是指所有人可以同等地获得参与有意义的作业的机会和资源。因此,健康和幸福有赖于生理及社会的物质基础,社会心理及精神上的需求,还有相应的政策和组织系统可以保证公平地获得物质和资源。Stadnyk 等人通过以下几点作业的健康或不健康指标对作业不公平导致的后果进行了概念化:①作业平衡和不平衡:当一些环境要求导致了不平衡的作业活动来维持功能,就会产生作业不平衡。例如,如果一个人需要花费很长的时间进行工作,这将会剥夺其空闲时间,影响其娱乐活动的参与度。②作业剥夺:当外在的环境因素

阻碍个人获得、使用或者享受某些物质时就会发生作业剥夺。作业剥夺跟以下几个因素有关,技术、失业、贫困或富裕、文化价值、规则、亚健康或残疾和社会政治变化。例如,环境障碍会限制一个使用轮椅的人的作业,无法获得电脑会限制一个人接触网络。③作业边缘化:当环境压力如社会期望、隐性或显性的歧视、主流的政治和经济体制使个体无法参与有意义的作业时,就会发生作业边缘化。例如,年龄和性别常常会限制一些作业的选择和参与度。④作业转换:当外界环境发生变化,使个人原来的作业或技能被迫发生转变时,就会发生作业转换。例如,传统文化迈向现代社会的过程中,很多老年人无法适应高速发展的社会和科学技术,这将会导致他们丧失对作业的追求。

2. 作业对环境的影响 作业也影响物理环境及社会环境的特性。现代的生活方式及随之而来的作业对物理环境有着巨大的影响。比如,与都市生活相关的作业活动需要汽车运送交通方式。因此产生了很大的道路交织网及交通方式,所有的这些都要求能力及较高专能的作业行为方式去调节环境,如司机、乘客及行人。除此之外,对于功能受限人群,有必要改变家庭环境以适应他们的作业需求。当地的商业行为可能会调整位置或者营业时间以满足部分作业需求。比如,为全职工作人员提供购物机会,为老年人提供更优的购物渠道。

二、环境评定的意义

(一)明确环境中存在的障碍或资源及个案在环境中的作业表现,明确环境对作业活动的影响

人生存在具体的环境中,在作业完成的过程中,环境因素动态地参与其中并产生重要影响。环境对作业活动的影响可以概括为供给和限制两方面。作业治疗师应认识到患者的作业参与和作业表现可因环境的不同而不同,患者不一定在受控制的诊所环境中表现得更好。事实上,患者可以在他们熟悉及舒适的环境中通过暗示方式及辅助工具更好地优化作业活动。作业治疗师应考虑各种环境下潜在的表现差异,将环境因素的评定纳入到患者的评定计划中。

（二）明确环境对个人或群体的影响，提出适应环境的个人/群体策略

患者出院后回归家庭生活，能否真正独立并参与社会生活，除了身体因素还有环境因素。作业治疗师通过环境评定，了解患者在家庭、社区及工作环境中的功能水平、安全性、舒适性及方便性，找出影响作业活动的环境障碍因素。针对不同的环境障碍，为患者、家属，甚至政府部门提供符合实际的解决方案，比如使用辅助器具、设计智能家居、进行环境改造等。作业治疗师通过环境评定，能更好地为患者的日常生活提供便利；帮助患者准确地完成动作，降低体力消耗；提高患者的自理能力及生存质量；促进患者的功能代偿、提高患者的环境适应能力；加强对患者的安全保护，防止意外伤害的发生；增强患者的康复信心，促使患者重新投入生活、回归社会。

作业治疗师在对群体进行治疗时，环境因素的评定同样重要，专业的咨询和建议可以提供给一群人或一类型的人。比如，作业治疗师可以参与评定残疾人的无障碍环境、通用设计或以老年人活动为主的环境。在这些情况下，该类人群的一般特征在使用环境时应该被考虑。通过这种方式，作业治疗师可以很好地改造环境，以满足潜在群体而不是单个患者的需求。

三、作业治疗师在环境评定中的角色

作业治疗实施过程中的一个重点就是通过适应或者改造环境的方式来提高个人作业活动的参与和作业表现，这要求实施者要全面系统地分析环境对作业的影响。通过分析可以发现患者优先考虑想要改造及适应的地方。这要求对环境的所有方面都进行评定。作业干预往往包括通过改良或者控制环境因素来促进作业表现。

在环境评定中作业治疗师扮演以下角色。

（一）主导者

环境评定主要由作业治疗师执行，作业治疗师可通过与患者面谈、实地考察评定、家居远程评定等方式获得有关信息。

（二）咨询者

作业治疗师清楚环境对作业活动的影响，即环境中存在的障碍。对于计划进行环境改造的个人，可咨询作业治疗师应对环境障碍的策略，作业治疗师为患者提供环境适应及改造的建议和方案。

（三）指导者

对于有家居环境改造及辅助器具使用需求的患者，作业治疗师指导患者及家属如何进行家居环境改造，或如何借助辅助器具适应患者的功能障碍水平，使其更好地融入家庭生活。

（四）教育者

教育患者及功能障碍者如何面对及适应环境。

（五）训练者

训练患者如何使用辅助器具，训练照顾者的照顾技巧和辅助器具使用，提升患者作业表现水平，减少照顾者的照顾负担。

第二节
物理环境评定

物理环境是一切生命的基础，最大特征是客观存在。物理环境可以分为自然环境和制造环境两大类。作业治疗师对物理环境的评定主要是对制造环境的评定。制造环境，是某些动物为了生存而特意制造的事物。人造环境，即人类制造的产品和技术，如高楼大厦、电灯电话、辅助器具等构成的环境，是最大的制造环境。根据ICF有关环境因素的分类，人造环境分为生活、行动、交流、教育、就业、文体和宗教七个活动环境及居家建筑和公共建筑共九类。

在这九类人造环境中，人类进行着基本活动，技能活动及社会活动，最主要的活动场所是家庭、工作场所及学校。在作业实践的方方面面，家居与社区环境都是对室内及室外作业活动的潜在影响因素。家庭环境为准备工作提供及支持必要的自理活动。同时，社区环境为个体抵达工作场所提供及支持使用交通工具。故本节着重叙述对居家环境、社区环境的评定。辅助器具作为重要的一类人造环境，其需求和使用评定也在本节叙述。

一、居家环境评定

ICF提出"居家环境"是从事家务活动的环境，

包括居家活动环境和居家建筑环境。居家活动环境是指家庭生活的环境,是动态环境,主要进行的居家活动有:准备膳食、清洗和晾干衣物、清洁餐厅和餐具、清洁生活区、使用家用电器、储藏日用品、处理垃圾、缝补衣服、维修器具、照管室内外植物、照管宠物。作业治疗师需要了解个案在可能涉及的居家活动中的作业表现及其与环境的相关性。居家建筑环境是静态环境,在进行实地评定时重点考察6项建筑环境的评定:住宅门口、客厅和走廊、浴室和厕所、厨房和饭厅、卧室和书房、阳台和窗户。实地评定的依据是参考 2012 年颁布的 GB50763-2012《城市道路和建筑物无障碍设计规范》(以下简称为《国标》)内容。

在进行居家环境的评定时建议使用综合的策略,包括直接对环境的观察和测量评定、与个案的面谈、测量个案在实际环境下的作业表现、使用标准化的评定表格评定。

(一)直接对环境进行观察和测量

直接对居家环境进行观察,可从以下方面进行考虑。

1. 环境的安全性 主要检查环境中可能导致摔倒或身体伤害的危险因素。如:①光线:房间的亮度是否足够,太强或太弱都不利于活动,或者考虑是否有反光的影响;②家具:摆放是否稳妥,是否保持通道畅通、物件是否易于拿取;③电线和插座:是否有磨损或太靠近热源、是否有负荷过大的危险;④导致绊倒的危险因素:如非防滑的地毯、杂物、湿滑不平的地面、门槛等;⑤楼梯:楼梯的高度是否适中、是否两边都安装扶手等。

2. 物件的可获得性和环境的可进出性 作业治疗师要检查环境中患者在进行作业活动时所必需的物件是否容易获得,注意观察和了解患者的生活习惯,环境是否满足其有顺畅的空间。家庭中物品的摆放是否利于手能够拿到。门上拉手的尺寸,洗手盆及镜子高度,淋浴池的坐台及扶手尺寸,以及坐便器两侧固定式安全扶手的尺寸是否适合自身需求,以满足物件的可获得性。同时需要考虑患者进出环境的通道。对于轮椅使用者,是否有足够的轮椅转位和移动的空间,留意门的宽度是否方便轮椅通过,家具间的距离是否利于轮椅旋转,家庭

活动空间是否便于患者进行操作活动。

3. 环境是否能提升生活独立性 居家活动困难可能由于身体自身损伤及环境障碍构成的。作业治疗师观察患者在实际居家环境中的作业表现尤其重要。患者在实际的生活环境中能否实现最大程度的独立?是否有借助辅助器具来提升独立性?如下肢移动的困难会导致家务活动的障碍。升降厨具、切菜板、带吸盘的土豆刷和瓶刷等可帮助使用轮椅的患者在备餐这项居家活动达到最大程度的独立。相反,因为缺乏相应的辅助器具,患者的作业表现将受到较多环境的限制。辅助器具的评定和使用将在下文具体描述。作业治疗师对于实地观察的内容要进行记录,不仅要记录环境中存在的问题,同时亦要记录环境中利于患者作业表现的资源。

4. 实地测量 主要是对居家建筑环境的测量,居家建筑环境包括从门口到阳台的环境,具体实操时可以归纳为6项建筑环境的评定:住宅门口、客厅和走廊、浴室和厕所、厨房和饭厅、卧室和书房、阳台和窗户。在《国标》中记录了这6项建筑环境的无障碍标准。作业治疗师理解这个标准有利于在实地测量时明确障碍是否存在,并提出环境改造的建议。

(1)住宅门口:对门前空地、门开启、门槛、门宽度及楼房住宅综合测量。作业治疗师测量并记录:门前空地面积的大小,对于轮椅使用者,门前是否有足够的轮椅活动面积;门前是台阶还是坡道,记录坡道和扶手参数;门的类型是自动门还是一般门;门把手的高度是否合适,门把手的类型是旋钮还是使用钥匙开锁;是否有门槛及门槛高度。《国标》中指出门槛高度不应大于 1.5 cm,如果门槛高于 4 cm,需要修坡度为 1/2 的坡道;门宽度是否满足轮椅进出;楼房是楼梯还是电梯,电梯的规范是否满足轮椅使用的要求。

(2)客厅和走廊:是否有扶手及扶手的安装高度;地面状况是否平整及防湿滑;房间之间是否设门槛;家居之间的摆放距离是否考虑轮椅使用者的可接近及操作性。客厅和走廊的宽度≥1.5 m 则视为无障碍。

(3)浴室和厕所:需要考虑坐便器的高度,安

全扶手的位置和高度；对于轮椅使用者，测量并记录坐便器的高度与标准轮椅座高是否一致，坐便器两边是否设置水平扶手，坐便器的里侧是否设垂直安全杆。使用淋浴者，需考虑淋浴开关和喷头是否方便患者获得及操作；盆浴者浴盆的高度是否便于轮椅转移，浴盆内侧的墙面是否有两层水平抓杆或一水平一垂直抓杆；记录洗手池的最大高度；洗手池下部距地面的高度，以方便轮椅使用者。

（4）厨房和餐厅：需要测量操作台距离地面的高度，满足 0.75～0.8 m 时对轮椅使用者及站立者均可使用，案台下方为方便轮椅进入，最小空间为宽 0.7 m，高 0.6 m，深 0.25 m。案台的高度最好可调节；炉灶的控制开关位置是否在操作台的前面操作；洗涤池下方是否有满足轮椅的空间；冰箱、微波炉、电水壶、电开关等设备是否使用方便；饭桌高度及桌下空间。

（5）卧室和书房：需要考虑轮椅使用者床和椅子的高度是否便于转移，床位的一侧是否留有直径不小于 1.50 m 的轮椅回转空间；灯、电话、电视的开关是否方便，床头柜、衣柜、书柜是否方便使用。

（6）阳台和窗户：测量阳台的深度和宽度是否利于轮椅使用者活动，轮椅使用者要求阳台深度大于 1.5 m，阳台围栏或外窗台高度不大于 0.8 m，以适合轮椅者的视野效果。测量窗帘的开启和窗把手的高度。

（二）与患者面谈

作业治疗师可向患者询问："请您思考您家目前的环境，包括自然地理位置。思考进入大楼、空间、设施、台阶和楼梯、安全设备、地板、家具等。在里面进行基本的活动时有哪些有利因素和不利因素，比如进行自我照顾（洗澡、如厕、床椅转移）、清洁和家务劳动（扔垃圾和获取邮件）；在家中使用哪些设备仪器，操作及维护这些设备仪器需要哪些技巧？家中住了哪些人？谁经常来访？在家中经常进行哪些社会活动？"等。

通过面谈了解患者发病前的居住状况，居住地的物理环境，环境的设计，患者在环境中建立的角色和习惯，环境中的社会支持，发病前是否有使用辅助器具的情况；了解患者的社会文化背景，发病前从事的工作及娱乐休闲活动。与患者的照顾者面谈，以全面了解患者对居家环境的需求，为后续有必要的环境改造或家居适应提供建议和参考。

（三）量表评定

1. 环境安全与功能检查工具（safety assessment of function and the environment for rehabilitation tool，SAFER）及环境安全与功能检查（safety assessment of function and the environment for rehabilitation healthy outcome measurement and evaluation，SAFER-HOME V3）

作者：该评定方法是由 Letts 等人于 1995 年提出。

形式：是一个半结构化的访谈和对家庭环境的自然观察法。通过与个案/照顾者进行面谈，自然观察个案在家庭环境中的作业表现。

目的：SAFER Tool 用于识别家庭环境中的个人安全担忧并收集信息用于计划干预措施和建议以提高安全性。后来 SAFER-HOME V3 取代了 SAFER Tool，其设计用于测量安全性随着时间的变化，评定干预措施改善家庭安全的有效性。

适用人群：最初是为精神科的患者设计，后来推广到有身体残疾的成年患者，经常用于有多种并发症，不同诊断和复杂需求的个案。

所需时间：需要 45～90 min 来完成，并取决于家庭环境的内容，评分和干预建议的解释时间根据家庭环境的复杂性而有所不同。

环境或体位：家庭环境，体位无特殊要求。

材料或工具：手册、计分表、纸笔。

描述：SAFER Tool 由 97 个项目组成，分为 14 个领域：生活环境、移动、厨房、火警危险、饮食、家政、穿衣、洗漱、洗澡、药物、通讯、漫游、记忆辅助及一般项目。SAFER-HOME V3 包括 12 个分项目的检查：依次是居住状况、行走交通、厨房、环境的风险、家务、饮食、浴室和厕所、服药、成瘾和滥用、休闲、交流和作息、自我照顾和游走徘徊一共 74 个条目。SAFER Tool 的项目评分为两分制：问题、不是问题。SAFER-HOME V3 每一个项目以 4 分的顺序评分为：没有问题[经过观察、面谈和（或）实际作业活动检查，在检查时没有发现安全问题]、轻度问题[检查时发现的是隐患，将来有发展成问题的趋势(1%~33%的机会有不良后果)]、中度问题[一个要引起注意的安全问题,但不是立即就会对患者和(或)所处的环境造成危险(34%~66%的机会有不良后果)]、重度问题[要立刻引起注意的安全问题,或对患者、其他人或他们所处的环境会造成即时的危险(67%~100%的机会有不良后果)]。作业治疗师在检查完后对存在安全问题的数量进行加权汇总得出分数。

解释:SAFER Tool 及 SAFER-HOME V3 都关注功能的所有领域并提供家庭安全的综合分析,强调人与身体和社会家庭环境的互动,以协助临床医师优化干预策略。缺点在于耗时较长,不利于容易疲劳的人群使用;仅限于在家庭环境下关注人与环境的互动来评定个人的技能/能力。

2. Westmead 家居安全评定(Westmead home safety assessment)

作者:该评定方法由 Clemson 等人于 1997 年提出。

形式:评定方式是半结构化的访谈结合作业表现的观察以及家庭环境的自然观察,评分为二分制,不计算总分。

目的:用于确定老年人在家庭物理环境中的跌倒危险。

适用人群:适用对象包括老年人,65 岁及以上老年人,各种诊断的患者,受访者包括患者、照顾者和服务提供者。

所需时间:评定在家访期间或家访后立即完成,耗时约 1 h,但根据家庭环境的复杂性有所变化。

环境:家庭环境。

材料或工具:手册、评分表、纸笔。

描述:有 13 项工具性项目,与家庭中的位置和部件有关,如内外部交通方式、卧室、座位,以及 72 个危险类别,如内部交通方式,包括地垫、门口。每个项目先评定其"相关"或"不相关",再对相关的项目评定"危险"或"不危险",将确定的危险按类型分类总结在表格的首页用于促进行动计划。

3. 家居无障碍评定表(housing enabler)

作者:本表是由 Iwarsson 等于 2005 年提出。

形式:测试方式为半结构化的面谈及家庭环境

中非侵入性的作业表现观察。

目的:用于描述、评定和预测行动障碍患者与家庭环境的一致性,是非常有用的家居无障碍环境评定方法。可用于个人或群体水平的测试。

适用人群:量表设计源于老年人,但并不局限在老年人使用,适用于任何诊断类别的人群,其他适用人群包括照顾者和其他专业人士如建筑师和计划制定者。

所需时间:整个评定耗时大约两小时并取决于功能的限制和物理环境。

环境或体位:家庭环境。体位无特殊要求。

材料或工具:手册、评分表、纸笔。

描述:测试第 1 阶段包括 15 个关于个人功能障碍的项目:功能性活动 13 项及对移动辅助的依赖 2 项,通过面谈和观察主要评定个人功能的限制及对移动设备的依赖;第 2 阶段包括确定环境障碍的 188 个条目分为 4 个环境亚量表:室外环境条件 33 项,入口 49 项,室内条件 100 项及沟通 6 项。使用量表前建议接受使用/评分程序培训。阶段 1、阶段 2 的项目采用二分类评级打分,分数可以独立使用。阶段 3 各种预定义的评定项目通过电脑产生一个人-环境适合的总分预测可及性挑战的程度(4 分李克特量表)。第 2 阶段的管理非常耗时,需要熟悉评定功能需求、物理环境中的物理障碍以及无障碍环境标准的知识。第 3 阶段的计分由于数据量大,复杂,容易出错,需要借助 Housing Enabler 1.0 版软件进行计算,该软件可在网站 www.enabler.nu 上获得。该量表可在网页上获得最新版。评定结果可用于指导个人水平的干预,也可在克服环境障碍的政策水平上做出倡议努力。

4. 家庭环境评定(home environment,HE)

作者:由 Iwarsson 于 1996 年提出。

目的:主要用于描述、评定和预测个体使用移动装置及家庭环境之间的适应性。

适用人群:适用于个人评定或群体的调查。

所需时间:用时 60 min 以上。

环境或体位:家庭环境,体位无特殊要求。

材料或工具:评分表、纸笔。

描述:评定内容包括个人、功能状况、对移动装置的依赖程度、室外状况、入口、室内状况、交流等。

该评定有效性好,可靠性高,细致切实可行。评定者需要专门的培训。

二、辅助器具需求及使用评定

个人环境中限制功能发挥并形成残疾的各种因素构成障碍。除了有障碍的物理环境和人们对残疾的消极态度,缺乏相关的辅助技术的应用也是其中一种障碍的来源。

作业治疗实施过程中的一个重点就是通过适应或者改造环境的方式来提高个人作业活动的参与和作业表现。辅助器具的使用是适应环境的一种策略。因此对辅助器具的需求和使用评定有利于治疗师向患者提供更精准的辅助器具适配和使用训练服务,帮助患者适应环境从而提高活动参与和表现。

(一)辅助器具的定义

辅助技术(assistive technology,AT)是指用来帮助残疾人、老年人进行功能代偿以促进其独立生活并充分发挥他们潜力的多种技术、服务和系统的统称。其内涵包括三方面:①技术:硬件和软件;②服务:适配和供应服务;③系统:包括研发、生产、供应、服务和管理。辅助技术可概括为辅助器具(assistive device,AD)和辅助技术服务(assistive technology service,ATS)。

辅助器具的称谓在 1996 年等同采用国际标准 ISO9999 的国家标准 GB/T 16432-1996《残疾人辅助器具分类》发布后得以广泛应用。根据等同采用 2011 年发布的第 5 版 ISO9999 而发布的第 3 版国家标准 GB/T 16432-2016《康复辅助器具分类和术语》,辅助器具是指功能障碍者使用的,特殊制作或一般可得到的用于如下目的的任何产品(包括器械、仪器、设备和软件):有助于参与性;或对身体功能(结构)和活动起保护、支撑、训练、测量或替代作用;或为防止损伤、活动受限或参与限制。

(二)辅助器具的分类

按使用人群分类,如我国七类残疾人使用的不同辅具。按使用环境分类,如 ICF 在环境因素里提出的用于生活、移乘、通讯、教育、就业、文体、宗教、公共建筑、私人建筑等不同环境的辅具。按功能分类,即按国际标准和国家标准分类,新的 ISO9999

将 815 类辅助产品分为 12 个主类、132 个次类和 801 个支类,见表 13-2-1。

表 13-2-1　ISO9999:2016 主类名称及次类与之类数

主类		次类与之类
04	测量、支持、训练或替代身体机能的辅助产品	17 个次类 64 个之类产品
05	教育和技能训练辅助产品	11 个次类 51 个之类产品
06	支撑神经肌肉骨骼或有关运动功能而附加到身体的辅助产品(矫形器)和替代解剖结构而附加到身体的辅助产品(假肢)	8 个次类 110 个之类
09	自理活动和自我参与的辅助产品	19 个次类 131 个之类
12	为活动和参与的个人移动及转移辅助产品	16 个次类 105 个之类
15	家务活动和参与家庭生活的辅助产品	6 个次类 50 个之类
18	在室内和室外人造环境里支持活动的家具、固定装置和其他辅助产品	12 个次类 76 个之类
22	沟通和信息管理辅助产品	14 个次类 92 个之类
24	控制、携带、移动和操作物体及器具的辅助产品	9 个次类 40 个之类
27	用于控制、调整或测量物质环境元件的辅助产品	2 个次类 17 个之类
28	工作活动和参与就业的辅助产品	9 个次类 42 个之类
30	娱乐和休闲辅助产品	9 个次类 24 个之类

(三)辅助器具的作用

1. 代替和补偿丧失的功能,如假肢可代替所丧失的肢体的功能,助听器、助视器可补偿视听功能。

2. 提供支持和保护,如矫形器可用于骨折的早期固定和保护。

3. 提高运动功能,减少并发症,如轮椅、助行器等可以提高行动和站立能力,减少长期卧床造成的全身功能衰退、压疮和骨质疏松等。

4. 提高生活自理能力,如生活自理辅助器具能够提高衣食住行个人卫生等生活自理能力。

5. 提高学习和交流能力,助听器、书写、阅读、电脑、打电话自助具可提高学习和交流能力。

6. 节省体能,如助行器具的使用减少了步行时的体能消耗。

7. 增加就业机会,减轻社会负担,如截瘫患者借助轮椅和其他辅助器具完全可以胜任一定的工作。

8. 改善心理状态,如患者可借助辅助器具重新站立和行走,脱离终日卧床的困境,可平等地与人交流,大大提高患者生活的勇气和信心,改善心理状态。

9. 节约资源,缩短住院时间,减少人力、财力、物力浪费。

10. 提高生存质量,运动能力的增强、独立程度的增加、心理状况的改善可使患者平等地参与社会、生活、娱乐或工作,从而提高生存质量。

(四)辅助器具的需求评定

辅助技术的干预始于对个案的评定。辅助技术需求评定内容包括初步评定(包括当前的需求确定及过去使用辅助技术的经历),技能评定,使用辅助器具的环境评定,辅具特点与使用者需求和技能的匹配,建议和报告。

1. 初步评定 通过评定收集和分析个案的信息,收集的信息包括个人的技能和能力,想要从事的活动以及处于什么环境完成活动如社会、物理及制度因素,评定还应同时了解个案是否有使用辅助技术的经历及当前对辅具的需求确定,以便推荐合适的辅助器具并制订干预计划。

2. 技能的评定 包括感觉,功能视觉,视知觉,听觉,触觉功能,躯体功能(粗大运动功能,操作使用设备相关的精细运动功能),认知功能(定向力、注意力、记忆力及执行能力),语言功能。评定还应提供有关个案使用辅助器具能力的信息。

3. 环境的评定 包括对物理、社会、文化和制度因素的考虑。如果可能的话,在个案的家中进行评定至关重要,以便确定如何使用辅助器具并将其融合到家庭设备中。如果不能进行真正的家访,则需在评定期间进行讨论。对那些无法融入家庭的移动设备及其他如通信设备、计算机等在家庭的安装和访问,对家庭的评定十分重要。

(1)对物理环境的考虑:包括场所的物理方面及场所之间的转移运输。辅助器具的提供者和团队需要确定设备使用的场所。通常情况下,该设备大多数情况下在一个主要的场所使用(如家庭、工作场所和学校)及其他较少使用的场所(如社区场合)。在主要的场所,重要的是确定进出建筑的出入口,通过建筑(包括通过门口),在房间内通行,上下楼梯的安全,使用家里的主要特征如厕所、淋浴等,家里的安全问题需要关注如杂物可导致摔倒。

影响辅具使用的物理因素包括光、温度和噪音。光线影响有显示器的设备的使用;房间里明亮的光线,无论是人工光源或自然光源,都可使人们更容易看到显示屏,然而太多的光线可能会在屏幕上引起眩光。场所中的温度通常不足以影响设备的性能,但设备储藏的地方(如车库/棚)可能会使设备暴露在极端温度之下。场所中环境噪音可能会影响使用某些设备的能力,如果存在其他对话或噪音,语音识别系统的可靠性可能会下降。

辅助器具设备的运输需要考虑,对于便携式的设备尤其是移动设备十分重要。辅助器具设备是如何运输的需要明确,如肥胖客户的轮椅可能太宽而不能装入侧开门的小货车。如果需要从车辆上装卸设备,确定谁来运输设备也很重要。

(2)社会环境的考虑:社会环境指的是谁在场所中以及他们将与辅助具使用者进行的互动类型。场所中的个人可能与辅助器具使用者有定期和密切的联系,如家庭成员、照顾者、受支援的护理机构、老师、同学和同事。其他的个体有较少的互动(如雇主、企业管理者或学校原则),然而他们的行动和态度会对社会获取和使用辅助技术产生重大影响。社会环境对于感觉辅具、增强交流和认知的辅助技术重要。

在社会环境中重要的是考虑谁可以根据需要帮助辅助具使用者,以及这些特定个体的技能和能力。如年龄较大的中风患者,依赖他人进行活动或认知活动,他的照顾者也许也是个老年人,通常是配偶。照顾者也可能有某种形式的年龄有关的功能改变,这对提供帮助构成挑战。年长的配偶可能没有体力来帮助使用移动设备,或者可能没有知识来帮助使用支持认知技能的设备。

(3)文化环境的考虑:文化环境指的是个案的文化背景及其对技术的接受和使用得以影响。具体来说,评定应考虑到残疾的文化视角,以及这是如何影响家庭对个人的看法。例如家庭可能认为残疾人士不应该被期望独立的,因此可能会拒绝技术而倾向于为日常活动提供帮助。高度重视独立的文化同样可能会拒绝技术,认为技术的使用是软弱的懒惰的表现。

接受外界帮助的文化观点也将影响是否寻求辅助技术的支持。辅助技术使用者在家庭中的角色可能影响辅助技术是否接受或使用。辅助技术提供者和团队需要感知辅助技术的提供和使用影响用户相对于他们在家庭中的地位的感知。

(4)制度环境:加拿大作业表现模式中制度包括经济、法律及政治组成部分如政府资助服务,立法和政治法规和政策。ICF 将制度分类为服务、系统和政策。服务是指满足个人需要的社会各个部门的福利、结构化计划和操作。系统指的是在各级政府或其他当局规划、实施和监测服务的行政和组织层。政策是规定系统的规则、法规、惯例和标准,存在于各级政府或其他组织中。

制度环境对购置和使用辅助技术有重大的影响,在这种背景下,资金可能是最具有影响力的因素。资金政策和条例确定谁有资格获得购买设备的援助,哪些设备在资助计划得到支持及谁管理资金(如哪些专业团体)。政府项目为环境改造提供规则和支持,使残疾人能够参与进来。许多国家的立法制定了法律、政策及规章,使残疾人能够在不同背景下与当地社区以及更广泛的社区进行活动。这些法律专门就下列问题做出讨论:环境准入问题,改良在就业、教育及其他社区环境的要求,雇主或教育系统为符合条件的人提供食宿的责任,包括提供辅助技术。

制度环境对辅助技术的最终影响是控制产品的设计、功能和安全标准的立法和标准的制定。为了将产品推向市场,特别是将其作为一种提供资金援助的设备,开发人员或制造商必须确保进行了测试和其他措施,以确保产品符合某些技术标准。

4. 辅具特点与使用者需求和技能的匹配 辅助器具的特点可总结为:独特性——因人而异,适配性——适用为主,及时性——越早越好,广泛性——人人需要,多样性——品种繁多,长期性——终生使用。Pupulin 博士在 2001 年国际假肢与矫正学学会(international society for prosthet-ics and orthotics,ISPO)大会的主题报告中提出辅助器具具有 3A 特色:适用技术(appropriate technology)、适用思路(appropriate thinking)及适用质量(appropriate quality),对辅具而言,并非越贵越好,而是要适用,要与功能障碍者适配,才能充分发挥作用。

不同的辅具用于在不同的环境中,在同一环境中参与不同的活动也有不同的辅具需求,因此需根据个案的需求和技能与辅具的特点进行匹配,可使用人与辅助技术适配模式(matching person and technology model,MPT)进行分析。MPT 由 Scherer 等人于 1898 年提出,认为辅助技术的选择与结果评定需考虑环境、人、辅助技术等三个主要因素的影响。人的因素包括功能状态、觉察、态度、自我效能及使用辅助器具的能力等;环境因素包括物理环境、文化背景、经济支持、他人态度等;辅助技术因素包括辅助器具本身的特质、辅助技术服务(如使用训练与指导、维修与保养)等。

(五)辅助器具的使用评定

在决定使用辅助器具的类型和交付个案使用辅助器具前和使用过程中需要对个案进行辅助器具的使用评定,以帮助个案正确地发挥辅助器具的价值,并进行辅助器具使用的结局评定。

1. 辅助技术使用的非正式评定 包括了解辅助器具使用的时间和环境,患者的使用活动和感受,以及对辅助技术的接口部件和使用进行评定,通过面谈向患者了解以下问题,获得辅助器具使用的相关信息。详细内容见表 13-2-2。

表 13-2-2 辅助器具的非正式评定

辅助器具使用的非正式评定	
内容	问题
活动的考虑	用辅助器具来完成什么活动
	什么影响个案对这些活动的选择
	设备安装完毕后,个案能够独立完成活动吗
	他们能在预期的活动期间使用它吗
	辅助技术完成它该做的事吗
使用的时间	辅助器具是什么时候使用的
	个案使用该设备多久了
设备的移动	设备易于从一个地方转移到另一个地方吗

（续表）

使用的环境	该辅助器具将在哪里使用
	患者希望在单一的环境中使用（如家庭/工作场所）还是需要转移至不同的环境中使用？在这种情况下便携性和灵活性很重要
	什么影响个案选择何时使用该设备
	个案需要什么帮助来设置设备
使用的感受	他们在使用设备时会感到疲劳吗
	设备使用的某些地方会导致疲劳吗

人类/辅助技术接口非正式评定

内容	问题
设备定位	设备定位是否准确以便个案能够方便访问
设备的部件	个案能够看见设备的必要部件（如视觉显示屏，控制开关）吗
	能够听到设备的声音输出吗
设备的使用	个案具备使用设备的力量、活动度及灵活性吗
	个案在长期使用设备时舒适吗
	个案使用设备时能发现和维修错误吗
	错误是由个案能力或技能导致的吗

2. 使用辅助器具的结局评定

（1）普适的表现评定-非辅助技术的专项评定-加拿大作业表现模式评定量表（the Canadian occupational performance measure，COPM）：COPM基于CMOP模式设计，是一个半结构化的面谈，在面谈过程中帮助个案和作业治疗师一起了解自身在自理活动、生产性活动及休闲活动中的表现及对自己的满意程度。COPM考虑客户的社会角色及其对角色的期待，考虑个案的生活环境，考虑作业活动的重要性、满足感和表现，可以评定多种效果。

（2）辅助技术的专项表现评定：辅助技术心理影响量表（psychosocial impact of assistive devices scale，PIADS）测量与使用辅助技术相关的三种心理社会结构，包括能力（功能独立、表现及生产力）、适应性（设备的使用及释放效果），以及自尊（设备影响自信、自尊及情感幸福感的程度）。

魁北克辅助技术使用满意度评定量表（Quebec user evaluation of satisfaction with assisstive tecnology，QUEST）包括3部分，第1部分提供了评定辅助技术满意度的环境，第2部分要求用户评价不同变量的重要性，第3部分将第2部分的结果归纳为三大类：环境、人、辅助技术，最后一部分能够确定设备使用满意度较低的区域。

3. 辅助技术评定和干预的原则　包括①辅助技术的评定和干预应考虑HAAT模型的所有组成部分：人、活动、辅助技术和环境；②辅助技术干预的目的不是使个人康复或治疗残损，而是提供辅助技术使个人能够执行功能活动；③辅助技术评定是不断发展和深思熟虑的；④辅助技术评定需要协作，方案以患者为中心；⑤辅助技术评定和干预需要了解如何收集和解释数据。

4. 实施辅助技术的训练策略　①让个案熟悉设备的基本功能：辨认设备的不同控制；向个案展示设备的功能运作。②由易到难：不要假设个案对这类设备有事先的了解；增加复杂性及解决问题的需要，因为患者在使用设备时需要提高技能。③建立成功：了解个案的技能水平，在此水平或稍高于此水平工作，提供一个保持动力但不会导致挫折的挑战等级。④从对个案最重要的活动开始。⑤个案和照顾者参与所有阶段目标和计划的建立。⑥在整个过程中建立非正式评定。

5. 作业治疗师应具备知识　①评定和干预的原则及收集和解释信息的方法；②用于确定个案需求，评定其技能，推荐实施和系统的服务配送实践；③辅助技术系统的结局的评定表明确定的目标是否已实现；④识别和获取用于服务和设备的资金。

三、社区环境评定

社区（community）是指进行一定社会活动，具有某种互动关系和文化维系力的人类生活群体及其活动区域。它包含了四个基本要素：地域（社区地位）、人群（社区人口）、文化维系力（社区文化）、社区活动及其互动关系（社会活动）。社区的主要功能有：满足生活需求功能、社会化功能、社会控制功能、社会参与功能、社会互助功能。

社区环境的评定应包括对社区四要素环境的评定。供作业治疗师使用的有许多基于家庭环境的评定，但很少有完善的针对社区和公共环境的评定，对社区和公共环境的评定不仅包括物理环境的可达性，而且还包括社会、态度、制度等方面的评定。

（一）社区公共环境评定

社区环境首先是一个公共环境。公共环境包括公共活动环境和公共建筑环境。ICF"活动和参与"关于社区活动和公共环境包括：参加公共活动，公共建筑物设计、建设及建造的产品和技术如建筑物等。公共交通环境及公共建筑物环境是主要的社区物理环境。

公共交通环境如公交系统，包括大巴、出租车、地铁等，是否配置无障碍设施方便功能障碍者搭乘。

公共建筑物环境的评定参考我国《城市道路和建筑物无障碍设计规范》。着重考察如人行道、人行天桥和人行地道；在城市广场、商业街等无障碍设施的位置，是否设国际通用无障碍标志牌等。在建筑物方面，建筑入口，入口室外的地面坡度；入口设台阶时是否配扶手；单向或双向道路的宽度，地面状况如何；门的宽度及开启方式；门槛高度及门内外地面高差；楼梯与台阶形式及宽度；电梯按钮高度，轿厢内是否设扶手和镜子、有清晰运行显示和报层音响等；对低层楼房没有电梯时是否应有平台楼梯升降机或座椅升降机或轮椅爬楼梯机；公共厕所内洗手盆两侧和前缘设安全抓杆、小便器两侧和上方应设安全抓杆，男、女公共厕所是否设一个无障碍隔间厕位，其结构和尺寸应符合规定要求，且应设水平抓杆和垂直抓杆等。

（二）社区环境的综合评定

在社区环境中除了公共环境的考虑，仍需要综合考虑在从事社区活动时常常面临的问题：去超市、获取交通和服务的方便程度；居住区域和商业建筑的混合情况；日夜可获得安全的级别；与健康相关的方面，如空气质量、交通、绿化、噪音、干净程度；探访亲朋好友的方便性；从邻居可获得的帮助；如何参观一些风景秀美的地方如一个景点、印象深刻的建筑；如何参观自然景观如水、山和乡村；自然因素，如天气、四季变化、地理特点（山、河流、河漫滩、地震带、丛林大火隐患区等）是如何影响建筑的设计和人们的生活习惯的。也可从以下方面对社区环境进行了解：文化方面：例如，文化价值观的具体表现如不同的群体活动、宗教信仰者做礼拜的地方、俱乐部。精神方面：居民对邻里和社区环境的认知。政策法规方面：遵循社区相关的法律法规和

管理规则的具体表现，如地方议会。社会方面：与邻居、社区里其他人的关系程度。科技方面：周边生活方式的复杂程度，如使用自助设备支付停车费用、公共交通费用和在图书馆借书、电子支付等等。社会经济方面：周边领域各种资源的可获取程度。

（三）家庭和社区评定

家庭和社区环境评定（home and community environmrnts，HCE）由 King 于 1995 年提出，主要包括三方面的内容：能力/残疾、环境因素、人与人之间的关系。适用于长期有健康问题或生长发育有问题的孩子。评定场所包含家庭、社区机构、康复中心。评定采用调查问卷或实地观察的形式完成，用时 15～20 min。有效性和可靠性高。可快速简单记录，但目前只适用于儿童。

（四）社区融合评定

社区融合的程度决定患者在社区幸福生活的程度。社区融合（community integration）是指"有事可做、有地方可住、有人去爱"。社区融合包含三方面的内容：与他人的关系、生活独立性、作业活动的丰富性。可使用社区融合问卷（community integration questionnaire，CIQ）对社区融合进行评定。该问卷是 Willer 在 1993 年提出，主要是针对大脑损伤后社区融合的妨碍程度提出，用来评价大脑损伤后康复的患者，也可用于其他康复患者。该问卷分为三个部分：家庭融入、社会融入及生产活动共15 个条目，用时约 10 min。该问卷广泛应用于临床和科研，且有大量的心理学测量证据。

第三节
文化环境评定

一、文化环境对生活的影响

学者 Krefting 基于 3 个原则定义文化：①文化是一种学习行为模式的系统；②它是群体成员共享的，而不是个人的财产；③包括与他人和环境互动的有效机制。前两个原则与我们对活动或职业的定义密切相关。ICF 中指出文化环境是指由共同生存的人们所拥有的共同的价值观及伦理观，或者

某一群体的伦理观和宗教信仰,或某一社团的价值观而形成的环境因素。

Krefting 指出我们都是通过"文化屏幕"来看待世界的,这是我们的经历,家庭关系,遗产和许多其他因素的产物。文化屏幕对我们每个人来说都是不同的,它偏见我们与他人互动的方式,以及我们感知各种活动,任务和生活角色的方式。如,在某些文化中,休闲被认为是一种可取的,社会可接受的追求。然而在其他文化中,追求闲暇时间被认为是懒惰和缺乏效率的表现。如果辅助技术提供者,作业治疗师和个案有不同的文化屏障,他们可能有困难建立共同的目标。例如作业治疗师认为休闲是可取的令人满意的活动,那么她可能会鼓励使用辅助技术系统(如改良的电脑或电子游戏或用于网球或其他运动的轮椅)来进行休闲活动,然而如果个案来自一种休闲被视为非生产性的文化,他可能轻易地拒绝这些辅助技术系统。

文化环境影响辅助技术系统的有效性。Krefting 定义文化的第三个原则是包括与他人和环境互动的有效机制。与外部世界(社会的和躯体的)的互动,说明了文化与辅助技术环境的社会和身体方面的关系。文化的三个元素明显地与辅助技术的 HAAT 模型结合,并强调在设计和实施辅助技术系统时对文化考虑的重要性。

在应用辅助技术系统时,必须考虑到许多文化因素。影响辅助技术交付的文化因素有:使用的时间;工作和娱乐的平衡;个人空间的意义;金融价值;在家庭中的角色;失能的认知及信息资源;因果关系的信念;身体内在工作的视图;社会支持来源;他人对辅助的接受程度;躯体外观的接受程度;独立的重要程度;对发生的事有控制感;经典/优先的应对策略;表达情感的方式。与个案进行交流时,作业治疗师必须记住这些因素。例如考虑三个文化要素:外观的重要性、独立的重要性及家庭角色。

举例说明西方文化中独立和家庭角色两大要素。Frank 患有肌萎缩侧索硬化(ALS)。患病之前他是一家之主,非常独立,很看重作为提供者的角色。因为 ALS 他失去说话的能力,于是他使用了一种类似打字机的小装置与家人互动,这使得他可以继续担任家庭领袖的角色,他使用他的交流设

备做出投资决策,规划法律事务,并制定购物清单,他的家人为他做跑腿工作。随着 ALS 的发展,他的运动控制能力不断恶化,直到他只能扬起眉毛,他得到了一种新的交流设备,但他对使用它不感兴趣,在使用这种新设备来提供支持的多次失败尝试后,Frank 的同事开始意识到他在家庭角色的改变。由于他对辅助具的依赖和使用新辅具的困难,他对其家庭角色失去了所有兴趣。他的妻子成为家庭的领袖,开始做一些以前是 Frank 做的决定。因为 Frank 对家庭角色的文化感知,家庭中的这些变化,对他来说是困难的概念,导致在使用辅助技术去满足需求的退缩和失败。

二、文化环境评定

文化在作业治疗理论和实践中是重要的,原因有三:①文化重要是因为它不断在变化。10 年前我们对某些社会群体的了解可能不再适用。因此,作业治疗师必须期望文化变化并制定策略来预测和管理这些文化。②通过文化的熏陶来塑造个人和集体的身份。它受到文化成员的知识、思想和行为的鼓舞,因此,人们和文化相互影响。③文化群体可能有不同的世界观。群体可以是个人主义取向或集体取向。理解这些对立面是作业分析的基础,因为这将影响选择和参与活动的动机。

影响作业治疗服务的相关文化问题包括:沟通和(或)语言障碍、性别和家庭角色,家庭和个人对疾病和参加的态度,关于食物和营养的文化信仰,烹饪,休闲的工作态度。Nelson 指出作业治疗认识到缺乏关于其个案的文化规范和习俗的知识,缺乏在治疗计划中考虑文化的策略。

文化渗透在思考、感受和活动中。活动的参与创造了文化和职业的认同。不同的文化体系在各种作业活动中的形式和思维模式都截然不同。如作业治疗模式中的 Kawa 模式,带有鲜明的东方文化特点。中国传统文化也在方方面面影响着我们的活动和行为。如中华文化中提倡儿女对父辈的孝顺。这在某些程度会影响患者的治疗动机,如一个患病的老年人,在他对孝顺的文化认识中认为子女需要对自己进行照顾称之孝顺,那么他将可能会依赖于子女/照顾者的照顾而降低独立能力,而子

女因为实行孝顺的角色而面临打破自身的作业活动平衡。民以食为先的传统丰富的饮食文化,使能够独立进食是很多患者和家属提出的治疗目标,以烹饪为主题的作业活动受到患者的欢迎。在传统中医文化的影响下,太极拳、八段锦、五禽戏等成为被推崇的传统的中医治疗手段。

在检查文化对人类活动的影响时,可参考下列问题:文化是如何以及以何种方式影响;参与活动角色;活动的选择和意义;作业表现。这些问题有助于考察世界观、信仰、标准、文化产品及影响个人和群体的文化其他方面。它们可以评定文化在塑造作业和作业行为的角色。这对于文化能力的作业分析和认识作业公平的重要性是必要的。

对文化背景进行评定,Lipson建议对患者进行文化背景评定时可通过询问一些问题来获得。这些问题可以在医疗记录里获得或者通过直接和患者对话来获得。这些问题主要包括:出生地点在哪里?如果是移民,那么移民在这个国家多长时间了?患者属于哪一个民族?他对自身的民族认同感有多强烈?患者的主要支持者是来自家庭还是来自朋友?这些支持者住在同一个国家吗?患者主要的读写第一语言和第二语言是什么?患者怎么区分非语言交流形式?患者的宗教信仰是什么?这种信仰在日常生活中重要吗?患者喜欢的食物和不喜欢的食物是什么?患者的经济状况怎样?其收入是否可满足自身和家庭的需要?患者对健康和疾病的认识是怎样的?患者是怎样看待人的生老病死的?

更广泛的文化环境评定在目前对环境状况的评定中仍未得到解决。通过上述问题可收集和分析患者社会文化环境中的信息以获得对患者的全面了解,为制定干预计划提供参考。

(何爱群　崔立玲)

参考文献

[1] LAW M, BAUM C, DUNN W. Measuring occupational performance: supporting best practice in occupational therapy. America: slack Incorporated, 2017.

[2] MACKENZIE L, TOOLE G O. Occupation analysis in practice. Australia: Blackwell Publishing Ltd, 2011.

[3] ALBERT M, COOK, POLGAR J M. Essentials of assistive technologies. America: Elseviver Mosby, 2012.

[4] 周欢霞,于小明,刘倩雯,等. 人-环境-作业模式促进脑卒中后手和上肢功能的康复. 神经病学与神经康复学杂志, 2016,12(4):181-185.

[5] 朱图陵,范佳进,黄河,等. 残疾人无障碍环境评定. 中国康复理论与实践,2013,19(5):489-492.

[6] 朱图陵. 康复工程与辅助技术的基本概念与展望. 中国康复理论与实践,2017,23(11):1330-1335.

[7] 中华人民共和国行业标准.无障碍设计规范.北京:中国建筑工业出版社,2012.

[8] 窦祖林.作业治疗学.2版.北京:人民卫生出版社,2013.

[9] 窦祖林.作业治疗学.3版.北京:人民卫生出版社,2018.

[10] 王玉龙.康复功能评定学.2版.北京:人民卫生出版社,2014.

[11] 恽晓平.康复疗法评定学.2版.北京:华夏出版社,2014.

[12] 李奎成,闫彦宁.作业治疗.北京:电子工业出版社,2019.

附　录

附录一　简化 McGill 疼痛问卷

1. 疼痛分级指数评定(PRI)					
疼痛性质	疼痛程度				合计
A. 感觉项	无	轻	中	重	
跳痛	0	1	2	3	
刺痛	0	1	2	3	
刀割痛	0	1	2	3	
锐痛	0	1	2	3	
痉挛牵扯痛	0	1	2	3	
绞痛	0	1	2	3	
烧灼痛	0	1	2	3	
持续隐痛	0	1	2	3	
胀痛	0	1	2	3	
触痛	0	1	2	3	
撕裂痛	0	1	2	3	
B. 情感项	无	轻	中	重	
疲劳无力	0	1	2	3	
厌烦	0	1	2	3	
恐惧感	0	1	2	3	
受折磨感	0	1	2	3	
2. 视觉模拟评分法(VAS)					
无痛(0 cm)——————————剧痛(10 cm)					
3. 目前疼痛强度(PPI)评分					
0-无痛、1-轻度、2-不适、3-难受、4-可怕、5-剧痛					
总　　分					

附录二　Berg 平衡量表评定方法及评定标准

评定内容	评定标准	得分
1. 由坐到站	不用手扶持独立稳定地站起	4
	用手扶持独立地站起	3
	经过几次努力用手扶持站起	2
	需要较少的帮助站起	1
	需要中度或最大的帮助站起	0

（续表）

评定内容	评定标准	得分
2. 独立站立	安全站立 2 min	4
	监护下站立 2 min	3
	无扶持下站立 30 s	2
	经过几次努力无扶持站立 30 s	1
	无扶持不能站立 30 s	0
3. 无靠背独立坐，双足着地	安全坐 2 min	4
	监护下坐 2 min	3
	坐 30 s	2
	坐 10 s	1
	没有支撑不能坐 10 s	0
4. 从站立位坐下	少量用手帮助安全地坐下	4
	用手帮助控制身体下降	3
	后方的腿靠着椅子控制身体下降	2
	独立地坐但不能控制身体下降	1
	扶持下坐	0
5. 转移	少量用手帮助下安全转移	4
	大量用手帮助下安全转移	3
	口头提示或监护下转移	2
	需要一人帮助下转移	1
	需要二人帮助下转移	0
6. 无支持闭目站立	安全站立 10 s	4
	监护下站立 10 s	3
	站立 3 s	2
	站立稳定但闭眼不超过 3 s	1
	需要帮助以防摔倒	0
7. 双脚并拢无支持站立	自己并拢双脚安全站立 1 min	4
	自己并拢双脚监护下站立 1 min	3
	自己并拢双脚站立不超过 30 s	2
	帮助下并拢双脚站立 15 s	1
	帮助下并拢双脚站立不超过 15 s	0
8. 站立位时上肢向前伸展并向前移动	向前伸超过 25 cm	4
	向前伸超过 12.5 cm	3
	向前伸超过 5 cm	2
	监护下向前伸手	1
	尝试向前伸手时失去平衡	0
9. 站立位时从地面捡起东西	轻松安全地捡起物体	4
	监护下捡起物体	3
	离物体 3～5 cm 不能捡起物体但能独自保持平衡	2
	不能捡起物体，尝试时需要监护	1
	不能尝试或需要帮助维持平衡以防摔倒	0

评定内容	评定标准	得分
10. 站立位转身向后看	看到双侧后方，重心转移良好	4
	看到一侧后方，另一侧缺乏重心转移	3
	职能轻微侧身，可维持平衡	2
	监护下尝试侧身	1
	帮助下尝试侧身	0
11. 转身360°	安全地360°转身：4 s内两个方向	4
	安全地360°转身：4 s内一个方向	3
	安全地360°转身但速度较慢	2
	口头提示或监护下转身	1
	帮助下转身	0
12. 无支持站立时将一只脚放在台阶或凳子上	独立安全地站立，20 s内完成8步	4
	独立站立，超过20 s完成8步	3
	没有监护下完成4步	2
	少量帮助下完成2步或以上	1
	帮助下以防摔倒或不能尝试	0
13. 双足前后站立	双脚一前一后独立保持30 s	4
	一只脚在另一脚稍前方独立保持30 s	3
	更小的步长独立保持30 s	2
	帮助下迈步保持15 s	1
	站立或迈步时失去平衡	0
14. 单足站立	独立单脚站立超过10 s	4
	独立单脚站立5～10 s	3
	独立单脚站立3 s或以上	2
	尝试抬腿不能保持3 s但能独立站立	1
	不能尝试或帮助下防止摔倒	0

附录三　Tinetti 移动表现评定量表

任务	表现	得分
一、平衡		
坐位平衡	倚靠在椅子上	0
	平稳	1
由椅子上站起	需要帮助站起	0
	需要用手支撑椅面站起	1
	无须用手可站起	2
由椅子站起的尝试次数	需要帮助站起	0
	可以站起，尝试大于1次	1
	可以尝试1次就站起	2
在站起后5 s内的站立平衡	不稳（出现踮跚、移步、躯干摇晃）	0
	使用助行器或其他支撑达到稳定	1
	无须支撑达到稳定	2

（续表）

任务	表现	得分
站立平衡	稳定	0
	稳定但脚的支撑面较宽或使用支撑	1
	无须支撑且脚的支撑面较窄	2
轻推被测者	开始跌倒	0
	蹒跚、抓住评定者	1
	稳定	2
闭眼平衡	不稳定	
	稳定	
转身360°	转身过程中脚步停顿	0
	转身过程中脚步不停顿	1
	不稳定（蹒跚或抓支撑物）	0
	稳定	1
坐下	不安全（对距离判断不好，或跌回椅子）	0
	使用手臂支撑或动作不顺畅	1
	安全，动作顺畅	2
平衡部分得分（总分16分）：		

二、步态
被测者站立位，向前来回行走，开始使用正常步速走，回程使用快速的步速走

任务	表现	得分
步态的启动	步态犹豫或有多次尝试	0
	无犹豫	1
步长与步高	右脚向前迈步时不超过左脚的步长	0
	右脚向前迈步超过左脚的步长	1
	右脚迈步没有实现足廓清	0
	右脚迈步实现足廓清	1
	左脚向前迈步时不超过右脚的步长	0
	左脚向前迈步时超过右脚的步长	1
	左脚迈步没有实现足廓清	0
	左脚迈步实现足廓清	1
步长对称	右脚与左脚的步长不对称	0
	右脚与左脚的步长对称	1
步态连贯	走路中途停下或不连贯	0
	走路连贯	1
路径	明显偏离	0
	稍有偏离或使用步行辅具	1
	不适用步行辅具且路径直	2
躯干	明显的摇晃或使用辅具	0
	无摇晃但膝盖或背屈曲，或在走路时两手张开	1
	无摇晃，无身体屈曲，无使用手臂，无使用辅具	2
支撑	两足跟分开	0
	两足跟几乎触碰	1
步态部分得分（总分12分）：		
总得分（总分28分）：		

附录四　ULHEMP 工作分析系统

分级	一般情况(G)	上肢功能需求(U)	下肢功能需求(L)	听力功能需求(H)	视力功能需求(E)	智力功能需求(M)	性格需求(P)
1级	重体力工作,主要工作包括经常性的挖掘、提拉、攀爬	能够用力将物体抬至肩部或以上水平,主要工作包括挖掘、推或拖拽重物,例如可以驾驶很重的汽车(推土机等)	工作中可以持续地跑步、爬、跳、挖掘和推,例如,可以驾驶很重的拖拉机和推土机	听力很好可以胜任所有职业	视力很好,在没有眼镜的帮助下能够看得非常清楚,可以胜任所有职业,甚至包括对视力要求很高的工作	IQ 130 或以上,或具备:①优秀的语言能力,口语和书写能力;②灵活、有创造性的问题解决能力;③高等的(或适合的)教育水平;④具备领导能力和经验	性格稳定,行为适当;能够利用智慧和才能做出快速和合理的决定;自我尊重;有良好的判断能力,可以作出合乎逻辑的决定;与其他人相处时充满活力;能够鼓励雇员做到最好
2级	体力工作,包括偶而轮班进行类似 G1 的重体力工作	能够大力抬举物体至肩部或以上水平,挖掘、推、拉或者大力拖拽重物	能够完成重体力劳动,可以完成偶尔出现的在 L1 的水平的站立、跑步、爬、跳和推	听力不错可以胜任所有对听力没有特别要求的职业	在佩戴眼镜的情况下能够看得非常清楚,可以胜任所有对视力没有特别要求的职业	IQ 110~129,或具备:①良好的语言能力,口语和书写能力;②灵活、有创造性的问题解决能力;③中等偏上的学历,有能力根据工作需要接受高水平训练	类似以上的 P1,但是可能在生产力方面或人际关系方面有一些小问题,导致某种程度上的受限,在适合的情况下能够往某个方向进一步发展
3级	能够完成除了重体力工作以外的所有职业,有可能会有表现不佳的状态(如果因为经常加班而导致就餐不规律或者休息不够)	能够完成中等强度的抬举或装载工作,如可以驾驶轻型卡车	能够完成中等体力劳动,包括推拉和挖掘(较长时间的脚部用力有可能出现疲劳),例如,能够驾驶轻型货车	有中度听力障碍,但不影响就业	只能使用一只眼睛的视力,但不影响工作,可以胜任没有特别要求需要双眼视力的工作	IQ 90~109,或具备:①语言能力一般;②中等教育水平;③能够较快地学习一般的工作要求	总体上,性格比较稳定可靠;能够很好地承担责任,但是仅仅局限于个人工作,无法胜任管理层面工作;由于个性或性格上的原因晋升上受到限制;属于普通员工的分类
4级	轻体力工作,有规律的工作时间和就餐时间	单侧上肢残疾,能够有效率地完成轻体力工作	严重的单侧下肢残疾或者少于双侧残疾,能够有效率地完成久坐或轻体力的工作	虽然有比较严重的听力障碍,但是能够听清楚,且不影响工作	在佩戴眼镜的情况下使用一只眼睛的视力可以胜任工作,没有快速进行性眼部疾病	IQ 80~89,或具备:①能够阅读和书写日常材料;②能够学会简单的日常工作;③智力方面有可能出现退化	需要别人的鼓励和(或)指引;不能很好地承担责任,对压力过度反应,有时与伙伴或同事之间会产生矛盾
5级	有限的工作或者兼职工作,有身体残疾者在家工作或在外工作	双侧上肢残疾或者完全的单侧残疾,仅仅能够使用几个粗大或相对低效率的动作,适合的工作有限或者可以完成兼职的工作(有残疾者)	双侧或严重单侧残疾,能完成部分工作效率低的动作,能胜任的工作有限,只适合久坐的工作	听力功能完全丧失,但没有额外的症状且能够看懂唇语	在佩戴眼镜的情况下使用一只眼睛的视力已可以应付工作,有快速进行性疾病	IQ 70~79,或具备:①有口语和书写的障碍;②读写能力受损严重;③明显的智力减退,如非常差的记忆能力	需要更多别人的鼓励、指引和监督;无法承受较大的压力;适应能力差;工作仅仅局限于熟悉的内容;需要保护性监督
6级	只能自我照顾	可以进行部分活动,或许能够自理吃饭	因为严重残疾的原因不能够再就业	听力功能完全丧失,且有进行性的疾病,不善于看懂唇语	能够模糊看见物体,或完全失明但接受过训练	IQ 60~69,或具备:①严重的沟通障碍;②严重的学习障碍;③读写能力障碍	经常心理上受影响和(或)情绪崩溃;经常和其他同事有严重的冲突;仅仅能完成部分工作;在自我挫折或制造麻烦上消耗了大部分的精力;严重的性格缺陷
7级	卧床不起——不能照顾自己	不能自理	卧床不起	听力功能完全丧失,且有进行性的疾病,不懂唇语	严重的、进行性的疾病,或完全失明且没有接受训练	IQ 59 以下,或完全认知障碍或沟通障碍	由于严重的精神方面的疾病不能再就业

附录五　躯体功能障碍患者的体力活动量表

休闲活动

1. 在过去的 7 天，您参与静止性休闲活动(如阅读、看电视、玩电脑游戏或做手工)的次数有几次?

(1) 从不(跳到问题 2)
(2) 很少(1～2 天)
(3) 有时候(3～4 天)
(4) 经常(5～7 天)

这些活动是什么?
平均而言,您每天在这些固定活动中花费了多少小时?

(1) 少于 1 h
(2) 大于 1 h 但少于 2 h
(3) 2～4 h
(4) 多于 4 h

2. 在过去的 7 天里,除了专门用于锻炼之外,您多久经常走路,或推轮椅,推到家外。例如,上班或上课,遛狗购物或其他差事?

(1) 从不(跳到问题 3)
(2) 很少(1～2 天)
(3) 有时候(3～4 天)
(4) 经常(5～7 天)

平均而言,您每天花多少时间在家里用轮椅移动或推轮椅出门?

(1) 少于 1 h
(2) 大于 1 h 但少于 2 h
(3) 2～4 h
(4) 多于 4 h

3. 在过去的 7 天里,您多久参与一次轻度运动或休闲活动,如保龄球、高尔夫球车、狩猎或钓鱼、飞镖、台球或游泳池、治疗性运动(物理或作业治疗,拉伸、使用站立架)或其他类似活动?

(1) 从不(跳到问题 4)
(2) 很少(1～2 天)
(3) 有时候(3～4 天)
(4) 经常(5～7 天)

这些活动是什么?
平均而言,您每天花多少小时参加轻度运动或休闲活动?

(1) 少于 1 h
(2) 大于 1 h 但少于 2 h
(3) 2～4 h
(4) 多于 4 h

4. 在过去的 7 天里,您多久参与一次中度的运动和休闲活动,如双打网球、垒球、没有推车的高尔夫、交谊舞、推动轮椅或其他类似的活动?

(1) 从不(跳到问题 5)
(2) 很少(1～2 天)
(3) 有时候(3～4 天)
(4) 经常(5～7 天)

这些活动是什么?
平均而言,您每天花多少小时参加中度运动或休闲活动?

(1) 少于 1 h
(2) 大于 1 h 但少于 2 h
(3) 2～4 h
(4) 多于 4 h

5. 在过去的 7 天里,您多久参与一次重度的运动和休闲活动,如慢跑、轮椅比赛(训练)、越野推、游泳、有氧舞蹈、手臂起动、骑自行车(手或腿)、单打网球、橄榄球、篮球、拐杖和支架走路,或其他类似的活动?

(1) 从不(跳到问题 6)
(2) 很少(1～2 天)
(3) 有时候(3～4 天)
(4) 经常(5～7 天)

这些活动是什么?
平均而言,您每天花多少小时参加重度运动或休闲活动?

(1) 少于 1 h
(2) 大于 1 h 但少于 2 h
(3) 2~4 h
(4) 多于 4 h

6. 在过去的 7 天里,您多久做一次运动,特别是增加肌肉力量和耐力,如举重、俯卧撑、引体向上、蹲下或轮椅俯卧撑等?

(1) 从不(跳到问题 7)
(2) 很少(1~2 天)
(3) 有时候(3~4 天)
(4) 经常(5~7 天)

这些活动是什么?
平均而言,您每天花多少小时增加肌肉力量和耐力?

(1) 少于 1 h
(2) 大于 1 h 但少于 2 h
(3) 2~4 h
(4) 多于 4 h

家务活动

7. 在过去的 7 天里,您多久经常做一次轻度家务,如除尘、扫地或洗碗?

(1) 从不(跳到问题 8)
(2) 很少(1~2 天)
(3) 有时候(3~4 天)
(4) 经常(5~7 天)

平均而言,您每天花多少小时做轻度的家务?

(1) 少于 1 h
(2) 大于 1 h 但少于 2 h
(3) 2~4 h
(4) 多于 4 h

8. 在过去的 7 天里,您多久做一次重家务或家务,如吸尘,擦洗地板,洗窗户、墙壁等?

(1) 从不(跳到问题 9)
(2) 很少(1~2 天)
(3) 有时候(3~4 天)
(4) 经常(5~7 天)

平均而言,您每天花多少小时做重度的家务?

(1) 少于 1 h
(2) 大于 1 h 但少于 2 h
(3) 2~4 h
(4) 多于 4 h

9. 在过去的 7 天里,您多久进行房屋维修工作,像木工、油漆、家具修补、电气工作等?

(1) 从不(跳到问题 10)
(2) 很少(1~2 天)
(3) 有时候(3~4 天)
(4) 经常(5~7 天)

平均而言,您每天花多少小时做房屋维修?

(1) 少于 1 h
(2) 大于 1 h 但少于 2 h
(3) 2~4 h
(4) 多于 4 h

10. 在过去的 7 天里,您多久进行一次草坪工作或庭院护理,包括割草、砍叶或除雪、树木或灌木修剪,或砍木等?

(1) 从不(跳到问题 11)
(2) 很少(1~2 天)
(3) 有时候(3~4 天)
(4) 经常(5~7 天)

平均而言,您每天花多少小时做草坪工作?

（续表）

（1）少于 1 h
（2）大于 1 h 但少于 2 h
（3）2～4 h
（4）多于 4 h

11. 在过去的 7 天里，您多久做一次户外园艺活动？

（1）从不（跳到问题 12）
（2）很少（1～2 天）
（3）有时候（3～4 天）
（4）经常（5～7 天）

平均而言，您每天花多少小时做户外园艺活动？

（1）少于 1 h
（2）大于 1 h 但少于 2 h
（3）2～4 h
（4）多于 4 h

12. 在过去的 7 天里，您照顾一个人，如孩子、受抚养配偶或其他成年人的频率？

（1）从不（跳到问题 13）
（2）很少（1～2 天）
（3）有时候（3～4 天）
（4）经常（5～7 天）

平均而言，您每天花多少小时照顾他人？

（1）少于 1 h
（2）大于 1 h 但少于 2 h
（3）2～4 h
（4）多于 4 h

工作相关活动

13. 在过去的 7 天里，您多久做一次为薪水或志愿者工作？（不包括主要涉及轻微的手臂运动的工坐位工作，如轻型办公室工作、计算机工作、轻型装配线工作、驾驶公共汽车或面包车等）

（1）从不（结束）
（2）很少（1～2 天）
（3）有时候（3～4 天）
（4）经常（5～7 天）

平均而言，您每天花多少小时工作或当志愿者？

（1）少于 1 h
（2）大于 1 h 但少于 2 h
（3）2～4 h
（4）多于 4 h

附录六　住院精神病患者社会功能评定量表

条　　目	得分
A. 日常生活活动能力：	
1. 饮食主动性（排除躯体疾病限制） 　　0 分—需人喂或送到床边 　　1 分—似乎不知饥饿或不能把握进食时间，经常需要人督促或到床上叫 　　2 分—能够自觉到饭厅进食，但反应不够积极，对饮食好坏无所谓 　　3 分—能准确把握进食时间并积极主动到饭厅进食，并有择食要求 　　4 分—能主动帮助分饭、照料别人进食，或自己到食堂、商店购买食品等	
2. 衣着状况 　　0 分—不知冷暖，衣着凌乱，皱折明显，更衣要督促协助 　　1 分—衣着不整，无更衣或添减衣服要求，但在安排下能自己进行 　　2 分—能自行要求更衣或添减衣服，但衣着整齐及保洁程度较差 　　3 分—能主动要求更衣，衣着整齐及保洁程度较好，但无择衣及修饰要求 　　4 分—衣着整洁，讲究修饰并有选择好衣服的愿望	

条　　目	得分
3. 卫生自理 　　0分—洗脸、刷牙、洗澡完全要人督促,床铺经常脏乱不整 　　1分—在监督下能自己洗脸、刷牙、洗澡,但敷衍了事,完成效果差,不会自己整理床铺(女病人来月经不会料理) 　　2分—能自觉洗脸、刷牙、洗澡及整理床铺,但完成质量不高,平时不注意讲卫生(女病人来月经勉强会料理) 　　3分—能主动并且较好地完成个人卫生及整理床铺(女病人来月经能很好料理),但很不注意修饰(如整理发型及修剪指甲) 　　4分—个人卫生及床铺整理完成质量均很高,并且注意修饰自己	
B. 动性和交往情况:	
4. 室内活动 　　0分—常整日卧床或独居一隅,极少活动,不会与人接触交谈 　　1分—能自己起床走走,但似乎对周围人和事均无兴趣,很少与人交谈 　　2分—勉强或被动地与部分人接触交谈或观看,但态度反应较为平淡 　　3分—能主动与别人交谈,但热情性很不高或兴趣不持久 　　4分—能积极与别人交往,热情性和投入性均很高,具有一定的吸引和聚集力	
5. 外出活动 　　0分—不外出或外出后多呆在某处不动 　　1分—外出后勉强跟随别人一起走走,但对周围环境无兴趣 　　2分—外出后对周围环境有一定兴趣,能够观望和关注周围环境,但不主动参加一些体能娱乐活动(如球类、棋类或健身) 　　3分—能参加一些体能锻炼、健身和娱乐活动,但投入性不强,兴趣不持久 　　4分—能积极投入到体能锻炼、健身和娱乐活动中,始终保持着较高的兴趣和热情	
6. 社会交往 　　0分—从来不关注或过问别人的事 　　1分—偶尔会关注和了解一点别人的情况,但没有任何态度和行动上的反应 　　2分—经常能够关注和了解人的情况,但态度反应较为平淡,有时被动参与一些公益活动(如端水、打扫卫生、照料别人) 　　3分—能主动关心照料别人和参与公益活动,但兴趣不持久 　　4分—能够积极主动并持久地关心照料别人和参加公益活动	
7. 异性交往 　　0分—从不关注异性,也无任何态度上的反应 　　1分—偶尔会关注异性,但态度反应平淡 　　2分—经常能够关注异性,偶尔会与异性交谈几句 　　3分—经常能主动与异性交往,但兴趣不持久,很不会注意礼仪礼节 　　4分—能够持久地保持与异性交往兴趣,并积极与异性交往、关心帮助异性,交往时保持良好的礼仪礼节	
8. 对亲人态度 　　0分—面对亲人态度冷淡,如同路人,从来不会产生与亲人联系联络的愿望 　　1分—面对亲人勉强敷衍应付几句,无交谈的意愿,亲人离开无主动联系愿望 　　2分—面对亲人能进行一般性交谈,但态度不够热情,亲人离开只在生活所需时(如缺零花钱)才希望与亲人联系,平时极少流露对亲人的关注担心 　　3分—面对亲人能够进行深入的交谈,具有一定的热情,并时常在医护人员面前流露对亲人的关注及担心、希望能与亲人联系 　　4分—面对亲人显得较为高兴和兴奋,积极主动与亲人交谈,并有热切、关心的话语,希望经常与亲人保持着联系	
C. 社会性活动技能:	
9. 对时事的关心 　　0分—从不关注和关心时事 　　1分—偶尔看看电视,但对时事无任何态度上的反应 　　2分—对时事只是一般的关注,偶尔也会旁观别人的谈论,但无任何态度上的反应 　　3分—经常能够关心和关注时事,也参与别人的一些谈论,但态度不够积极鲜明 　　4分—主动从多种媒体上(如电视、报刊、收音机)了解时事信息,积极参与谈论,态度积极鲜明	
10. 对学习的态度 　　0分—无任何学习愿望和兴趣 　　1分—偶尔通过电视了解一点知识 　　2分—经常通过电视了解一些知识或看看报纸,但随意性很强,无任何计划 　　3分—经常通过书籍、报刊、电视学习和了解一些知识,但无远期的学习计划和打算 　　4分—积极通过多种媒体进行学习,并制定出远期的学习计划和目标(如专业知识学习或考级)	

（续表）

条　　目	得分
11.劳动技能 　　0分—从不参与任何体力劳动 　　1分—偶尔勉强参加一点轻体力劳动（如打扫卫生），但完成效果差 　　2分—能参加并完成一些轻体力劳动（如端水、拖地板、打扫环境卫生），但缺乏主动性 　　3分—能主动完成一些轻体力劳动和偶尔参加一些重体力劳动 　　4分—经常参加一些种植、育花、手工操作或搬运物品等体力劳动	
12.组织能力和责任心指集体活动（含娱乐）、劳动等 　　0分—从来不管别人、也不参与集体活动 　　1分—勉强能参与一些集体活动，但表现疏懒、独行其事，无人监督不能完成 　　2分—能与别人协作参与一些集体活动，但缺乏号召组织能力 　　3分—能带领别人完成一些制定安排好的活动或劳动，但管理约束别人的能力较差 　　4分—能很好地管理约束别人、率领群体完成一些活动或劳动，并具有一定的建设性和创造性	
因子Ⅰ：日常生活活动能力（1+2+3）	
因子Ⅱ：动性和交往情况（4+5+6+7+8）	
因子Ⅲ：社会性活动技能（9+10+11+12）	
总分：	

附录七　WHO生存质量评定量表简表（WHOQOL-BREF）

请阅读每一个问题，根据您的感觉，选择最适合您情况的答案

1（G1）您怎样评价您的生活质量？
1=很差　2=差　3=不好也不差　4=好　5=很好

2（G4）您对自己的健康状况满意吗？
1=很不满意　2=不满意　3=既非满意也非不满意　4=满意　5=很满意

下面的问题是关于最近两个星期您经历某些事情的感觉

3（F1.4）您觉得疼痛妨碍您去做自己需要做的事情吗？
1=根本不妨碍　2=很少妨碍　3=一般妨碍　4=比较妨碍　5=极妨碍

4（F11.3）您需要依靠医疗的帮助进行日常生活？
1=根本不需要　2=很少需要　3=一般需要　4=比较需要　5=极需要

5（F4.1）您觉得生活有乐趣吗？
1=根本没乐趣　2=很少有乐趣　3=一般有乐趣　4=比较有乐趣　5=极有乐趣

6（F24.2）您觉得自己的生活有意义吗？
1=根本没意义　2=很少有意义　3=一般有意义　4=比较有意义　5=极有意义

7（F5.3）您能集中注意力吗？
1=根本不能　2=很少能　3=一般能　4=比较能　5=极能

8（F16.1）日常生活中您觉得安全吗？
1=根本不安全　2=很少安全　3=一般安全　4=比较安全　5=极安全

9（F22.1）您的生活环境对健康好吗？
1=根本不好　2=很少好　3=一般好　4=比较好　5=极好

下面的问题是关于最近两个星期您做某些事情的能力

10（F2.1）您有充沛的精力去应付日常生活吗？
1=根本没精力　2=很少有精力　3=一般　4=多数有精力　5=完全有精力

11（F7.1）您认为自己的外形过得去吗？
1=根本过不去　2=很少过得去　3=一般　4=多数过得去　5=完全过得去

12（F18.1）您的钱够用吗？
1=根本不够用　2=很少够用　3=一般　4=多数够用　5=完全够用

13（F20.1）在日常生活中您需要的信息都齐备吗？
1=根本不齐备　2=很少齐备　3=一般　4=多数齐备　5=完全齐备

14（F21.1）您有机会进行休闲活动吗？
1=根本没机会　2=很少有机会　3=一般　4=多数有机会　5=完全有机会

15（F9.1）您行动的能力如何？
1=很差　2=差　3=不好也不差　4=好　5=很好

下面的问题是关于最近两个星期您对自己日常生活各个方面的满意程度

16（F3.3）您对自己的睡眠情况满意吗？
1=很不满意　2=不满意　3=既非满意也非不满意　4=满意　5=很满意

17(F10.3)您对自己做日常生活事情的能力满意吗？
1＝很不满意　2＝不满意　3＝既非满意也非不满意　4＝满意　5＝很满意
18(F12.4)您对自己的工作能力满意吗？
1＝很不满意　2＝不满意　3＝既非满意也非不满意　4＝满意　5＝很满意
19(F6.3)您对自己满意吗？
1＝很不满意　2＝不满意　3＝既非满意也非不满意　4＝满意　5＝很满意
20(F13.3)您对自己的人际关系满意吗？
1＝很不满意　2＝不满意　3＝既非满意也非不满意　4＝满意　5＝很满意
21(F15.3)您对自己的性生活满意吗？
1＝很不满意　2＝不满意　3＝既非满意也非不满意　4＝满意　5＝很满意
22(F14.4)您对自己从朋友那里得到的支持满意吗？
1＝很不满意　2＝不满意　3＝既非满意也非不满意　4＝满意　5＝很满意
23(F17.3)您对自己居住地的条件满意吗？
1＝很不满意　2＝不满意　3＝既非满意也非不满意　4＝满意　5＝很满意
24(F19.3)您对得到卫生保健服务的方便程度满意吗？
1＝很不满意　2＝不满意　3＝既非满意也非不满意　4＝满意　5＝很满意
25(F23.3)您对自己的交通情况满意吗？
1＝很不满意　2＝不满意　3＝既非满意也非不满意　4＝满意　5＝很满意

下面的问题是关于最近两个星期来您经历某些事情的频繁程度
26(F8.1)您有消极感受吗？（如情绪低落、绝望、焦虑、忧郁）
1＝没有　2＝偶尔有　3＝时有时无　4＝经常有　5＝总是有

此外，还有三个问题

101 家庭摩擦影响您的生活吗？
1＝根本不　2＝很少　3＝一般　4＝比较大　5＝极大
102 您的食欲怎样？
1＝很差　2＝差　3＝不好也不差　4＝好　5＝很好
104 如果让您综合以上各方面（生理健康、心理健康、社会关系和周围环境等方面）给自己的生存质量打一个总分，您打多少分？
（满分为100分）

您是在别人的帮助下填完这份调查表的吗？　是　否
您花了多少时间来填完这份调查表？（　）分钟

附录八　脑卒中专用生活质量量表（stroke-specific quality of life scale，SS-QOL）

条　目	得分
体能（energy）	
（1）我大多数时间都感到疲惫	
（2）我在白天不得不停下来休息	
（3）我太疲倦了，以至于不能做我想做的事情	
家庭角色（family role）	
（1）我不参与家里的娱乐活动	
（2）我感觉自己是家里的负担	
（3）我的身体状况妨碍我的个人生活	
言语（language）	
（1）您讲话有困难吗？比如语塞、口吃、结巴或吐词模糊	
（2）您有没有言语不清到不能使用电话？	
（3）其他人理解您说的话有没有困难？	
（4）您有没有在说话时出现找词困难？	
（5）您是否需要重复自己所说的话才能让人听懂？	
移动（mobility）	
（1）您行走有困难吗？（如果患者不能行走，转到第4题，并且将2、3题评为1分）	
（2）在弯腰或伸手够东西时，有没有失去平衡的情况？	

（续表）

条　　目	得分
（3）爬楼梯时有没有困难？	
（4）在行走或使用轮椅时，您是否需要比你所想的更多的停顿和休息？	
（5）您站立有困难吗？	
（6）您从椅子上站起来有困难吗？	
情绪（mood）	
（1）我对我的将来很沮丧	
（2）我对其他人或活动没有兴趣	
（3）我感觉远离他人了	
（4）我对自己信心很小	
（5）我对食物没有信心	
个性（personality）	
（1）我易于被激怒	
（2）我对别人没有耐心	
（3）我的个性已经改变了	
自理（self care）	
（1）您需要别人帮助准备食物吗？	
（2）您吃饭需要帮助吗？比如切割食物或准备食物	
（3）您穿衣需要别人帮助吗？比如穿袜子或穿鞋，扣纽扣或拉拉链	
（4）您洗澡需要别人帮助吗？	
（5）您使用厕所需要别人帮助吗？	
社会角色（social role）	
（1）我出门没有像自己所想的那样多	
（2）我参加业余爱好和娱乐活动的时间比我所想的短	
（3）我所见的朋友比我所想的少	
（4）我过性生活的次数比我所想的少	
（5）我的身体情况妨碍了我的社交生活	
思维（thinking）	
（1）我难以集中注意力	
（2）我记东西有困难	
（3）我不得不将我要记忆的事情写下来才能记住	
上肢功能（upper extremity function）	
（1）您写字或打字有困难吗？	
（2）您穿袜子有困难吗？	
（3）您扣扣子有困难吗？	
（4）您拉拉链有困难吗？	
（5）您打开瓶盖有困难吗？	
视力（vision）	
（1）您看清电视屏幕欣赏节目有困难吗？	
（2）您有没有因为视力不好影响您拿东西？	
（3）您有没有在看某一侧的东西时有困难？	

条　　目	得分
工作/生产能力（work/productivity）	
（1）您做家居日常工作有没有困难？	
（2）您完成自己开始做的工作有没有困难？	
（3）您以前做的工作现在做起来有没有困难？	
总分：	
评分标准：每个条目均按照以下标准评分	
完全需要帮助—不能做—强烈同意	1分
大量帮助—有很多困难—中度同意	2分
一些帮助—有些困难—既不同意也不反对	3分
少许帮助—少许困难—中度不同意	4分
无须帮助—没有问题—强烈不同意	5分

中英文名词对照

A

Alberta 婴儿动作量表 Alerta infant motor scale，AIMS

B

Blessed 痴呆量表 Blessed dementia scale，BDS

被动关节活动度 passive range of motion

贝利婴幼儿神经发育筛查量表 Bayley infant neurodevel-
opmental screener，BINS

表面效度 face validity

Bay 区功能行为评定 Bay area functional performance
evaluation，BaFPE

巴氏指数 Barthel index，BI

表现技能 performance skills

表现模式 performance pattern

标准化评定工具 standardized assessment

C

重测信度 test-retest reliability

粗大运动功能测试 gross motor function measure，GM-
FM-88，GMFM-66

测量标准误差 standard error of measurement

常模参照测验 norm-referenced assessment

触觉失认 tactile agnosia

成就动机量表 achievements motive scale，AMS

初评 initial evaluation

出院计划 discharge plan

成人自我知觉档案表 adult self-perception profile

穿衣失用 dressing apraxia

参与 participation

Carroll 双侧上肢功能评定 Carroll upper extremities
functional test

卒中患者运动功能评定量表 motor assessment scale

D

洞察力 insight

低成就动机 low achievement motivation

丹佛发育筛查测验 Denver developmental screening
test，DDST

定类量表 nominal scale

定序量表 ordinal scale

定距量表 interval scale

定比量表 ratio scale

动态平衡 dynamic balance

单侧忽略 unilateral neglect

定向力 orientation

定向力缺失 disorientation

动机 motive

动机作用 motivation

E

儿童抑郁评定量表—修订版 children's depression rating
scale-revised，CDRS-R

儿童功能独立性量表 functional independence measure
for children，WeeFIM

儿童作业自我评定 child occupatioal self-assessment，
COSA

儿童参与及乐趣量表 children's assessment of participa-
tion and enjoyment，CAPE

儿童偏好活动量表 preferences for activities of children，
PAC

儿童作业自我评定 child occupatioal self-assessment，
COSA

F

分半信度 split-half reliability

复本信度 alternate-form reliability

非标准化评定工具 non-standardized assessment

封闭式提问 close-ended question

服务对象 client

服务对象因素 client factors

反应性平衡 reactive balance

发育 development

反射 reflex

Frenchay 活动指数 Frenchay activities index，FAI

辅助技术 assistive technology

辅助技术心理影响量表 psychosocial impact of assistive devices scale，PIADS

G

个人偏见 personal-related bias

个人因素 personal factor

个体环境作业模式 person-environment-occupation model，PEO

国际残损、残疾和残障分类 international classification of impairment，disability and handicap，ICIDH

关节活动度 range of motion

功能-功能障碍连续体 continuum of function and dysfunction

国际功能、残疾和健康分类 international classification of function，disability and healthy，ICF

功能性转移 functional and community mobility

功能性步行分级量表 functional ambulation category scale

功能性步态分析量表 functional gait assessment

功能独立量表 functional independence scale

功能独立测试量表 functional independent measurement，FIM

功能综合评定量表 functional-comprehensive assessment，F-CA

功能活动问卷 functional activities questionnaire，FAQ

功能性能力评定 functional capacity evaluation，FCE

感觉 sensation

感觉统合 sensory integration

感觉统合及运用能力测试 sensory intergration and praxis tests，SIPT

感觉史量表 sensory profile，SP

感觉处理功能量表 evaluation of sensory processing，ESP

高成就动机 high achievement motivation

国立卫生院活动记录表 national institute of health activity record，ACTRE

改良巴氏指数 modified Barthel index，MBI

工具性日常生活活动 instrumental activity of daily life，IADL

工具性 ADL 量表 instrumental activity of daily living scale，IADLS

更衣 dressing

关节炎影响测量量表 arthritis impact measurement scales，AIMS

关节炎患者表现能力残疾问卷 McMaster-Toronto athritis patients performance disability questionnaire，MACTAR

工作分析 job analysis

工作需求 job demands

Goodenough-Harris 绘人测验 Goodenough-Harris drawing test

H

活动 activity

活动分析 activity analysis

环境 environment

环境偏见 environment bias

环境因素 environmental factor

环境安全与功能检查工具 safety assessment of function and the environment for rehabilitation tool，SAFER

环境安全与功能检查 safety assessment of function and the environment for rehabilitation healthy outcome measurement and evaluation，SAFER-HOME V3

河川模式 kawa model

汉密尔顿焦虑量表 Hamilton axiety scale，HAMA

汉密尔顿抑郁量表 Hamilton rating scale for depression，HRSD

患者健康问卷 patient health questionnaire，PHQ

J

进度 progress

九孔钉板测试 9-hole pegboard assessment

聚合效度 convergent validity

进展报告 progress note

静态平衡 static balance

疾病失认 anosognosia

记忆 memory

简易智能状态测验 mini-mental state examination，MMSE

结构性失用 constructional apraxia

焦虑 anxiety

加拿大作业表现量表 Canadian occupational performance measurement，COPM

简化版成就动机量表 achievements motive scale short form, AMS-SF

角色筛选量表 role checklist, RC

角色 role

角色负荷过重或不足 role overbearing/insufficient

角色冲突 role conflict

角色模糊 role ambiguity

角色匹配不当 role mismatch

角色适应不良 role maladaptation

角色活动行为量表 role activity performance scale, RAPS

基本角色 basic role

基础性日常生活活动 basic activity of daily life, BADL

进食 feeding

解决问题的能力与判断力 problem solving and judgement

疾病影响问卷 sickness impact profile, SIP

家居无障碍评定表 housing enabler

K

开放式提问 open-ended question

科尔萨科夫综合征 Korsakov's syndrome

空间关系 spatial relation

Katz 指数分级法 the Katz index of ADL

Kenny 自理评定法 Kenny self-care evaluation

扩展性日常生活活动 extend activity of daily life, EADL

Knox 学前游戏测试 Knox preschool play scale

魁北克辅助技术使用满意度评定量表 Quebec user evaluation of satisfaction with assisstive tecnology, QUEST

L

临床决策 clinical decision

利克特量表 Likert scale

量性资料 quantitative data

洛文斯顿认知成套测验 loeweistein occupational therapy cognitive assessment, LOTCA

理想自我 ideal-self

历史信息 history

Liebowitz 社交焦虑量表 Liebowitz social anxiety scale, LSAS

老年抑郁量表 the geriatric depression scale, GDS

M

目标参照测验 criterion-referenced assessment

美国作业治疗协会 American occupational therapy association, AOTA

蒙特利尔认知评定量表 the Montreal cognitive assessment, MoCA

面容失认 prosopagnosia

明尼苏达认知测验 cognitive assessment of Minnesota, CAM

N

内容效度 content validity

内在一致性 internal consistency

内在动机 intrinsic motivation

尿便的控制 bladder/bowel control

Nottingham 扩展 IADL 量表 Nottingham extensive IADL scale

内在肌紧张试验 intrinsic tightness

脑卒中患者专用生活质量量表 stroke-specific quality of life scale, SS-QOL

脑卒中患者疾病影响问卷 stroke-adapted sickness impact profiel, SASIP30

P

评分者间信度 inter-rater reliability

评分者内信度 intra-rater reliability

评定工具 assessment instruments

平衡 balance

Peabody 运动发育量表 Peabody developmental motor scales, PDMS-2

PULSES 量表

Q

恰到好处的挑战 just-right challenge

潜能 potential

群体 population

情景 context

起立行走试验 time up and go test

躯体构图 body image

躯体构图障碍 body image disturbance

躯体失认 somatognosia

情绪 emotion

情感 feeling

情境动机量表 the situational motivation scale, SIMS

青少年角色评定量表 adolescent role assessment, ARA

R

人类作业模式 model of human occupation, MOHO

人、环境与作业模式 person-environment-occupation model，PEO

瑞金简易记忆测试量表 Ruijin short memory test，RIS-MET

瑞文 Raven

认知 cognition

认知及心理功能 cognitive and psychological functions

日常生活活动 activity of daily life，ADL

人类作业模型筛查工具 model of human occupation screening tool，MOHOST

任务导向评定 task-oriented assessment

日常生活活动 activities of daily living，ADL

入浴 bathing

如厕 toilet

人体工学评定 ergonomic evaluation

人体重心 center of gravity

S

时长记录 duration recording

速度记录 rate recording

身体功能 body function

身体结构 body structure

身体活动动机测量 motives for physical activities measure revised，MPAM-R

生态效度 ecological validity

事件记录 event recording

时间采样 time sampling

世界卫生组织 World Health Organization，WHO

手法肌力测定 manual muscle testing

神经行为认知状态测验 the neurobehavioral cognitive status examination，NCSE 或 cognistat

失认症 agnosia

失用症 apraxia

视觉失认 visual agnosia

社交参与 socialize participation

社会角色 social role

社会性动机 social motivation

社会交往量表 social interaction scale

生活模式 model of living

生活常规 daily routine

生活质量 quality of life，QOL

生活独立 independent living

生理性动机 physical motivation

社区老年患者 community-based elderly patients

四肢瘫功能指数 quadriplegia Index of Function，QIF

室内活动 indoor activities

室外活动 outdoor activities

社会环境 social environment

社区 community

社区融合 community integration

思想 thought

社会再适应量表 the social readjustment rating scale，SRRS

视觉发育测验Ⅱ developmental test of visual perception-Ⅱ，DTVP-Ⅱ

生活满意指数 life satisfaction index form-A，LISA

Spitzer 生活质量指数 quality of life-index

T

同时效度 concurrent validity

天花板效应与地板效应 floor and ceiling effects

Tinetti 移动表现评定量表 Tinetti performance oriented mobility assessment

特定神经行为损伤次量表 neurobehavioral specific impairment subscale

听觉失认 auditory agnosia

同时失认 simultagnosia

态度环境 attitudinal environment

上肢运动研究量表 action research arm test

手指总主动活动度 total active motion

特质焦虑 trait anxiety

扩展性日常生活活动 extend activity of daily life，EADL

W

问题 problem

物品偏见 item bias

稳定极限 limit of stability，LOS

韦氏智力量表 Wechsler intelligence scale，WIS

无意识角色 unconscious role

外貌及仪表 appearance

外在动机 extrinsic motivation

物理环境 physical environment

文化环境 cultural environment

无障碍环境 accessibility

外在伸肌紧张试验 extrinsic extensor tightness

Wolf 运动功能评价量表 Wolf motor function test

文化价值 culture value

注意障碍 attention deficit disorder

自身失认 autotopagnosia

自我概念 self-concept

自我印象 self-image

自尊或自我价值 self-esteem or self-worth

自尊量表 self-esteem scale，SES

自我照料技能的表现评定 performance assessment of self-care skills，PASS

执行功能表现测试 executive function performance test，EFPT

转移 transfer

职业康复 vocational rehabilitation/work rehabilitation

障碍 barriers

主题统觉测验 thematic apperception test，TAT

宗氏焦虑自评量表 self-rating anxiety scale，SAS

状态-特质焦虑问卷 state-trait anxiety inventory，STAI

状态焦虑 state anxiety

宗氏抑郁自评量表 self-rating depression scale，SDS

症状自评量表 symptom check list，SCL-90

整体健康等级指数 general health rating index，GHRI